U0276986

褚玉霞妇科脉案良方

主　审　褚玉霞

主　编　孙　红　王祖龙

副主编　李　晖　陈建设　王晓田　李艳青　周艳艳

编　委　（按姓氏笔画排序）

王占利　王祖龙　王晓田　王瑞杰

冯俊丽　刘培培　孙　红　李　晖

李艳青　陈建设　周艳艳　郑瑞君

赵婷婷

中国协和医科大学出版社

图书在版编目（CIP）数据

褚玉霞妇科脉案良方 / 孙红，王祖龙主编. —北京：中国协和医科大学出版社，2018. 10

ISBN 978-7-5679-1152-9

Ⅰ. ①褚…　Ⅱ. ①孙… ②王…　Ⅲ. ①妇科病-脉诊-中医临床-经验-中国-现代　Ⅳ. ①R271. 1

中国版本图书馆 CIP 数据核字（2018）第 150661 号

褚玉霞妇科脉案良方

主　　审：褚玉霞
主　　编：孙　红　王祖龙
责任编辑：张　宇　刘　华

出版发行：中国协和医科大学出版社
（北京东单三条九号　邮编 100730　电话 65260431）
网　　址：www. pumcp. com
经　　销：新华书店总店北京发行所
印　　刷：北京新华印刷有限公司

开　　本：889×1194　　1/32 开
印　　张：12
字　　数：310 千字
版　　次：2018 年 10 月第 1 版
印　　次：2019 年 6 月第 2 次印刷
定　　价：46. 00 元

ISBN 978-7-5679-1152-9

（凡购本书，如有缺页、倒页、脱页及其他质量问题，由本社发行部调换）

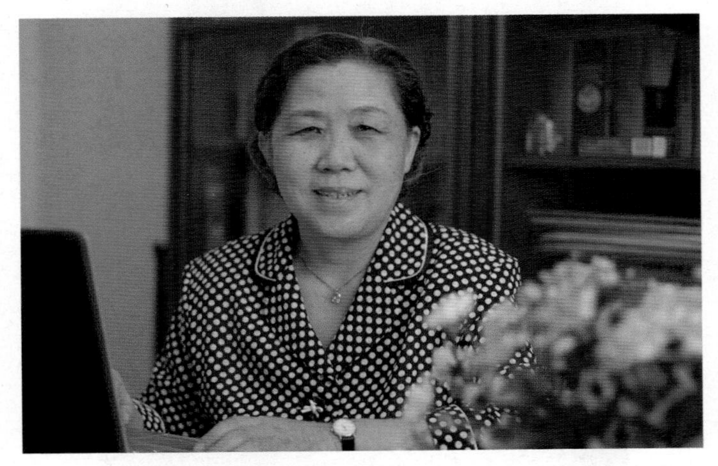

褚玉霞

全国名老中医药专家传承工作室

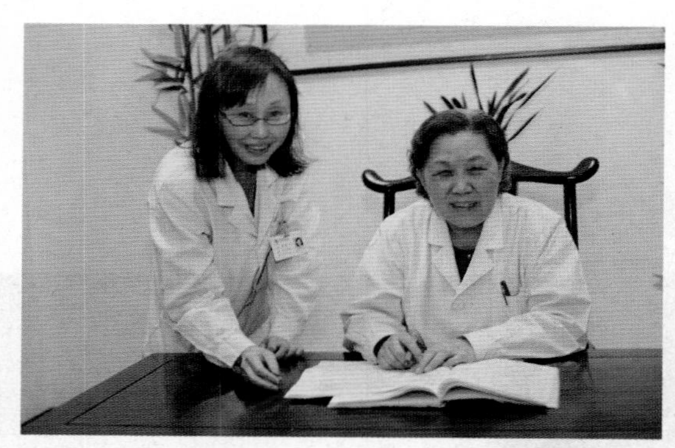

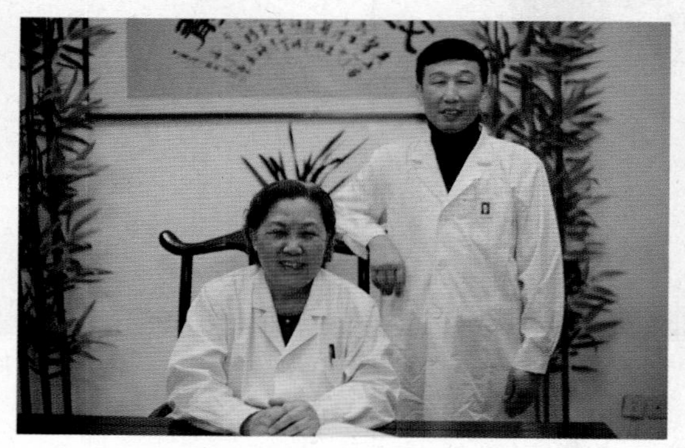

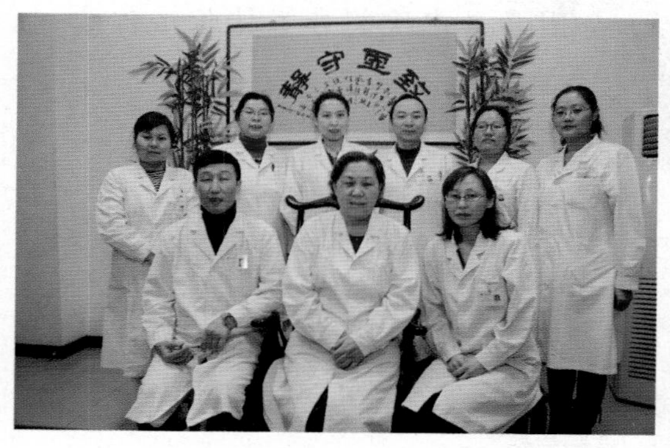

褚玉霞全国名老中医药专家传承工作室成员

孙红介绍

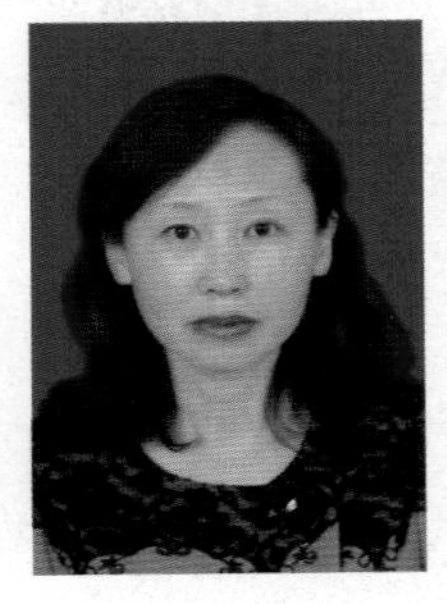

孙红，女，主任中医师，褚玉霞名老中医药专家传承工作室负责人，中国中医药研究促进会妇科流派分会中原地域妇科流派研究牵头人。擅长月经不调、多囊卵巢综合征、功能性子宫出血、痛经、流产、不孕症、妇科炎症、绝经综合征、子宫内膜异位症等妇产科疾病的中西医诊治。

王祖龙介绍

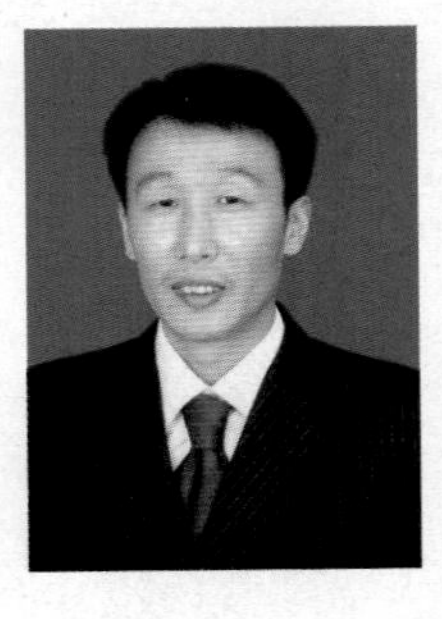

王祖龙，男，河南中医药大学三级教授、主任医师、硕士研究生导师。现任中国医师协会中西医结合分会男科专家委员会副主任委员，中国中药协会男科药物研究专业委员会副主任委员，中华中医药学会生殖分会常委及青年委员会副主委，中华中医药学会男科分会委员，中国中西医结合学会男科分会委员，河南省医学会男科分会侯任主委，河南省中医暨中西医结合生殖医学专业委员会常委，河南省中医暨中西医结合男科专业委员会常委，河南省中西医结合男科会诊中心专家组成员，河南省名老中医、传承博士导师褚玉霞教授学术继承人，《河南中医·生殖健康》栏目主编。从事生殖医学、男科医疗教学科研工作，发表论文 130 余篇，出版专著 5 部，获省部级科研成果奖 2 项，厅局级科研成果 6 项，发明专利 2 项。

序

妇科与男科所不同者主要是经、带、胎、产方面的病证。这些病证各有其特殊性，各有其内涵。祖国医药学对于妇科诸病，历有专长，古今医家，皆立专科，古代称为妇人科，代有发展。直至今天，妇科许多疾病的治疗仍处于领先地位。

褚教授，从小即爱庭训，很有素养，虽命途多舛，但从未放弃学业。我与褚教授皆毕业于河南中医学院，我早毕业几年，我是学兄。她长期从事妇科医教研工作，熟读经典，旁通各家，勤于实践，积累了很多宝贵经验，既有传承之学，又有创新之举。由于她治学严谨，一丝不苟，是名副其实的“学而不厌，诲人不倦”的大家，如今誉满杏林，桃李满天下，可喜可贺！

“停车坐爱枫林晚，霜叶红于二月花”。褚教授已近耄年，仍坚持门诊，急病人之所急，痛病人之所痛，始终以“大医精诚”为目标，深受广大患者欢迎。她谦虚谨慎，从不自矜，山不厌高，海不厌深，又写成了《褚玉霞妇科脉案良方》一书，是不忘初心之作，是集大成之作，尤其创制了很多经验良方，用之得当，效如桴鼓。在学术思想上也很独特，逐步形成了“调、和、恒、新”，达到了最高境界。此书出版后，将对社会产生更大效益，也是她对社会作出的重大贡献！予欣然为之写序，最后奉诗一首：

褚氏妇科秘术多，恩同日月照山河。
无声细雨田禾润，一路春风放笑歌。

戊戌年　張磊

时年八十九周岁

医 家 自 序

余幼承庭训，求知若渴。童年时亲睹家父遭病痛之苦，即誓志习医。1961~1967 年就读于河南中医学院中医系，寒暑六易，后随师侍诊 1 年，专事妇科，自步入杏林，冬去春来，已逾半个世纪矣。余生性敦厚而不敏，诚恐辜负先人遗训及吾之初心，故数十年来，读书临证，兢兢业业，勤求古训，博采众长，未曾懈怠。

当前坚定文化自信，传承发扬中医药的发声迎来了中医药发展的大好时机。近年以来，余于临证诊疾，指导研究生研究课题之外，国家和省中医局相继为我成立了名老中医传承工作室，让我带徒传业，先后有多人从余学习，诸门人均能专心致志，勤奋钻研，不几年间学业精进，临床技能得以提高，学术地位逐步提升。

今诸门人，于繁忙的诊务、教务之余，由孙红教授、王祖龙教授担纲主编，将其平日听余授课笔记、工作室研讨札记、随诊所积之医案，编为一集，名曰《褚玉霞妇科脉案良方》，稿成，交余审定，并问序于余，青出于蓝而胜于蓝是历史的必然规律，诸门人学抵有成，精心编写是书，传递着“纯中医”的元素，闪烁着继承和创新的光芒，将为弘扬岐黄，惠泽病家作出一定贡献，余不禁为之喜且慰也。

所谓脉案，即诸门人于千余病例中撷取其医案实录予以整理、分析余临证思辨之过程，遣方用药之特点，以启迪后学。良方者，无非是余在学习、领悟经方和时方的基础上，结合个人临床经验所创制的经验方，若执死方治活病，有悖医理，断无良效。良与不良，有用无用，有待后人评说。余自惭才疏学浅，建树无多，诸门人谨遵教诲，未敢曲解吾之原意，妄加发挥，书中纵有疏漏谬误，乃吾之误也，勿罪吾徒，敬希读者批评指正。

本书的出版承蒙国医大师张磊先生为之作序，王晓田先生鼎力相助，特致衷心的感谢！

褚玉霞　戊戌年春月于补拙书屋

前　言

中医承载着中国人民同疾病做斗争的经验和理论知识，是在古代朴素的唯物论和自发的辨证法思想指导下，通过长期医疗实践逐步形成并发展成的医学理论体系。中医妇科学是运用中医学理论研究妇女生理病理特点和防治妇女特有疾病的一门临床学科。中医妇科学传统的研究范围，包括月经不调、崩漏、带下、子嗣、临产、产后、乳疾、癥瘕、前阴诸疾及杂病等项。《千金要方·妇人方》说："妇人之别有方者，以其胎妊、生产、崩伤之异故也……所以妇人别立方也。"由此说明，妇女脏腑、经络、气血的活动有其特殊的方面，必须进行专门的研究和讨论。《医宗金鉴·妇科心法要诀》说："男妇两科同一治，所异调经崩带症，嗣育胎前并产后，前阴乳疾不相同。"这是对中医妇科疾病范围的高度概括和总结。《校注妇人良方》称："妇人病有三十六种，皆由冲任劳损而致，盖冲任之脉为十二经之会海。"

名老中医经验和学术思想是中医学传承与发展的重要组成部分。总结整理名老中医治疗疾病的独到经验，对于促进中医发展，造福广大人民，更好地为健康事业服务具有积极的现实意义。也是振兴中医事业的重要举措之一。为了更好地继承全国首批中医传承博士后导师、国家级名老中医、河南省首届名中医、第二批全国中医妇科名师褚玉霞的经验及学术思想。褚玉霞名老中医药专家传承工作室的专家在褚老师的引领指导下，对褚老师的经验及学术思想认真整理总结。组织编写了《褚玉霞妇科脉案良方》一书。

本书内容共 5 章。第一章概述了褚老师的学术思想。第二章详细辑录了褚老师治疗月经病、带下病、妊娠病、产后病、妇科杂病的典型医案，每个医案都附有治疗按语。第三章医家良方，本章是褚老师一生从事妇科临床总结出来的效验良方。第四章经典著作助读，褚老师带你读中医妇科经典，内容包括原文、解释、按语。第五章主要辑录了关于褚老师学术经验的文章。

本书的编写旨在继承发扬和传播名老中医的经验及学术思想，希望为中医妇科领域学术交流及发展增砖添瓦。书中不足之处，愿同道及读者多提宝贵意见，深表感谢！

《褚玉霞妇科脉案良方》编写组

2018 年 6 月

目　录

第一章

概　　述

第一节　医家小传

褚玉霞，女，教授，主任医师，硕士研究生导师，中医传承博士研究生导师，全国首批中医药传承博士后导师，第五批全国老中医药专家学术经验继承指导老师，河南省首届名中医。1967 年毕业于河南中医学院中医系，1972 年在河南中医学院妇科教研室任教，1984 年任河南中医学院妇科教研室副主任兼河南中医学院一附院妇科副主任，1987 年任河南中医学院妇科教研室主任，1989 年任河南省中医院（河南中医学院二附院）妇产科主任兼河南中医学院妇科教研室主任。中华中医药学会妇科专业委员会第二届、第三届副主任委员、第四届顾问。河南省中医妇科专业委员会主任委员，中国中医药研究促进会妇科流派分会副会长，中华中医药学会科学技术奖评审专家库专家，中华医学会医疗事故技术鉴定专家库成员，河南省药品评审专家，河南省医师协会理事，河南省医学会医疗事故技术鉴定专家库成员，河南省基本医疗保险专家咨询组成员，河南省保健品协会食疗与养生委员会副主任委员、常务理事。国家级名老中医药专家传承工作室建设项目指导老师，河南省省级名中医工作室指导老师，河南省中医院名师传承研究室终生导师。全国卫生系统先进工作者。

褚玉霞 1943 年 10 月出生在河南省信阳县。父亲读过私塾，略通文墨。她受父亲熏陶及教诲，从 5 岁起开始背诵《三字经》《百家姓》《弟子规》等一些启蒙读本。其父通过讲“头悬梁，锥刺股”“囊萤映雪”的励志故事来教导她要刻苦读书，告诫她只有多读书，才能明志达理；“孔融四岁让梨”“黄香九岁温席”的典故，教她做人要温良、谦让，要讲孝道。父亲的言传身教，潜移默化，儒家思想的核心“温良恭俭让”“仁义礼智信”的教诲成就了她修身、治学的规范，也使她朦胧中对读书有了一种渴求。

褚玉霞6岁上小学时，父亲身患胃疾，辗转求治于当时的教会、医院及中西医诊所，却终未治愈，在她读高中二年级时辞世，年仅51岁。父亲离世对褚玉霞打击非常之大，就此其立志从医，以解病患之痛苦。然时值国家“三年自然灾害”时期，家庭生活异常困难，亲邻都规劝她辍学工作，年仅16岁的她却执着于大学梦，坚持读完了高中，并在毕业填报志愿时，3个志愿均填的医学院。1961年，17岁的褚玉霞参加高考，最终以优秀的成绩从周口高中60多名应届毕业生中脱颖而出，成为当年仅5名考上大学中的一员，被河南中医学院中医系录取，自此踏入了学习中医学的殿堂。褚玉霞非常珍惜来之不易的学习机会，学习十分勤奋刻苦。因上学早，是班里年龄最小的一个，加之学习成绩优异，倍受老师和同学们的喜爱。1967年以优异的成绩毕业，响应当时国家规定所有的医学毕业生不得留到县以上卫生单位工作的号召，褚玉霞被分配到周口市南郊医院工作。在基层工作期间她经常下乡到农村巡诊，住村搞合作医疗，在缺医少药的困境中，她充分利用有限的医疗资源，运用学到的医疗知识，用针灸的方法和简单的方药给当地百姓治病，取得了良好的疗效，深受群众欢迎。

1971年褚玉霞被调至河南中医学院中医妇科教研室工作，并被学院指定为庞氏妇科六代传人庞清治老师的学术继承人，庞清治老师作为庞氏妇科的代表人物，秉承祖训，对胎前产后诸病的治疗有“药效如神”之说。褚玉霞跟师期间，努力刻苦，工作踏实，任劳任怨，好问善思，深得老师真传，领悟出老师诊断尤重奇经，调气血尤重理气、祛瘀的学术思想；用药善用调理脾胃、淡渗利湿、清热解毒之品，往往平淡之中见神奇的用药特点。老师的学术观点及临床经验对她之后的教学和临床产生了巨大的影响。1972年，褚玉霞开始从事教学工作，从助教到教授的数十年教学生涯中，教过不同专业、不同层次、不同学历的学生，可谓“躬耕杏林，桃李满园”。教学中，她讲求理论联系实际，讲授理论知识时注重结合临床实例，讲解透彻，生动明了，深受学生欢迎。她崇尚启发式教学方法，引导学生去提出问题、解决问题进而增强学生的主动思维能力；她强调诵读经典医籍和临床实践的必要性和重要性；教导学生要学而不厌，持之以恒，提出了：嗜经典、奠定根基；抓特点、攻克疑难；重实践、扬长避短；开眼界、博采广收；勤总结、勇于创新；重医德、大医精诚的治学六则。1989年褚玉霞被遴选为河南中医学院首位妇科硕士研究生导师，至今已培养出50余名硕士研究生，他们中的大多数已是各医疗或教学单位的学科带头人或业务技术骨干。由于工作成绩显著，曾于1986年先后10次被评为学院优秀教师，1999年9月被评为郑州市先进教育工作者，2010年被评为河南中医学院“十一五”期间优秀研究生导师。

在20世纪70年代，褚玉霞教授除教学外，还在河南中医学院第一附属医院应诊。临证诊病过程中，她一丝不苟，制方严谨，师古而有创新，不拘泥于时方、经方，结合自己的实践经验，融会贯通。她反复阅读古代医学著作，一旦有所体会，便在临床上进行验证，逐渐积累了丰富的临证感悟。在汲取了王清任《医林改错》关于血瘀理论的基础上，结合自身临床体会，强调活血化瘀法在痛经、多囊卵巢综合征、子宫内膜异位症等疾病中的治疗作用。除了常用的少腹逐瘀汤、血府逐瘀汤、膈下逐瘀汤等，她创制了消癥饮、逐瘀清宫方、消癥杀胚方等经验方，临床疗效显著。同时她还善用经方、古方治病。如用《伤寒论》的白虎汤加味治疗产后无名高热，仅用药3剂，患者便热退病愈；以桂枝汤、百合地黄汤治疗绝经综合征；补中益气汤治疗虚人感冒，或加白茅根、车前子治疗产后尿潴留等。

在临床实践中，褚玉霞不因循守旧，尊古而不泥古，临证变通，不落前人窠臼，善于总结，勇于创新。褚老曾诊治一例顽固性崩漏的病人，该病人阴道不规则出血已达半年之久，中西医诊治无效，诊刮后出血仍不停止，严重影响生活质量，病人及家属甚是焦虑。后慕名求治于褚老，褚老仔细询问病史及既往诊治经过，细辨病情，脉证合参，给予中药3剂为试，病人仅服1剂，出血即止，3剂服完，未见反复。后病人逢人就说褚老是“神仙一把抓”。至今该病人也已进入古稀之年，其祖孙三代妇人有疾皆找褚老诊治，其信任之情无以言表。褚老也根据此典型病例创制了“宫血立停煎剂”，并进行了宫血立停煎剂治疗功血的研究，取得显著成果。她还先后进行治疗盆腔炎新药丹桂胶囊研制，清宫胶囊对药物流产后出血干预和二紫胶囊对不孕大鼠内分泌激素及其受体影响等课题的研究，获河南省科技进步奖及河南省中医药科学技术成果奖3项。

1987年褚玉霞教授被任命为中医妇科教研室主任。1988年，河南中医学院第二附属医院筹建，褚玉霞教授受学院指派，带领教研室4位老师创建二附院妇产科，并兼任妇产科主任，作为学科带头人负责妇产科的医疗、教学、科研工作。在多年的妇科临证过程中，勤求古训，精读深研中医经典医籍，其学术思想渊源于《内经》《难经》《伤寒论》《金匮要略》《素问》《灵枢》，旁及陈自明、刘完素、朱丹溪、张介宾、傅山、王清任等宋、金、元、明、清诸位医家，博采众长，师古创新，知常达变，奠定了坚实的理论基础。在长期的临床教学工作中，褚玉霞教授勤学不倦，一方面潜心钻研历代经典，发遑古意，同时结合自己的临床实践，注重脾肾和气血，注重调理冲任，在不孕症、先兆流产与复发性流产、功能性子宫出血、痛经、闭经、子宫内膜异位症、子宫腺肌症、多囊卵巢综合征、卵巢早衰、围绝经期综合征、经前期紧张综合征、产后身痛、缺乳、宫外孕非手术治疗、妇科炎症及肿瘤等疾病的治疗方面积累了丰富的经验，并逐渐形成了独具特色的学术观点和见解。笔耕不辍，总结和发表了《崩漏证治之我见》《不孕症诊治经验撷要》《<金匮要略>妊娠病篇学术思想浅析》《经带胎产病的特殊治疗原则及用药规律》《对更年期综合征的认识和辨治》《对闭经的认识和治疗》《无排卵性不孕症诊治心得》等数十篇专业学术论文，还主参编了《女科新书》《黄河医话》《全国中医妇科流派研究》《中西医病名汇通》《乡村中医临证大全·妇科学》《现代中医临证全书·妇科学》《中医妇科学》（协编教材）等专著10余部。在妇科领域取得了卓越成就，为中医妇科的传承与创新做出了一定贡献。2000年3月被评为全国卫生系统先进工作者，受到国家人事部、卫生部、中医药管理局联合表彰。2009年被评为河南省首届名中医。并先后成为第五批全国老中医药专家学术经验继承指导老师和全国首批中医药传承博士后导师、全国名老中医药专家传承工作室建设项目指导老师。

褚玉霞教授常说："吾生有涯，而学亦无涯，身为医者，要想有所成就，就要锲而不舍，要活到老学到老。"从青年时期开始她就养成了阅读的习惯，时常读书至深夜，几十年如一日。自《内经》以来，历代医家各抒己见，逐渐形成不同的学术流派，她时常教导学生："虽说各家观点不免有失偏颇，但多有独到之处，这也是我强调医者必须'博学'的原因之一。"她虽深谙岐黄之术，但学不泥古，对现代医学亦注意研究，汇通中西，善于取长，兼收并蓄，结合自己的临床经验，根据天人相应之理，提出了中药人工周期疗法，丰富和发展了妇科学的内容，使中医妇科学能够与时俱进。她支持中西医结合事业，更主张西为中用，用西医之长补中医之短，使中西医相得益彰，以便更好地为病人解除病痛。正因为如此，已过古稀之年，褚玉霞教授却比年轻人更懂得源源不断地汲取最新、最前沿的专业知识。她很擅长取西医诊疗疾病的优势为己所用，从而更明确地诊断病情，提高治疗成功率。

褚玉霞教授不仅医术精湛，而且医德高尚，在群众中享有极高声望，可谓"仁者爱人"！她待患者，不分长幼贵贱，一视同仁，急病人所急，痛病人所痛，事事处处替患者着想。每当她应诊时，慕名远道而来者众多，她不辞辛劳，不图酬报，虽逾古稀之年，体力不支，仍虑及诸多病人路途遥远，无论时间多晚，她每每总是诊完所有患者后方才离开。工作时兢兢业业，从不懈怠，视病人为亲为友，关怀体贴，态度和蔼，有问必答，耐心释惑，其细微处无不体现出"仁者爱人"的宽厚品格。望神切脉，理法方药无不切中病要，平日坐诊，求诊者企踵相接，忧戚而至，开颜而去者，不可胜数。她的学术成就和医术医德不仅在中原负有盛名，而且在海内外颇有声望，曾多次赴港讲学，深受业内人士及香港市民赞扬，讲课内容以“中医治疗子宫肌瘤胜西医”为题在大公报中华医药版报道。此外，其事迹先后在中国中医药报、河南电视台、大河健康报、河南日报等多家新闻媒体以“天道酬勤五十载，仁心仁术济苍生”“送子观音”“中医妇科的带头人”“杏林三月茂，橘井四时春”为题报道。褚玉霞教授书有“一门妇科耗我毕生心血，几多顿悟受用一世临床”的自况联，它形象地反映出这位名老中医的毕生学习志趣和从医理想。回溯其 50 载“心小、胆大、行方、智圆”的行医之路，“调，和，恒，新”的学术思想，可谓：“读经典，做临床，崇德重效，仁心仁术惠苍生；育后人，弘医道，躬耕杏林，芬芳桃李满天下”。

褚玉霞教授治学严谨，刻意求真，辛勤耕耘，锐意创新，不仅形成了独具风格的褚氏女科，成就卓然，而且关注中医事业发展，致力中医人才培养，为中医医疗和教育事业做出了卓越贡献，成为后学者的楷模！

第二节　学术思想

褚玉霞教授学术思想大体可以用“调”“和”“恒”“新”四个字概括。

调，本义：协调；和谐。《说文》云：“调，和也”；《贾子道术》云：“合得周密谓之调”；《素问·至真要大论》云：“谨察阴阳所在而调之，以平为期”。褚老临床强调：调理阴阳、顺应自然、饮食调养、谨慎起居、和调脏腑、通畅经络、节欲保精、动静适宜等一系列调养原则，而协调平衡是其核心思想。吾师常说：调整就是治疗，平衡就是健康。正如《素问·生气通天论》所述：“阴平阳秘，精神乃治；阴阳离决，精气乃绝”。

和，本义：和谐、协调；调和、调治、调适。《说文》

云："和，相应也"；《广雅》云："和，谐也"。褚老认为："和"作为一个动词用时，指的是一种方法，临床上常采用调和的方法来和谐阴阳，治疗疾病，达到一个新的平衡；"和"作为一个形容词用时，指的是一种状态，是人体和自然界、社会以及自身的一种和谐平衡状态，是一种健康的最佳状态，也是医者治疗疾病的最高目标。

恒，本义：永久，永恒，表示天地。《说文》云："恒，常也"；《易·序卦传》云："恒者，久也"；《易·系辞下传》云："恒，德之固也"。褚老认为，"恒"体现在医学中有"常、守"的意思。要遵守自然规律，遵守医疗常规，遵守治疗原则，遵守古人经验，善于守方治疗。

新，初次出现，与"旧"相对。《诗·邶风·谷风》云："宴尔新昏"。褚老认为：新，就是开拓、创新、进步。在学习继承古人经验的基础上，不断发展、进步，"师古而不泥古"。但开拓创新，允许标新立异，但应是遵循自然规律、医疗法则，在中医原创思维基础上的开拓创新。

"调""和""恒""新"具体阐述如下。

一、天人合一，审时论治

"天人合一"的观点最早见于《周易》。乾卦《文言》云："夫大人者，与天地合其德，与日月合其明，与四时合其序，与鬼神合其吉凶。先天而天弗违，后天而奉天时。天且弗违，而况于人乎！况于鬼神乎！"此即"天人合一"。"大人"为人，但不是普通的人，而是得道之人，能与天地万物沟通的人，大即道；天地、日月、四时、鬼神，皆为宇宙万物；德、明、序、吉凶，皆为万物中道物之作用结果；合即合一，相互沟通。因为沟通，所以动静无不与之俱，我不违于天，天亦不违于我，我即天，天即我，这就是与天合一的境界。

中医的发展受到古代哲学的影响，"天人合一"观点在《内经》中也有多处体现，如《素问·上古天真论篇第一》曰："上古之人，其知道者，法于阴阳，和于术数，食饮有节，起居有常，不妄作劳，故能形与神俱，而尽终其天年，度百岁乃去”，“余闻上古有真人者，提挈天地，把握阴阳，呼吸精气，独立守神，肌肉若一，故能寿敝天地，无有终时，此其道生”，“淳德全道，和于阴阳”，皆为与天合一境界。

褚老认为：人从环境中产生，又在环境中消亡，人的生存，离不开环境。天文地理社会，是人生存的外环境；生理病理，是人生命的内环境。外环境总称曰天，内环境简称曰人，内外环境合一简称为天人合一。“天人合一，审时论治”为医家治病治身之极，是医者之最终目标、最高境界。在妇科临床中具体体现在以下几个方面。

（一）根据妇女不同年龄阶段，分期治疗

妇女一生历经青春期、生育期、绝经期、老年期等不同的生理阶段。刘完素在《素问病机气宜保命集·妇人胎产论》提出：“妇人童幼天癸未行之间，皆属少阴；天癸既行，皆从厥阴论之；天癸已绝，乃属太阴经也。”对临床颇具指导意义。褚老强调：遵循妇女自身生理病理规律，在不同的阶段，依据不同的特点而分期调治。如少女月经迟发，或虽行但不规律，此时肾气初盛，天癸刚至，冲任尚虚，当以补肾为主，使先天盛，月经调；育龄妇女历经经、带、产、乳，数伤于血，血伤则气易郁滞，加之工作生活家庭压力大，易肝气不舒，应以调肝为主；35 岁以后，阳明脉渐衰，脾胃不足，尤其是绝经后又当补后天以养先天；在崩漏的复旧治疗阶段，青春期少女及育龄期妇女应以治肾为主，以调整肾-天癸-冲任-胞宫生殖轴，恢复正常的月经周期；围绝经期妇女则以治脾为主，意在纠正贫血、恢复健康，而鹿茸、鹿角胶、紫河车、巴戟天、肉苁蓉等调补冲任之品，尽量避免使用，以免使更年期延长。

（二）根据月经周期的不同阶段进行调治

《素问·八正神明论》提到：“月始生，则气血始精，卫气始行；月郭满，则血气实，肌肉坚；月郭空，则肌肉减，经络虚，卫气去……是以因天时而调血气也。”并称妇女月经为月事，“三旬一下”。《景岳全书·妇人规》解释月经周期为：

“女体属阴，其气应月。月以三旬而一盈，经以三旬而一至，月月如期，经常不变，故谓之月经，又谓之月信。”李时珍在《本草纲目》中也明确地论述妇女“其血上应太阴（月亮），下应海潮。月有盈亏，潮有朝夕，月事一月一行，与之相符，故谓之月水、月信、月经。经者，常候也。”皆认为月经周期的形成与大自然对人类的长期影响有关。

褚老认为：月经的周期变化，不但与月亮、海潮有关，还与阴阳的消长变化有关系。阴极则阳生，阳极则阴生，阴消阳长，阳消阴长，由满而溢，藏泄有期，正是“阴阳有相互进退，生长收藏，终而复始，盈虚消长的变化规律”。月经病的调治亦应顺应此规律，具体来说：行经期（周期第1~5天），胞脉充盛，血海由满而溢，治应活血化瘀、理气调经，促进经血的顺利排泄，亦即《内经》“月满无补”，可选用当归、川芎、桃仁、红花等活血化瘀、理气通经之品；偏于血寒者，酌加吴茱萸、乌药、官桂等温经活血；偏于血热者酌加赤芍药、生地黄、丹皮等凉血通经。经后期（周期第6~11天），血海空虚为阴长阳消期，宜用女贞子、旱莲草、白芍药、熟地黄等滋阴养血药，与补肾阳药紫石英、紫河车等同用，以期收到“阳中求阴”之效，亦即《内经》“月生无泻”。排卵期（周期第12~16天），主要是在重阴前提下，推动转化，促进卵子排出，方中酌加三棱、莪术、泽兰、茺蔚子、路路通等活血化瘀、理气通络之品。经前期（周期第17~28天），为阳长阴消，阴消者，消中有长，其阴之所以消中有长者，是为了维持重阳的延续，可酌用川续断、仙灵脾、巴戟天、菟丝子、山萸肉、杜仲、枸杞子等，组方为阴阳并补、水火并调之剂，以期达到“阴中求阳，水中补火”之效。由是中西相参，循月经各期的特点，以治肾为主，形成了“补肾（补肾阴为主）-补肾活血-补肾（补肾阳为主）-活血行气”的中药人工周期治疗模式。

非经期的治疗：月经先期宜清（先期多热证，宜清热固冲）；后期宜促（后期多虚多寒，宜温宜补）；闭经病定时而攻（采用周期疗法，定时用活血化瘀、理气通经之品）；崩漏以塞流（止血以治标），澄源（审证求因，辨证施治以治本），复旧（扶脾健胃，滋肾补肾，以恢复机体自身的功能）三法在辨证的基础上乘时而用；痛经属功能性者滋肾补肾，属器质性者按癥瘕施治，临经止痛用药必用在经前（3~7天）。此皆“道法自然，分期调治”之法。

（三）根据四时节气用药

一年四季春温夏热秋燥冬寒，不同季节药物应用也有所不同。《内经》云：“圣人春夏养阳，秋冬养阴，以从其根，二气常存。春食凉，夏食寒，以养阳；秋食温，冬食热，以养阴。”孙思邈曰：“春宜省酸增甘以养脾，夏宜省苦增辛以养肺，秋宜省辛增酸以养肝，冬宜省咸增苦以养心，四季宜省甘增咸以养肾。”吾师在补肾养血方中，春季佐荆芥、防风；夏月加黄芩、栀子；长夏加藿香、香薷之属；秋月加麦冬、芍药；冬月酌加附子、桂枝补肾阳，地黄、女贞子滋肾阴，衷“阴中求阳、阳中求阴”之意，以顺时气。

二、攻补兼施，动静结合

《素问·通评虚实论》曰：“邪气盛则实，精气夺则虚”，所以治疗当以“虚则补之，实则泻之”。疾病的发生发展是一个邪正斗争的过程，正虚邪实是疾病发生的关键，所谓“正气存内，邪不可干”“邪之所凑，其气必虚”，而补法和泻法是治疗疾病的基本方法。攻与补是对立的统一，攻是攻邪，又称祛邪，是指消除病邪对机体的不利影响而言；补是补正，亦称扶正，是指补益或扶助人体正气而言。张仲景对攻补兼施这一治疗原则十分重视，创制了许多经典的攻补兼施方剂，如小柴胡汤、半夏泻心汤、生姜泻心汤、甘草泻心汤等，现仍被临床广泛应用。

褚老临床善用“攻补兼施、动静结合”之剂治疗妇科病，提出：邪实正充时，宜祛邪存正；邪正相持时，宜扶正祛邪；正虚邪恋时，宜养正退邪；制动以静，静中有动，动静结合。

褚老的“逐瘀清宫方”，治疗崩漏（属血瘀而体质壮实者)、经期延长、药物流产后出血疗效显著。在大剂量的活血破瘀药中，用黄芪益气，当归养血，使瘀血清、新血生，不止血而血自止。

“宫血立停煎剂”由黄芪、党参、白术、升麻、阿胶、坤草、茜草、黄芩、红花、贯众、旱莲草、生地榆、三七粉、炙甘草等组成，治疗崩漏、月经量多、经期延长等属气虚血瘀血热者。方中既祛瘀又养血，既活血又止血，既清热又养阴，兼以益气升提，是一个典型的“攻补兼施、动静结合”方剂。

治疗高泌乳素血症的“调经抑乳方”，方中柴胡、薄荷、青皮疏肝解郁，调畅气机；炒麦芽、白芍收敛回乳，一疏一收，动静结合。

用于月经不调、崩漏、闭经、痛经、子宫内膜异位症、多囊卵巢综合征等月经病及不孕症的非经期调理方“二紫方”，由紫河车、紫石英、菟丝子、仙灵脾、枸杞子、熟地黄、丹参、香附、砂仁、川牛膝等组成，大堆补肾养血之中，用丹参活血，香附理气，砂仁和胃，使补而不滞，补而不腻，动静相宜。

治疗盆腔炎、卵巢囊肿、子宫肌瘤、子宫内膜异位症的“消癥饮”，由薏苡附子败酱散、桂枝茯苓丸加黄芪、丹参、川牛膝等组成，方中薏苡仁健脾利水渗湿，清热排脓消痈，此处用之，一可清热利湿除湿热之标，二可强健脾胃除生湿之源，三可排脓消痈治疗局部炎症，为君药。败酱草配红藤既清热解毒、消痈排脓，又活血祛瘀止痛；牡丹皮、赤芍味苦而微寒，能活血化瘀，又能凉血以清退瘀久所化之热，并能缓急止痛；桃仁善泄血分之壅滞，治疗热毒壅聚、气血凝滞之痈；王不留行具有通淋、通经、通乳的“三通”作用，共为臣药。桂枝辛甘而温，可温通血脉以行瘀滞，取“结者非温不行”之义。血得温而行，遇寒则凝，凡痈肿瘀结之症有热者，过用清热，则热清而瘀结难散，此方在大量清凉药中佐桂枝辛散使热清瘀消；茯苓健脾益胃，渗湿祛痰；黄芪益气，既可助行瘀，又防辛散药物久用伤气；延胡索理气止痛；川牛膝补肾且引药下行，共为佐使药。方中寒热并用、攻补兼施，共奏清热利湿、祛瘀止痛之功。

三、以肾为本，兼调肝脾

女性的生长发育、经带胎产都离不开肾与肝脾。肾为先天之本，脾为后天之本。先天不足重在补肾，后天失调重在治脾。

《素问·上古天真论》曰："女子七岁，肾气盛，齿更发长；二七而天癸至，任脉通，太冲脉盛，月事以时下，故有子；三七肾气平均，故真牙生而长极；四七筋骨坚，发长极，身体盛壮；五七阳明脉衰，面始焦，发始堕；六七三阳脉衰于上，面皆焦，发始白；七七任脉虚，太冲脉衰少，天癸竭，地道不通，故形坏而无子也。"褚老认为：这段话系统地阐明了女子生殖功能从成熟到衰老的整个过程，并：①首次提出了"肾气-天癸-冲任-胞宫"的中医性腺轴。强调了肾气盛、天癸至是女子发育成熟过程中的关键；脏腑所藏之精、血是产生月经的物质基础；冲任二脉的通盛，是排出月经、孕育胎儿的主要条件。反映了肾气、天癸、冲任在发育和生殖方面的作用，更以肾为主，成为中医生殖医学的经典理论，先生的"以肾为本"思想即是渊源于此。②提出了月经初潮平均年龄为"二七"14岁。③提出了女性生育年龄为14~49岁。④提出了女性最佳生育年龄为21~28岁。⑤提出了女性生育能力明显衰退年龄为"五七"35岁。现代研究证实，35岁女性生殖能力只相当于25岁的50%，38岁只相当于25岁的25%，42岁（"六七"）只相当于25岁的5%。

褚老认为肾气旺盛，天癸充盈，任通冲盛对女性的发育、月经的来潮有着极为重要的作用。肾气旺盛，天癸始能泌至，注于冲任，促进冲任二脉通盛，则生殖系统才能发育完善，月事才能以时下、才能有子，故曰肾为女子先天，"经水出诸肾"。

治疗妇科病虽不离肾，但也不可忽视肝脾的作用。

自秦天一在《临证指南医案·月经病医案》的结语中总结其师叶天士经验，提出"女子以肝为先天"后，后世对此大为推崇，有人对女子之先天只言肝而不言肾，有人认为女子独具肾、肝两先天。肝在女子一生中有非常重要的地位，因为：第一，女子生理功能之经孕胎乳皆以血为本，以气为用，血的生成及功用虽涉及心、脾、肝、肾，却以肝藏血最为重要。第二，治疗妇科病证，有“少年治肾、中年治肝、老年治脾”之说，肝脏在中年女子病理治疗上具有重要地位。第三，肝主疏泄而喜条达，肝气郁结易发生诸多妇科病证，强调疏肝理气在调治妇科病证时的重要性。第四，肝经环绕阴部，由少腹沿两胁上行，女子孕育、生殖、哺乳等方面的病证多发于肝经部位，肝经为标，肝脏为本，强调肝经和肝脏在女子病机诊断上的重要意义。褚老认为虽然肝脏在女子生理、病理、诊断、治疗上非常重要，起着枢纽作用，但肝不能代替肾的先天地位，人也不可能有两个先天。

脾为后天之本，气血生化之源。脾气健，化源足，后天能补先天，则女子一生气血旺盛，健康长寿。正如《女科经纶》引程若水所云：“妇人经水与乳，俱由脾胃所生”。女子衰老、生殖能力下降均始于35岁，是因为“五七阳明脉衰”，脾胃功能下降之故。

总之，吾师在妇科病的治疗中，突出肾，注重冲任，兼调肝脾，提出“肾为女子先天，脾为女子后天，肝为一生枢纽”。

四、调理气血，尤重化瘀

气血是维持人体生命活动的基本物质与动力。妇人以血为本，血是经、带、胎、产、乳的物质基础，而血和气是相互资生、相互依存的，血赖于气行。气血调和，冲任充盈，则五脏安和，经脉通畅。凡伤于血，必影响于气；伤于气，必影响及血。因此，调理气血在妇科疾病治疗中有重要地位。且“经血者，血之余也，夫新生旧除，天地自然之理，故月有盈亏，海有潮汐，女子之血，除旧生新，是满则溢，盈必亏之道”。褚老强调妇女之月经乃天人相应之生理现象，除旧生新，周而复始，治疗上尤应重视“去瘀生新”，所以“调理气血，尤重化瘀”对妇科疾病治疗有重要指导意义。

瘀血形成有气滞血瘀、气虚血瘀、寒凝血瘀、热灼血瘀、出血成瘀、久病致瘀、外伤血瘀等原因。现代女性家庭、工作、生活压力大，排解方式少，容易肝郁气滞，气滞则血瘀。症见：疼痛、肿块、出血，子宫增大、变硬、形状不规则，或子宫压痛，活动差，子宫直肠陷凹处触及痛性结节，附件增厚，压痛或扪及包块，外伤外阴部可见血肿。面色黧黑或晦暗，舌质紫暗，边尖有瘀点，脉象可见细涩、弦涩、沉涩等。活血化瘀有改善微循环，改善血液流变学，调节血流分布，促进组织的修复与再生，促进增生性病变的转化与吸收，改善代谢、免疫、抗凝和纤溶等功能。临床有益气活血法、行气活血法、温经活血法、清热化瘀法、活血消癥法、活血止血法。

褚老善用活血化瘀治疗妇科疾病。如治疗崩漏的“宫血立停煎剂”，有活血祛瘀、益气升提、凉血止血之效；治疗崩漏（属血瘀而体质壮实者）、经期延长、药物流产后出血的“逐瘀清宫方”有活血化瘀、益气温阳、调理冲任之功；治疗寒凝血瘀、瘀血阻滞胞脉之原发性痛经的“潮舒煎剂”有理气化瘀止痛、温经散寒之用；更兼有“加减少腹逐瘀汤”“加减血府逐瘀汤”治疗妇科诸血证；即使是以补肾为主的“二紫方”，化痰祛湿的“橘黄汤”，亦佐以活血化瘀药。

五、奇经理论，贵在冲任

奇经八脉是人体的基本组成部分与生命活动的重要内容，《内经》有三十多处提及八脉，但并未冠以奇经之名，也未能形成系统理论；《难经》首创“奇经”之名，并经整理、丰富和创造性的发挥，确立了奇经概念，阐发了奇经系统结构，建立了奇经理论体系。《难经》云：“其奇经八脉者，比于圣人图设沟渠，沟渠满溢，流于深湖，故圣人不能拘通也”；历代医家如王叔和、张仲景、叶天士等对奇经八脉都有不同程度的研究和发挥；明代李时珍进行了系统的整理，《奇经八脉考》的问世，标志着奇经八脉理论体系的基本完善，书中明确指出：“盖正经犹夫沟渠，奇经犹夫湖泽，正经之脉隆盛，则溢于奇经”。即十二经脉中气血旺盛流溢于奇经，使奇经蓄存着充盈的气血；《傅青主女科》在妇科经、带、胎、产中，无不涉及奇经，并提出了自己的观点，如：“血海者，冲脉也。冲脉太寒而血即亏，冲脉太热而血即沸。血崩之为病，正冲脉之太热也”“妇人有冲任之脉，居于下焦。冲为血海，任主胞胎，为血室，均喜正气相通，最恶邪气相犯”“带脉者，所以约束胞胎之系也。带脉无力，则难以提系，必然胞胎不固。故曰：‘带弱则胎易坠，带伤则胎不牢’”“妇人有腰酸背楚……谁知是任督之困乎……故任脉虚则带脉坠于前，督脉虚则带脉坠于后，虽胞胎受精亦必小产”等论述。

褚老认为：冲、任、督、带四脉隶属“奇经”，胞宫为“奇恒之府”，是女性的重要内生殖器官，它与脏腑、经络有着密切关系。而冲、任、督三脉下起胞宫，上与带脉交会，冲、任、督、带又上联十二经脉，因此它们在妇女生理、病理理论中具有重要的地位，正如《内经》所云：“二七而天癸至，任脉通，太冲脉盛，月事以时下，故有子；……七七任脉虚，太冲脉衰少，天癸竭，地道不通，故形坏而无子也”。

督脉：为阳脉之纲，调节着全身之阳经，并与脑、髓、肾相关联，大凡六淫内侵入督，或跌打闪挫、金石伤督，或情志内伤，脏腑十二经气血失调，延及督脉，皆可导致督脉气机失调，出现督脉所过部位不适及相关内脏功能失调的病候，轻者经气不利，以所过部位胀痛、活动不利、麻木为特征，重者涉及脏腑十二经脉、生殖、神志等。

任脉：任，有濡养、担任的含义。《素问·骨空论》云：“任脉者，起于中极之下，以上毛际，循腹里，上关元，至咽喉，上颐循面入目。”任脉循行腹部正中，为阴脉之海，主持元阴，妊养全身，特别是对妇女的经带胎产有重要作用，故任脉为病以阴气受损、机体失于滋养、生殖功能障碍为主，常表现为任脉失调和生殖机能障碍为特征的综合病候。

冲脉：为十二经气血之要冲和血海，《难经·二十七难》曰：“冲脉者，起于气冲，并足阳明之经，夹脐上行，至胸中而散也”。五脏六腑十二经脉皆赖其气血以荣养，故冲脉为病，则气机紊乱，气血失调，脏腑经脉功能失衡。常表现为冲气逆急，所过部位不适和妇女经带胎产诸疾，如月经失调、闭经、崩漏、不孕、妊娠恶阻、胎漏、小产及产后恶露不绝等。

带脉：围腰一周，状如束带，约束纵行诸经，调节十二经脉及其他奇经之气机升降，是阴阳交泰之关键。带脉有损，则痰浊、湿热由此渗溢；带脉约束无力，则纵行诸经脉气不举。临床见腰部弛缓无力如坐水中、腰酸腹痛、腹胀满、下肢不用、内脏下垂，女子月经量多、带下淋漓、胞胎不固。

褚老认为：奇经八脉病调治主要是扶正，重在“精气血”，落实在“肾肝脾”；并认为督脉多虚寒，冲、带多阳虚，任脉多阴血不足，带脉多湿而夹痰；治疗奇经病变当先资其源，以培补阴阳气血为基础，特别是血肉有情之品在调治奇经病中有特别重要的意义，所以四君、四物等均可补益奇经。但八脉各有所主，禀性功用各有不同，治疗用药既有共性又有个性，其组方用药有一定的规律。

督脉主以温阳补气，辅以填补精血，佐之温里散寒、敛涩经气、祛风除湿；基本药味有熟地黄、当归、肉苁蓉、附子、杜仲、茯苓、泽泻、巴戟天、菟丝子、补骨脂、淫羊藿、猪牛羊骨髓、蒿本、防风、羌活、荆芥、细辛、苍耳子、天南星等，“鹿茸壮督脉之阳，鹿霜通督脉之气，鹿胶补督脉之血”。

任脉主以养血补阴，辅以调气和血，佐之温里祛寒或清热凉血；基本药味有当归、熟地黄、白芍药、龟板、麦冬、川芎、香附、小茴香、肉桂、丹皮、紫河车、覆盆子、枸杞子、阿胶、川楝子、吴茱萸、延胡索、青木香等。

冲脉主以补血、补气或补阳，辅以收涩、镇纳，佐之以温里祛寒、行气降逆、活血利水、安神定志；基本药味有当归、芍药、熟地黄、人参、鹿角霜、紫石英、五味子、肉桂、茯苓、代赭石、半夏、禹余粮、龙骨、牡蛎、磁石、乌贼骨、三棱、莪术、鸡内金、紫河车、炮姜、黄芪、山药等。

带脉主以补血、补气或补阳药，辅以收涩，佐之以行气和血、除湿化痰；基本药物有当归、芍药、熟地黄、人参、白术、山药、杜仲、牡蛎、补骨脂、香附、升麻、茯苓、半夏、黄芪、肉桂、赤石脂、禹余粮、金樱子、乌贼骨、莲须等。

褚老的"二紫方""调经助孕冲剂"均遵循奇经理论组成。

六、师古不泥，衷中参西

中医历史悠久、博大精深，先生不但勤求古训，博览群书，精研经典，掌握中医辨证论治的精华，还钻研西医诊疗，不断改革创新。她认为，"师古而不泥古"就是在学习古人的基础上，有创造性的吸收，然后求新、求变、求自我，而不是拘泥于古人。

中西医对于疾病认识的方法和手段不同，但其研究和服务的目的是相同的，即防治疾病。疾病是错综复杂的，中医和西医诊疗疾病各有优势和特点。中医学虽然博大精深，但诊断有其一定的局限性和模糊性；西医虽然微观研究深入，但对一些疑难杂症临床疗效欠佳。因此，先生主张临床上应辨病和辨证相结合，把西医侧重病因和病理形态的诊断与中医侧重全身生理病理疾病反应状态的诊断相结合，将获得的西医辨病和中医辨证相对照，求同存异，融会贯通，从而对整个病情有更为全面的了解，增强诊断的深度和广度。所以，临床医生不应抱有门户之见，要充分发挥中西医的优势，更好地为病人服务。

先生在不孕症的诊治中，除对病人进行中医辨证外，还要对病人进行必要而系统的西医检查，如妇科常规检查（内诊）、基础体温（BBT）测定、宫颈黏液涂片、诊断性刮宫、超声、输卵管畅通试验、内分泌功能测定等。顽固性闭经者可配用西药治疗；功能性子宫出血者，应先控制出血，后澄源、复旧，以恢复排卵功能；多囊卵巢综合征不孕者，常表现为肥胖、多毛、双侧卵巢增大、卵巢包膜增厚，多为肾虚气化失调、津液在下焦凝聚成痰而致，可在补肾同时酌加化痰通络之品，如苍术、橘红、大贝母、僵蚕、皂角刺等，西药可配服克罗米酚；高泌乳血症不孕者，常有溢乳、乳房胀痛、闭经等，为肝失疏泄，肝血不能下注胞宫而为经血，反上溢为乳，应肝肾同治，拟补肾疏肝之法，常于补肾药中选加夏枯草、柴胡、枳壳、青皮、麦芽、薄荷等，西药可酌加服溴隐亭、维生素B_6等。如此，将中医的辨证经验与西医的诊断完美地结合起来。

除了临床中注重中西医的结合，先生还重视在理论上的汇通。先生认为，西医学的下丘脑—垂体—卵巢轴与中医的肾气—天癸—冲任—子宫轴在理论上具有相同之处，二者虽然不能等同，但可以互参。同时，先生强调，中医学理论有其独特的理论体系，西医的理论和现代药理学研究只能作为参考和补充，而不能以西医的诊断代替中医的辨证论治，不能以现代药理学研究代替中药学性味归经，不能以动物实验代替传统中医的研究方法。

总之，先生立足于中医本质，弘扬祖国医学，博采现代科技，能中不西，先中后西，衷中参西，中西结合。

七、善用经方，制方严谨

善用经方，制方严谨是褚老临诊治病的一大特色。褚老认为，仲景方组方有法，配伍有制，药精用专，多是有效之良方，只要掌握运用之法度，投之疗效确凿。不但在治疗常见病、多发病中，取效得心应手，且在治疗急、重症和疑难病时，更显示出其不凡的功底。

芍药甘草汤出自《伤寒论》第29条，原系仲景治疗伤寒因误用汗法伤及阴血而致“脚挛急”之方。本方主治津液受损，阴血不足，筋脉失濡所致诸证。方中芍药酸寒，养血敛阴，柔肝止痛；甘草甘温，健脾益气，缓急止痛。二药相伍，酸甘化阴，调和肝脾，有柔筋止痛之效。其中芍药对疼痛中枢和脊髓性反射弓的兴奋有镇静作用，故能治疗中枢性或末梢性的筋系挛急，以及因挛急而引起的疼痛。芍药、甘草中的成分有镇静、镇痛、解热、抗炎、松弛平滑肌的作用，二药合用后，这些作用能显著增强。褚老常用于临床治疗多种痛症，如“褚氏安胎方”用之治疗先兆流产引起的腹痛；“潮舒煎剂”用之治疗痛经。

桂枝茯苓丸出自《金匮要略·妇人妊娠病脉证并治》，具有活血化瘀、行气散郁、缓消癥积之功。褚老常用之治疗盆腔炎、输卵管炎、卵巢囊肿、子宫肌瘤、中药流产、胎死不下等病，“消癥饮”即是由“桂枝茯苓丸”和“薏苡附子败酱散”两个经方组成。

四逆散为疏和透达之名方，原系《伤寒论》治疗少阴病四逆症之方。褚老常用之疏畅气机，调和阴阳，合“甘麦大枣汤”“百合地黄汤”以安脏宁神治疗“脏燥”等绝经前后诸症；治疗“高泌乳血症”的“调经抑乳方”也是由四逆散加麦芽、薄荷、青皮组成。

桂枝汤出自《伤寒论》，是治疗太阳中风的名方，具有调和营卫的功能。褚老常用之治疗更年期综合征烘热汗出者及产后营卫不和诸症。

白虎汤原系仲景治疗阳明高热方，褚老用之加减治疗产后高热，效如桴鼓。

八、防重于治，身心同医

中医“预防为主”“治未病”的学术思想起源于《黄帝内经》。《素问·四气调神大论》中记载：“是故圣人不治已病治未病，不治已乱治未乱，此之谓也。夫病已成而后药之，乱已成而后治之，譬犹渴而穿井，斗而铸锥，不亦晚乎！”“未病”即“疾病未成”、疾病前期，是“体内已有病因存在但尚未致病的状态”。治未病又包括了“既病防变”“愈后防复”。未病先防、有病早治、既病防变，调和阴阳、防患于未然的治病方法是积极主动的“上工”之法。褚老善于治未病、身心同医。

（一）注重调摄情志，养心为主

七情，即喜、怒、忧、思、悲、恐、惊，是人类对外界刺激因素在精神情志上的反映，也是脏腑功能活动的情志体现。五脏化五气，以生喜、怒、悲、忧、恐，适度的情志，能抒发情感、有益健康，而过度的情志变化则可导致脏腑、气血、经络的功能失常。妇女以血为本，经、孕、产、乳均以血为用。气为血之帅，血为气之母，故血病及气，气病又可及血。肝藏血，主疏泄，七情内伤最易导致肝的功能失常和气血失调发生妇产科病变。早在《素问·阴阳应象大论》就有情志导致闭经的记载："二阳之病发心脾，有不得隐曲，女子不月。"《傅青主女科》更是全面地论述了七情内伤可以导致经、孕、产、乳、杂诸病。

吾师认为：养生当中最重要的就是调畅情志，养心。"一生淡泊养心机"，这是一个很高的精神境界。"常观天下之人，凡气之温和者寿，质之慈良者寿，量之宽宏者寿，言之简默者寿。盖四者，仁之端也，故曰仁者寿"。仁就是要做到温和、善良、宽宏、幽默。仁心仁德、养心立德是一个人健康的内在要素。《黄帝内经》强调"恬淡虚无"，云："恬淡虚无，真气从之，精神内守，病安从来"。简言之，要做到"淡"字。

（二）注重治病于未发之前

运用月经周期节律与调周法以调治妇科病证，有着重要的治未病意义。例如痛经治疗，褚老强调在经前 3～7 天开始；反复流产，褚老提出先查病因，孕前调理，孕后即开始安胎。

（三）注重身心同医

褚老提出"治身是表，调心是本，妇科病应身心同治"。"身心同治"指的是药物治疗同时配合心理治疗，心理治疗能帮助患者建立信心，调动机体自身抵御疾病的能力，从而消除不良情绪，改变认知，提高药物的疗效。

此外，尚告诫病人注重饮食调理，适当锻炼，慎戒房事。

第二章

医 家 脉 案

第一节　月　经　病

一、月经先期案

案 1：张某，女，36 岁。2016 年 7 月 6 日初诊。

主诉：月经周期提前 10 余天伴经量减少 3 年余。

病史：近 3 年来无诱因出现月经周期提前 10 余天伴经量减少。末次月经：2016 年 6 月 15 日，经行 3 天净，量少，色红，纸擦即净，经行第 1 天痛经，喜按，经前乏力，腰部酸困。前次月经：2016 年 5 月 25 日，3 天净，量少。现症见：一般情况可，纳可，多梦，大便时干时稀，经期偶有大便秘结，小便如常；舌质红，苔薄，脉细数。

证候：阴虚血热证。

治法：补肾滋阴，清热调经。

方药：非经期选两地汤加减：生地 18g，熟地 18g，玄参 15g，麦冬 15g，丹皮 15g，地骨皮 30g，白芍 20g，山萸肉 20g，炒山药 30g，茯神 15g，炙甘草 6g。取 10 剂，日 1 剂，水煎服，分早晚温服。经期给予中成药血府逐瘀颗粒 1 天 2 次，1 次 1 袋，口服。

二诊（2016 年 7 月 20 日）：月经于 2016 年 7 月 13 日来潮，经行 2 天净，量极少，有血块，色暗，痛经症状减轻，白带正常。纳可，睡眠欠佳，多梦，服药后胃胀满不适，二便正常；脉细数，舌质红，苔薄。继守非经期方生地、熟地均减至 12g，追问病史有慢性浅表性胃炎病史，食油腻辛辣之物后胃部胀满，治以理气畅中，健脾助运，故减滋腻之生地、熟地用量，加木香 6g，砂仁 6g，取 20 剂，日 1 剂，水煎服，分早晚温服。

三诊（2016 年 8 月 18 日）：月经于 2016 年 8 月 8 日来潮，4 天净，量较前增多，有血块，色红，经行无特殊不适。口干欲饮，纳可，多梦，大便黏腻；舌质红，苔薄，脉细数。非经期守首次方加泽泻 15g，以泻肾经之虚火，而止泻。取 15 剂，服法同前。经期给予中成药血府逐瘀颗粒 1 天 2 次，1 次 1 袋，口服。

四诊（2016 年 9 月 15 日）：月经于 2016 年 9 月 1 日来潮，4 天净，量较前增多，少许血块，色暗，经行无特殊不适。口干，二便正常。服药后无不适。继续三诊方案，序贯治疗 1 个周期。

1 个月后，电话随访月经 28 天一至，经行量增至正常。

【按语】月经先期属于以周期异常为主的月经病，指月经周期提前 7 天以上，甚至 10 余日一行，常与月经过多并见，严重者可发展为崩漏，应及时进行治疗。月经如期来潮依赖于肾-天癸-冲任-胞宫轴的协同作用，以肾为主导，通过冲任的通盛，天癸的调节，气血的充盛，月经方能月月如期。本案根据患者症状及体征，四诊合参，辨证为肾阴不足，热扰血海，治以补肾滋阴、清热调经之法，故选“两地汤”加减。该方出自清代名著《傅青主女科》，女科云：“夫同是先期而来，何以分虚实之异？先期者火气之冲，多寡者水气之验。故先期而来多者，火热而水有余也；先期而来少者，火热而水不足也。倘一见先期之来，俱以为有余之热，但泄火而不补水或水火两泄之，有不更增其病者乎！”褚老谨守先贤之论，辨病与辨证相结合，根据“经本于肾”理论，采用滋补肾阴、清热固冲之法。方中生地清热滋阴凉血，地骨皮善清阴中之虚热，两者相得益彰；玄参补肾水降虚火，而与生地、麦冬组成增液汤，更凸显出滋阴清热治法；牡丹皮辛寒偏于清透，可退无汗之骨蒸，与地骨皮合用内清外透；白芍、熟地黄、山萸肉肝肾同补，精血相生；山药平补三焦之阴，补而不腻；茯神补脾健中，以防滋腻之品碍胃，又可安神。

案2：王某，女，21岁，2010年3月18日初诊。

主诉：月经周期提前10余天伴经量少1年余。

病史：13岁月经初潮，既往月经期量色质正常，近1年来，因准备考研而夜以继日地复习，以致月经每14~16天一行，量少色暗。末次月经2010年3月6日，经量少，持续2天即净，色红，质黏稠。现症见：形体瘦弱，手足心热；舌红少苔，脉细数。

证候：阴虚内热证。

治法：养阴清热，固冲调经。

方药：二至清经方加减：生地20g，地骨皮30g，白芍20g，麦冬15g，阿胶（烊化）20g，玄参15g，旱莲草30g，女贞子15g，炙甘草5g。取7剂，日1剂，水煎服。

二诊（2010年3月25日）：服7剂后手足心热减退，继服原方8剂，经水如期而至。

随访半年未复发。

【按语】月经先期每与血热、气虚有关。如《傅青主女科》云："先期者火气之冲，多寡者水气之验，故先期而来多，火热而水有余也；先期而来少者，火热而水不足也。"该患者月经提前10余天，经量少，色红，质稠，形体瘦弱，手足心热，结合舌脉呈现一派阴虚内热之象，褚老提倡"月经先期宜清、后期宜促"之论，治以自拟二至清经方加减，养阴补水，清热调经。《医学三字经·妇人经产杂病第二十三》曰："妇人病，四物良。月信准，体自康。渐早至，药宜凉。渐迟至，重桂姜。错杂至，气血伤。"其中"渐早至，药宜凉"即"先期宜清"之意。

二、月经后期案

案1：马某，女，24岁。2010年3月30日初诊。

主诉：月经推迟9年，未避孕2年未孕。

病史：月经于16岁初潮，初潮后月经即不规律，30天~3个月一行，经行3~4天，末次月经2010年3月23日，

3 天净，经量少，色淡，少量血块，经行小腹坠痛，喜按伴腰酸明显。现症见：腰酸，白带量少，纳眠可，二便正常；舌质淡，苔薄白，脉沉细。2010 年 3 月 10 日彩超示：子宫体积小（42mm×30mm×28mm）；双侧卵巢呈多囊样改变（双侧卵巢内均可见多个发育卵泡回声，最大直径 6mm，同一切面大于 12 个）。性激素：E_2 35pg/ml，T 0.49ng/ml，PRL 21.2ng/ml，FSH 4.1mIU/ml，LH 11.3mIU/ml，P 0.3ng/ml，HCG 1.2mIU/ml。未治疗，前来就诊。

证候：肾虚精亏，冲任不足。

治法：补肾养精，调补冲任。

方药：褚老经验方二紫方加减：紫石英 30g，紫河车粉（另冲）2g，菟丝子 30g，枸杞子 20g，丹参 30g，香附 15g，仙灵脾 15g，熟地 20g，砂仁 6g（后下），山茱萸 15g，川牛膝 15g。取 20 剂，日 1 剂，水煎服。嘱其经来复诊。

二诊（2010 年 4 月 23 日）：月经于 2010 年 4 月 22 日来潮，量少，色淡，质稀伴小腹坠痛，喜暖喜按，舌脉如前。以温经散寒，养血调经为治。药用：桃红四物汤加减：当归 15g，川芎 10g，赤芍 15g，桃仁 6g，红花 15g，丹参 30g，香附 15g，乌药 12g，鸡血藤 30g，吴茱萸 5g，川牛膝 15g。取 5 剂，日 1 剂，水煎服。

依上方案序贯用药 3 个月，月经规律，继续周期治疗，并嘱其用药期间不避孕，一旦怀孕立即停药并行保胎治疗。患者末次月经：2010 年 11 月 2 日，停经 53 天时彩超示：宫内早孕，妊娠囊内可见胚芽回声及心管搏动。在本门诊保胎至孕 12 周，未见不适，嘱其定期围保，不适随诊。

【按语】月经后期主要是指月经周期延后超过 1 周，甚至 3~5 个月一行者。本病的发病有虚实之分。根据该病的临床表现，患者平素腰酸，初潮年龄相对较晚，初潮后即月经后期，子宫体积小，可见其先天禀赋不足，中医诊断为肾虚型。《素问·上古天真论》："二七而天癸至，任脉通，太冲脉盛，月事以时下，故有子"，肾藏精，精化气，肾中精气的盛衰主宰着人体的生长发育和生殖，先天肾气不足，天癸乏源、充任血海空虚以致月经量少、月经后期，不能摄精成孕；舌淡苔白、脉沉细均为肾虚之征。治以补肾养精、调补冲任之法。方中紫石英、紫河车补督脉，温肾阳，填精益髓，充养冲任；仙灵脾、菟丝子、熟地、山茱萸、枸杞子温肾壮阳，滋阴养血，暖胞育胞；香附、丹参养血活血，理气调经；砂仁健脾和胃，寓补后天以养先天之意，防补药滋腻碍胃之弊；川牛膝活血通经、引血下行，使药达病所。诸药合用，共奏补肾养精、调补冲任之功；经期温经散寒，养血通经。周期用药后，患者经调而孕。

该案为西医学的多囊卵巢综合征，祖国医学中并无此病名，结合其临床表现，可归属于中医“月经后期”“月经过少”“闭经”“不孕症”等疾病的范畴，从卵巢多囊性增大改变来看又可属于“癥瘕”的范围。多囊卵巢综合征临床表现多样、复杂，为妇产科的疑难杂症之一，目前中医对其研究较多，多通过辨病与辨证相结合进行治疗。褚老辨证准，用方良，则获奇效。

案2：白某，女，17岁。2010年10月8日初诊。

主诉：月经稀发、时而闭经5年。

病史：13岁月经初潮，初潮后月经即不规律，1~6个月一行，经行7天。末次月经：2010年8月13日，经量少，色淡，无血块，经前小腹轻微疼痛。2008年月经停闭6个月，当地医院诊断为多囊卵巢综合征，口服西药（具体药物不详）治疗，效果欠佳，今来就诊。现症见：平素怕冷，白带量少，纳眠可，二便正常；舌淡暗，苔薄，脉沉细。2010年8月9日彩超示：子宫偏小（39mm×39mm×33mm），双侧卵巢增大伴多囊样改变。内分泌：LH 18.17mIU/ml，FSH 5.39mIU/ml，LH/FSH>3，T 1.12ng/ml。

证候：肾阳虚弱，胞失温养证。

治法：补肾助阳，养血调经。

方药：褚老经验方二紫方加减：紫石英30g，紫河车（另冲）2g，菟丝子30g，枸杞子20g，丹参30g，香附15g，仙灵脾15g，熟地20g，砂仁（后下）6g，山茱萸15g，生牡蛎

30g，鸡内金15g，川牛膝15g。取20剂，日1剂，水煎服。嘱其经来复诊。

二诊（2010年11月14日）：月经于2010年11月13日来潮，经量少，色淡质稀，经前乳胀，经行小腹冷痛；舌淡，苔薄，脉弦细。经期温经散寒，养血调经。药用：当归15g，川芎10g，赤芍15g，红花15g，肉桂6g，香附15g，丹参30g，泽兰15g，鸡血藤30g，柴胡12g，川牛膝15g。取5剂，日1剂，水煎服。

依上方案为主周期用药，治疗期间月经规律，用药3个月后复查彩超、内分泌正常。后随访至停药3个月，月经均规律。

【按语】本案系青春期多囊卵巢综合征，相当于中医的月经后期，若病情不及时有效控制，进一步发展，则会向闭经转化。对于青春期多囊卵巢综合征的诊治，应从肾着手。《素问·病机气宜保命集·妇人胎产论》："妇人童幼，天癸未行之间，皆属少阴。"肾藏精，主生殖，肾气亏虚，精血不足，冲任血虚则月经稀发，量少。结合本医案患者的临床症状及舌脉，系肾虚所致。肾阳虚，血不化赤，则经色暗淡，质稀；胞脉者系于肾，肾阳不足，胞失温煦，冲任血行迟滞，故小腹冷痛；舌淡暗，苔薄，脉沉细为肾虚夹瘀之象。以紫石英、紫河车、仙灵脾、菟丝子温肾扶阳，熟地、枸杞子、山茱萸滋肾养血，阴阳同调；佐以丹参、川牛膝、鸡内金、牡蛎化瘀散结，并投以"气病之总司"之香附疏肝理气，以达气血同调之效；砂仁芳香醒脾，理气和胃，顾护后天。本证以虚为主，虽兼有瘀，亦因虚而致，因而组方用药重在补虚，既行攻瘀，也避峻猛之品，以防伐正。经期则因势利导，重在温经散寒，化瘀通经。阶段用药，周期治疗，则效果显著。

案3：齐某，女，28岁。2010年6月28日初诊。

主诉：月经时常后错10余年。

病史：13岁月经初潮，月经40~55天一行，每次行经持续5天，末次月经：2010年6月19日量少，色暗，有血块，经前乳胀。平素情绪欠佳，易生气，近1年时有乳头溢乳，未避孕不孕，未治疗。现症见：纳眠可，二便正常；舌红，苔薄黄，脉弦。2010 年 4 月 1 日阴超示：双侧卵巢多囊样改变。内分泌：PRL 39.6ng/ml，余项在正常范围。乳腺超声示：双侧乳腺未见明显异常。MRI：垂体未见明显异常。

证候：肝气郁结，血行失常证。

治法：疏肝解郁，理气调经。

方药：褚老经验方调经抑乳方加减：当归 15g，白芍 30g，柴胡 12g，青皮 12g，炒麦芽 60g，薄荷（后下）10g，炙甘草 5g。取 20 剂，日 1 剂，水煎服。嘱其经来复诊。

二诊（2010 年 7 月 21 日）：月经于 2010 年 7 月 20 日来潮，经量少，色暗，有血块，经前乳胀较前明显减轻，泌乳较前减少，自觉心情舒畅，白带正常，舌脉同前。经期疏肝理气，养血调经，药用：当归 15g，川芎 10g，赤芍 15g，红花 15g，香附 15g，丹参 30g，泽兰 15g，郁金 15g，鸡血藤 30g，柴胡 12g，川牛膝 15g。取 5 剂，日 1 剂，水煎服。

依上方案周期用药 3 个月，月经规律，药后复查 PRL：14.47ng/ml，末次月经：2010 年 11 月 26 日，停经 52 天时彩超示：宫内早孕，可见胚芽回声及心管搏动。在本门诊保胎至孕 12 周。随访：2011 年 9 月 5 日足月妊娠顺产一女。

【按语】本案属于中医的月经后期，西医的多囊卵巢综合征合并高泌乳血症，一般 20%~35%的多囊卵巢综合征患者可伴有血清 PRL 轻度增高。中医认为女子以肝为先天，以血为用，肝主疏泄，宣通气机，调畅情志。肝气郁结、经脉阻塞则患者经前乳胀，情绪欠佳；气机不畅，血为气滞，则经行不畅，可见经量少、色暗、有血块；肝失疏泄，血随气上逆，不循常道，则泌乳。故褚老治疗本病给予自拟调经抑乳方，疏肝解郁，理气调经。方中柴胡、薄荷、青皮疏肝解郁，调畅气机。炒麦芽“虽为脾胃之药，而实善疏肝气”，可回乳，消乳胀，用量宜大。现代药理研究发现麦芽中含有类似溴隐亭样物质，具有拟多巴胺激动剂作用，抑制 PRL 的分泌。白芍苦、酸，微寒，入肝，以养肝阴、敛肝气、柔肝性，能助麦芽敛乳，与炙甘草相合，则补脾中之阴而又有收敛之功，故为治疗溢乳者之妙药耳。实验研究也证明，芍药甘草汤为多巴胺受体兴奋剂，能明显降低 PRL。当归甘、温，质润多液，补血和血，为调经之要药。本方疏肝解郁而不泄，养阴敛乳而不滞，与经期疏肝理气、养血活血之剂配合，序贯治疗，通补有度，患者得以经调情畅，成功受孕。

案 4：郭某，女，25 岁。2009 年 12 月 24 日初诊。

主诉：月经时常后错 2 年余，未避孕未孕 1 年余。

病史：15 岁月经初潮，初潮后月经规律，近 2 年来无明显诱因出现月经后期，周期 45~60 天，经行 5~6 天，末次月经：2009 年 12 月 16 日，经量可，色淡质黏稠，经行前后无明显不适。带下正常，形体肥胖，2 年来自觉体重增加明显，毛发浓密，面部痤疮，婚后 1 年余未避孕不孕。现症见：月经后期，痰多，纳眠可，大便干，小便正常；舌淡，苔白腻，脉滑故来诊。2009 年 12 月 24 日阴超示：双侧卵巢多囊样改变。2009 年 10 月内分泌检查：FSH 4.02mIU/ml，LH 14.9mIU/ml，LH/FSH>3，余在正常范围。男方精液分析正常。

证候：脾虚失运，痰湿阻滞证。

治法：燥湿化痰，理气调经。

方药：褚老经验方橘黄汤加减：化橘红 15g，姜半夏 10g，胆南星 10g，丹皮 15g，天竺黄 12g，苍术 10g，香附 15g，枳实 12g，大贝 10g，大腹皮 30g，冬瓜皮 60g，丹参 30g，炙甘草 5g。20 剂。嘱其饮食清淡，适当运动，减轻体重，经来复诊。

二诊（2010 年 1 月 19 日）：月经于 2010 年 1 月 17 日来潮，经量可，色淡质黏稠，经前轻微乳胀，体重较前减轻，面部痤疮较前减少，舌脉同前。经期活血化瘀，理气通经，药用桃红四物汤加减：当归 15g，川芎 10g，赤芍 15g，生地 20g，桃仁 6g，红花 15g，香附 15g，丹参 30g，泽兰 15g，柴胡 12g，川牛膝 15g。取 5 剂，日 1 剂，水煎服。

用药的同时嘱其清淡饮食，适当运动以减轻体重。序贯用药 4 个月，查彩超：子宫附件未见明显异常，左侧卵巢内可见一 18mm×15mm 发育优势卵泡回声。指导受孕，并成功妊娠，门诊保胎至孕3个月，后随访，分娩一健康男婴。

【按语】根据其临床症状肥胖，多毛，面部痤疮及舌脉，中医辨为痰湿阻滞型月经后期，在临床中最为常见。患者平素不节饮食致脾虚失运，聚湿成痰，痰湿内蕴，致形体肥胖，面部痤疮；痰湿阻滞冲任，胞脉闭塞，则月经后期，甚至不孕；苔白腻，脉滑均为痰湿之征。明代《万氏妇人科》："惟彼肥硕者，膏脂充满，元室之户不开；挟痰者，痰涎壅滞，血海之波不流。故有过期而经始行，或数月经一行，及为浊，为带，为经闭，为无子之病。"治以橘黄汤加减理气健脾，燥湿化痰。方中二陈汤、苍术健脾化湿，理气和中，以绝生痰之源；天竺黄、胆南星、浙贝豁痰散结；"治痰当治气"，枳实、大腹皮、冬瓜皮下气宽中，利水除痰，给痰湿出路；痰湿碍气滞血，以香附行气开郁，丹参活血化瘀。经期则乘势利导，活血化瘀，理气通经。褚老认为在肥胖型多囊卵巢综合征患者治疗中，生活调理很重要，一定要嘱患者清淡饮食并加以适当的运动配合治疗，以减轻体重，对于本病的治疗起着非常重要的作用。

案5：翟某，女，32岁。2010年10月26日初诊。

主诉：月经常后错10年，未避孕2年未孕。

病史：14岁初潮，近10年月经后错，周期40~60天，经行3~4天，末次月经：2010年10月5日，4天净，经量不多，色淡，无血块，经前乳胀较重，婚后2年未避孕不孕。现症见：面部痤疮，平素腰酸乏力，情绪易激动，腰以下冰凉，头晕耳鸣，大便秘结，舌红，苔薄白，脉沉弦。彩超示：双侧卵巢多囊样改变。内分泌检查：FSH 6.7mIU/ml，LH 15.6mIU/ml，LH/FSH>2，T 0.98ng/ml。男方精液分析正常。

证候：肾虚肝郁证。

治法：补肾调冲，疏肝理气。

方药：菟丝子30g，枸杞子20g，熟地20g，仙灵脾15g，紫石英30g，香附15g，砂仁6g，丹参30g，丹皮15g，柴胡12g，栀子12g，川牛膝15g。取10剂，日1剂，水煎服。嘱其保持心情舒畅。

二诊（2010 年 11 月 5 日）：月经于 2010 年 11 月 4 日来潮，量少，色淡，舌脉及症状同前，经期养血活血，理气通经，药用自拟潮舒煎加减：当归 15g，川芎 10g，赤芍 15g，生地 20g，桃仁 6g，红花 15g，香附 15g，柴胡 12g，丹参 30g，泽兰 15g，川牛膝 15g，鸡血藤 30g。取 5 剂，日 1 剂，水煎服。经后给予首诊方 20 剂，医嘱同前。

三诊（2010 年 12 月 8 日）：昨日月经来潮，乳胀减轻，痤疮较前减少，腰酸，腰凉，二便正常；舌淡红，苔白，脉弦细。守二诊方加肉桂 6g，5 剂。经后守首诊方加鹿角霜 12g，20 剂，服法同前。

诊疗经过：指导患者排卵期监测卵泡，适时同房。2011 年 1 月 14 日复诊时患者自诉无明显诱因出现阴道少量出血 9 天，自测尿 HCG 阳性，彩超示宫内囊性物（6mm×3mm）。给予补肾培脾、养阴清热的褚氏安胎方（自拟方）加减，保胎治疗，嘱其注意休息，若腹痛，阴道出血增多，及时就诊。10 天后复诊，自诉服药 3 天后血止，复查彩超：宫内早孕（孕囊 22mm×15mm，可见胚芽及心管搏动）。以上方为主继续治疗半个月，随访至孕 12 周，胎儿发育正常，无不适。

【按语】本案为肾虚肝郁型月经后期，西医学诊为多囊卵巢综合征。患者平素肾气虚弱，肾精亏损，封藏失司，兼之情绪不稳，肝失疏泄，使冲任不调，血海蓄溢失常，故月经后期、量少，不能摄精成孕；经前冲气偏盛，循肝脉上逆，肝经气血郁滞，乳络不畅，故经行乳房胀痛；郁久化热则急躁，面生痤疮；肾虚外府经脉失养则腰酸乏力；精亏血少，脑髓不充则头晕耳鸣。本证既有肾阳不足、精血亏虚，又有肝气郁滞，化热上扰。以紫石英、淫羊藿补督壮阳，温肾暖胞；熟地、枸杞子、菟丝子补肾育肝，滋阴益血，调养冲任；柴胡、香附疏肝解郁，行气调经，而丹参一味，养血活血，身兼两职，功同四物，三者相伍调理气血；栀子、丹皮凉肝清热，泻气分之火，凉血分之热；砂仁理气和胃，顾护后天；川牛膝补肾活血，引血下行。褚老治疗本病融寒热、补泄于一炉，非经期以补肾为主，兼调肝脾；经期疏肝行气，活血通经。如此序贯周期治疗，则经调孕成，此即“种子必先调经也”。

案6：余某，女，23岁。2009年11月21日初诊。

主诉：患者月经时常后错3年，未避孕未孕1年。

病史：月经14岁初潮，近3年来出现月经周期后错，60天至6个月一行，经行6~7天，末次月经：2009年11月16日，婚后1年未避孕不孕。现症见：月经第5天，经血将尽，色暗，少量血块，经行前后无明显不适，形体肥胖，面部痤疮，毛发浓密，腰腿酸软，头晕耳鸣；舌淡，苔白腻，脉沉滑。2009年8月彩超示：双侧卵巢体积偏大伴双侧卵巢多房样改变。内分泌检查：T 0.92ng/ml，余项正常。男方精液分析正常。

证候：脾肾亏虚，痰阻胞宫证。

治法：补肾健脾，化痰祛湿。

方药：川断30g，杜仲20g，化橘红15g，姜半夏10g，天竺黄12g，胆南星12g，枳实12g，大贝10g，香附15g，苍术10g，丹参30g，仙灵脾15g，川牛膝15g。取25剂，日1剂，水煎服。嘱：月经过后服药，平素清淡饮食，适当运动以减轻体重。

二诊（2009年12月23日）：今日月经来潮，经量尚可，血块减少，体重减轻2kg，面部痤疮、腰腿酸软、头晕耳鸣较前减轻，舌脉同前。经期服用血府逐瘀颗粒1天2次，1次1袋，口服。经后继以上方加茯苓15g，白术10g，20剂。

诊疗经过：依上述方案为主周期治疗6个月经周期，月经周期、经量正常，体重减轻15斤，面部痤疮较前明显减少。患者于2010年6月20日来诊，末次月经：2010年4月20日，停经60天时彩超示：宫内早孕（孕囊26mm×20mm，囊内可见胚芽回声及心管搏动）。嘱其注意休息，定期围保，严密监测血HCG、孕酮及雌二醇水平，加强营养，不适随诊。

【按语】本案为肾虚夹痰湿型月经后期，此型是临床中较为常见的兼夹证型。褚老认为此类型的多囊卵巢综合征患者的根本在于先天肾气不足，加上患者不良的饮食、生活习惯，有碍脾运，聚湿生痰所致，治疗重在补肾健脾、化痰祛湿。患者先天不足，天癸羸弱，则冲任、胞宫失于充养，加之脾虚痰湿内生，冲任、胞宫受阻，故而月经后期、经量少、不孕；痰湿停滞，则形体肥胖、面部痤疮；腰腿酸软、头晕耳鸣系肾虚失养，痰蒙清窍之为。故用川断、杜仲、仙灵脾温阳壮肾，充养冲任；橘核、苍术、半夏健脾燥湿，以绝生痰之源；南星、天竺黄、大贝化痰散结，除已成之痰；痰湿阻滞，气血不畅，祛湿除痰不忘行气活血，投香附、丹参、枳实调理气血；川牛膝补肾活血、引血下行，使药达病所。本方攻补兼施，补不留瘀，攻不伤正。朱丹溪谓："求子之道，莫先调经"，月经规律卵巢才会周期排卵，适时交合，方可成功受孕。另外对于此类患者，一定要嘱其生活作息规律，清淡饮食，适当运动以减轻体重。

三、月经先后不定期案

案1：王某，女，29岁，已婚。2015年6月23日初诊。

主诉：月经周期时常提前或错后10余天2年。

病史：既往月经正常，2年前剖宫产一女婴，产时大出血，后出现月经先后不定期，时提前10余天，时而错后8～9天，色暗淡，量少，末次月经：2015年6月15日，前次月经：2015年5月6日。现症见：遇事急躁易怒、心烦，腰部酸困不适，大便干；舌质红，苔薄，脉弦细。2015年06月10日彩超：子宫附件未见异常。查HCG 1.2mIU/ml。

证候：肾虚肝郁证。

治法：疏肝补肾，理气调经。

方药：定经汤加减：柴胡12g，当归15g，白芍15g，茯苓15g，丹皮10g，栀子12g，郁金15g，熟地15g，菟丝子30g，生山药30g，炙甘草5g。取20剂，日1剂，水煎服，分早晚温服。

二诊（2015年7月16日）：月经于2015年7月14日来潮，量偏少，急躁、心烦、腰酸减轻，二便正常，舌脉如前。现逢经期予养血活血，理气通经。药用血府逐瘀汤加减：当归15g，川芎10g，赤芍15g，桃仁6g，红花15g，丹参30g，香附 15g，丹皮 15g，鸡血藤 30g，柴胡 12g，枳壳 10g，川牛膝 15g。取 5 剂，日 1 剂，水煎服，分早晚温服。

三诊（2015 年 7 月 20 日）：月经量增多，持续 7 天干净。偶尔心烦急躁，腰酸，二便正常；舌淡红，脉沉细。继用首诊加胎盘粉 2g（装胶囊），日 2 次口服，经期守二诊方 5 剂，并嘱患者加强营养，调畅情志，移情易性。

依上方案为主调理 3 个月经周期，患者月经周期及经量均恢复正常。

【按语】月经周期超前错后无定时，多责之于肝肾。肝司血海而主疏泄，肝郁则木失条达，疏泄失常，血海藏泻无度而致月经先后无定期，疏泄太过则月经先期而来，疏泄不及则月经后期而至。然经本于肾，肾藏精，肝肾精血同源，若肾精不足，则肝失所养，疏泄功能失常，亦可致经期不定，因而治疗应分清主次。或疏肝为主，佐以补肾；或补肾为主，佐以疏肝理气；肝肾并治，既疏肝肾之气，又养肝肾之精。结合本案褚老认为该患者因产时耗伤精血，肾精亏虚，血不养肝，加之平素性急易怒，肝失疏泄，冲任、胞宫气血乖张，月事先后不定。初诊投归、芍、柴、苓养肝之体，疏肝之气；肝郁化火，以丹皮、栀子清热疏肝，散血中瘀热；熟地、山药、菟丝子滋补肾阴，佐以温补肾阳以促化阴生精而涵木。待肝气调达，疏泄有度，加胎盘粉大补精血，充盈血海，调补兼施，则月事如常。对此类患者还应身心同治，周期治疗，方获良效。

案 2：刘某，女，23 岁。2016 年 10 月 29 日初诊。

主诉：月经周期时常提前或错后 10 余天半年余。

病史：14 岁月经初潮，期量色质正常，半年前因家中突发变故出现月经时提前时错后，15~40 天月经不定期来潮，经行 7 天净，近半年来经量减少，护垫即可，平素白带量正常。末次月经：2016 年 10 月 28 日。前次月经：2016 年 10 月 11 日，经行 5 天净，量少色可，有血块。现症见：今为月经第 2 天，量少，色暗，有血块，左少腹隐痛不适，平素性情急躁，乏力心慌，纳眠可，二便正常；舌质暗，苔薄白，脉弦细。2016 年 10 月 29 日内分泌检查：FSH 6.63mIU/ml，LH

3.81mIU/ml，PRL 8.83ng/ml，E_2 21.00pg/ml，P 0.20ng/ml，T 0.30ng/ml。2016年10月14日检查空腹胰岛素12.20mmol/l。血常规各项指标正常。彩超：子宫、附件未见异常（2016年10月21日）。

证候：肝郁血瘀证。

治法：疏肝行气，活血调经。

方药：逍遥散合血府逐瘀汤加减：赤芍15g，白芍15g，川芎10g，柴胡12g，当归15g，丹参30g，鸡血藤30g，郁金15g，生地12g，炒白术10g，党参15g。取5剂，日1剂，水煎服，分早晚温服。

二诊（2016年11月5日）：服上方后，经行6天净，量色可，无血块，经行少腹隐痛症状缓解，性情急躁及乏力心慌症状较前减轻，自诉剑突下有闷胀不适感，纳眠可，二便正常；舌质暗，苔薄白，脉弦细。查心电图正常。遂改行疏肝补肾调经之法，以逍遥散加减：当归15g，白芍15g，柴胡12g，茯苓15g，木香15g，全瓜蒌15g，生地15g，党参15g，鹿角霜15g，紫河车（另冲）3g，山茱萸15g，炙甘草5g，菟丝子30g，丹皮15g。20剂，服法如前。

三诊（2016年12月1日）：月经于2016年11月29日来潮，量色可，无血块，经行少腹隐痛，乳房略胀，纳眠可，二便正常；舌质暗，苔薄白，脉弦涩。治以疏肝活血调经。守首诊方5剂，服法如前。

月经来潮5天干净，非经期选用二诊方、经期以首诊方为主，治疗3个月经周期，月经如期来潮，少腹隐痛及其他症状消失，量色质均恢复正常。

【按语】 月经先后不定期和肝肾关系密切，结合本医案褚老认为该患者为情志内伤，肝郁气结，疏泄失常，导致冲任失调，血海蓄溢无常，则周期先后不定，量或多或少，伴有性情急躁；肝郁气滞则经脉不利，故经行不畅，色暗，有血块。经期治以疏肝行气，活血调经，方用逍遥散合血府逐瘀汤加减。方中生地、当归、丹参、赤芍、白芍、鸡血藤滋阴补肝、养血调经，使之攻之有补，补而不滞；柴胡疏肝理气，解郁调经；

川芎血中气药，行气以助活血之功；肝郁乘客脾土，致脾虚气血生化无力，以白术、茯苓、山药健脾和胃，补气和中。因肝主疏泄，为肾行气，且肝为肾之子，若肝受病则累及母病，影响肾精功能，“经水出诸肾”，肾精功能失常，势必影响胞宫的按时溢泄，导致本病的发生，故非经期疏肝补肾并施，母子同调，用逍遥散加补肾填精之品。如此周期治疗，肝气得疏，肾精得补，冲任疏泄有度，月经周期自然恢复正常。

四、月经过多案

案1：郑某，女，32岁，职员。2016年11月8日初诊。

主诉：月经量多半年余。

病史：平素月经周期规律，13岁初潮，30天一行，经行7天净，量色可，无血块，经行小腹胀痛，无其他不适。近半年出现经期延长，持续7~9天方净，量较前明显增多，月经28天一行。末次月经：2016年10月16日，月经淋漓8天净，量大，色暗，有血块，经行小腹胀痛，经前乳房胀痛，经行腰酸。现症见：眠差，多梦易惊醒，时有便溏，平素畏寒，手足凉，抵抗力差，易感冒，纳可，小便正常，白带量可，色白，无异味；舌质淡，苔白，边有齿痕，脉沉弱。彩超：子宫、附件未见异常。血常规：Hb 103g/L，RBC 3.30×10^{12}/L，HCT 34%。

证候：脾肾阳虚证。

治法：健脾益肾，益气摄血。

方药：归脾汤加减：黄芪30g，红参（另炖）10g，当归15g，炒白术10g，炙远志6g，炒枣仁15g，龙眼肉10g，枸杞子20g，山萸肉20g，木香6g，合欢皮15g，补骨脂10g，炙甘草6g，生姜3片，大枣5枚为引。取7剂，日1剂，水煎服，分早晚温服。

二诊（2016年11月17日）：月经于2016年11月16日来潮，量较前略有减少，色暗，有血块，经行仍有小腹疼痛，腰酸，经前乳房胀痛缓解，纳可，睡眠一般，二便正常，舌脉如前。经期治以益气活血止血之法，以褚老经验方宫血立停煎剂加减：黄芪30g，党参10g，白术炭10g，升麻3g，坤草30g，茜草12g，黄芩炭12g，炒红花10g，柴胡12g，生地榆30g，三七粉（冲服）3g，山萸肉20g，炙甘草5g。取7剂，日1剂，水煎服，分早晚温服。

三诊（2016年11月27日）：服药未见不适，月经6天干净，经量基本恢复正常，依上述方案为主巩固治疗3个月经周期，月经如期来潮，量色质均恢复正常，诸症消失。

【按语】月经过多，是指月经周期基本正常，经来明显超过常量，也称经水过多，临床比较常见。究其原因，主要是饮食不节，损伤脾胃；或大病久病，体虚气弱，统摄无权；或素体阳盛，或过食辛热之品，或气郁化火，热伏冲任，迫血妄行；或经期产后，人工流产之后，余血未尽，复感外邪或内伤致瘀血内阻，血不归经；或素体肾气不足，或早婚，多产伤肾，肾阳虚，封藏失职。无论何种原因，均可致冲任功能失调，经血失固致月经过多，本病若治疗不及时，可发展成崩漏。该医案患者因脾肾亏虚，统摄无权致月经过多，脾主统血，肾为气血之根，补益脾肾，即以生血、摄血。故褚老在非经期以归脾汤益气补血，健脾养心为主，兼以补肾，以治其本；经期用宫血立停煎剂，益气升提、活血祛瘀、凉血止血以治标。宫血立停煎剂系褚老经验方，临床随证加味，每每获效，如血热迫血妄行加丹皮、地骨皮、生地清热凉血、宁血；瘀血内阻，血不归经，加炒蒲黄、五灵脂、炒桃仁活血祛瘀，引血归经；肾阳虚，封藏失职加熟附子、炮姜、艾叶、鹿角霜温肾扶阳，固冲摄血。如此周期治疗，则经调病愈。

案2：赵某，女，25岁，已婚。2015年6月28日初诊。

主诉：月经量多8个月余。

病史：平素月经规律，周期28~30天，经期5~7天，量色质均可，无痛经。最近8个月来月经周期尚准，惟经量逐渐增多，每次经行6~7天，夹有血块，伴经行腰痛及腹痛。末次月经：2015年6月18日。现症见：食纳欠佳，睡眠不好，梦多，大便时干时溏，小便黄热，并有头晕，面色不华，久站或头向下垂之过久，则有恶心或呕吐现象，右下腹部有压痛；舌淡无苔，脉象弱软。辅助检查：妇科检查及超声、血常规未见明显异常。既往史：慢性胃炎史。

证候：心脾虚弱，冲任不固证。

治法：健脾益气，宁心固冲。

方药：归脾汤加减：黄芪 60g，红参（另炖）10g，当归 15g，炒白术 10g，炙远志 6g，炒枣仁 15g，龙眼肉 10g，枸杞子 20g，山萸肉 20g，木香 6g，合欢皮 15g，炙甘草 6g，莲子心 6g，淡竹叶 10g，砂仁（后下）6g，生姜 3 片，大枣 5 枚为引，取 15 剂，日 1 剂，水煎服，分早晚温服。

二诊（2015 年 7 月 19 日）：月经于 7 月 18 日来潮，量多，色紫，有血块，精神欠佳，身困乏力，纳眠可，脉虚细。经期给予举元煎加减：黄芪 30g，党参 10g，白术炭 10g，升麻 3g，山药 30g，坤草 30g，茜草 12g，黄芩炭 12g，砂仁（后下）6g，炒红花 10g，柴胡 12g，生地榆 30g，三七粉（冲服）3g，炙甘草 5g。取 7 剂，日 1 剂，水煎服，分早晚温服。

三诊（2015 年 7 月 29 日）：用药后经期 6 天即净，血量减少，惟腿软无力，脉沉弱。宜气血两补，续用首诊方 15 剂，经期给予二诊方，7 剂，服法同前。

依上法经过 4 个月经周期的治疗，诸症尽除，并喜获妊娠，足月顺产。

【按语】月经是一种正常的生理现象。妇人以血为主，以血为用，血之生化在脏腑，统摄、运行在气，气血相互滋生，相互为用。若经行过多，则已失其常候，若不及时诊治，易变生它证。故临证及时正确的辨证施治非常重要。本医案即因心脾气虚，冲任不固，血失统摄而致，治宜补益心脾，调补冲任，以固其源。故褚老非经期用归脾汤临证加减，健脾统血，调补冲任；经期以举元煎加减益气升提，活血祛瘀，凉血固冲。证准方精，则经调子种。

案 3：王某，女，26 岁。2015 年 9 月 27 日初诊。

主诉：月经量多半年余。

病史：半年前出现月经量较前增多，30 天一至，经行 7 天干净，量偏多，量多时卫生巾可 2 小时一换，色淡红，质稀，无血块，经行神疲体倦。末次月经：2015 年 9 月 24 日。

现症见：月经来潮第 3 天，量大，头晕，乏力，时有恶心欲吐，纳食可，夜梦多，二便正常，偶有尿频；舌质淡红，苔白腻，舌体胖大，有齿痕，脉细弱。婚育史：未婚未孕。彩超：内膜厚 9mm，子宫附件未见明显异常。

证候：脾胃虚弱证。

治法：健脾养胃，止血调经。

方药：褚老经验方宫血立停煎剂加减：黄芪 30g，红参（另炖）10g，白术炭 10g，升麻 3g，坤草 30g，茜草 12g，砂仁（后下）10g，贯众炭 10g，茯神 15g，生地榆 30g，三七粉（冲服）3g，山萸肉 20g，炙甘草 5g。取 7 剂，日 1 剂，水煎服，分早晚温服。

二诊（2015 年 10 月 4 日）：本次经行 7 天，服上药后出血量减少，疲倦乏力症状缓解，纳眠好转，舌脉如前。遂澄源复旧予健脾养胃、调补冲任的香砂六君子汤加减：红参（另炖）10g，炒白术 10g，茯神 15g，陈皮 10g，姜半夏 10g，炙远志 6g，山萸肉 20g，莲子心 6g，木香 6g，砂仁（后下）6g，炙甘草 6g，生姜 9g，大枣 15g。取 15 剂，日 1 剂，水煎服。经期继服首诊方宫血立停煎剂加减取 7 剂，服法同前。

三诊（2015 年 11 月 3 日）：服药后月经于 2015 年 10 月 25 日来潮，经量基本正常，色红，经行 5 天干净，经行症状明显减轻，偶有头晕，守二诊非经期方加阿胶（烊化）15g 补血养阴。

序贯治疗 3 个月经周期后，电话回访患者月经量色质均正常，未见其他异常。

【按语】褚老认为本案系脾胃虚弱，冲任不固，经血失于固摄，故经行量多；失血过多，机体失于濡养则乏力、疲倦；血不养心，神不守舍则头晕，眠差，夜梦多；心失所养，不能化赤为血，则经色淡红，质稀，舌脉皆为脾胃虚弱之证。正如《校注妇人良方·月经不通方论》中云：“但滋其化源，其经自通……大补脾胃，方可保生。”治以益气健脾为主，辅以和胃调经，以香砂六君子汤为基础方加减。该方出自《名医方论》，主治脾胃虚弱证，方中红参、白术、茯神、甘草为四君子汤化裁而来，以益气滋阴，宁心安神；根据《医学心悟·医门八法》中“有形之血不能速生，无形之气所当急固”，以红参达补气生血之效；茯苓本为利水渗湿健脾，多用于脾虚痰阻证，在此改为茯神意在养心安神，心主血，心得安血方可充足，配伍炙远志开心气以宁心安神；因肝藏血，体阴而用阳，与经血生成及血海开阖关系密切，经水出诸肾，肾藏精，精血互化，加山萸肉补益肝肾，固摄阴精；木香、砂仁芳香醒脾和胃，防止补药滋腻脾胃，甘草、生姜、大枣益气和中，调理脾胃。全方气血双补，先后天共调，则血海充盈有序，月经必月月如期，量质正常。

五、月经过少案

案1：杜某，女，32岁。2016年2月17日初诊。

主诉：月经周期时常提前8~9天伴月经量少2月余。

病史：平素月经周期规律，28~30天一至，经行6~7天，量、色可，有血块，2个月前无明显诱因出现月经周期提前伴经量少，20天一至，量少，色暗，3天干净，前次月经：2016年1月22日，经行3天净，量少，色暗，无血块，护垫可，经前乳胀。末次月经：2016年2月14日。现症见：月经第3天，量极少，色暗，纳可，眠安，大便溏泄，小便如常；舌体大，质淡暗，苔白腻，脉沉缓。2016年2月6日彩超：子宫附件未见异常。孕产史：G_3P_1（2008年剖娩一女活婴，2008年、2010年均因计划外行人流术）。

证候：脾肾亏虚证。

治法：补脾益肾，和血调经。

方药：党参10g，山药30g，当归10g，川芎10g，赤芍10g，红花15g，丹参30g，鸡血藤30g，炒白术10g，柴胡12g，香附15g，川牛膝15g。取3剂，日1剂，水煎服，饭后温服。

二诊（2016年2月24日）：服上药后，阴道出血略多，2天后出血停止。患者白带量多，无明显异味，无阴痒，便溏，腰酸；舌体大，质淡，苔白腻，脉沉细。给予褚老经验方增损完带汤加减：党参10g，苍、白术各10g，陈皮12g，炒山药30g，茯苓15g，车前子（包煎）15g，鹿角霜15g，紫河车（另冲）3g，柴胡12g，炙甘草5g。15剂，日1剂，煎服法同前。

三诊（2016年3月10日）：今晨患者阴道少量见红，纳可，眠安，二便正常，舌淡苔白脉沉缓，排除妊娠后，考虑月经周期第1天，给予首诊经期方5剂。非经期继续服二诊方20剂，服法同前。

巩固治疗3个周期，月经周期、经量正常。随访该患者半年无复发。

【按语】月经量少为月经病的一个伴随症状，其发病机制有虚有实。虚者多因精亏血少，冲任血海亏虚，经血乏源引起；实者多因瘀血内停，或痰湿内生，痰瘀阻滞，血行不畅引发本病。该医案属于脾肾阳虚，冲任不足所致。脾肾亏虚，气血生化乏源，冲任、血海失养；并致体内气血、水液代谢失常，冲任受阻，故月经量少。治疗当以补脾益肾、调养冲任为大法，非经期方选褚老经验方增损完带汤加减。方中党参，苍、白二术，茯苓及陈皮健脾益气，运中燥湿；山药平补三焦，鹿角霜、紫河车滋补肾精，大补气血，充养冲任、血海；车前子利水渗湿止带，使湿从小便去，配以柴胡疏肝行气，以助脾土运转。经期给予养血活血调经的四物汤加减，畅通冲任、胞络。如此依据月经周期特点分段而治，则精血充，冲任调，经量恢复正常。

案2：石某，女，34岁。2016年7月1日初诊。

主诉：月经量减少3年。

病史：平素月经周期规律，28~30天一至，经行4天净，3年前无明显诱因出现月经量减少，2天即净。末次月经：2016年6月13日，2天净，量甚少，迷你卫生巾即可，色红，无血块，下腹坠胀，乳胀，腰酸。现症见：平素自觉手足心热，无汗出，咽部干燥疼痛，欲饮冷水，近半年来，面颊部及额部出现褐色斑点，脱发重，眠浅，白带正常，纳可，二便如常；舌红，苔薄白，脉弦细数。孕产史：G_5P_2（2005年、

2006 年、2007 年均因胚胎停育行人工流产术，2009 年顺娩一女活婴，2010 年剖娩一男活婴）。

证候：精血亏虚证。

治法：滋补肝肾，养血填精。

方药：当归 15g，川芎 10g，白芍 20g，生地 20g，女贞子 15g，杞果 20g，山萸肉 20g，丹皮 15g，地骨皮 30g，制首乌 10g，仙灵脾 15g，巴戟天 10g，香附 15g，砂仁（后下）6g，川牛膝 15g。15 剂，日 1 剂，水煎服，饭前温服。

二诊（2016 年 7 月 14 日）：服药后症状缓解，患者于昨日月经来潮，经量较前略有增多，舌质暗红，脉弦细数。经期治以血府逐瘀颗粒，1 日 3 次，1 次 1 包；配以西红花 5g，等分 5 份，每日 1 份，水泡服。

三诊（2016 年 7 月 21 日）：服上药后，月经周期为 4 天干净，月经量较前增多，色可，无血块，现月经已干净。

效不更方，依上述方案巩固治疗 2 个周期，月经正常。随访该患者无复发。

【按语】月经过少是指月经周期正常，月经量明显减少或行经时间不足 2 天，甚或点滴即净者，称为月经过少。《素问·上古天真论》中认为："女子七岁，肾气盛，齿更发长；二七而天癸至，任脉通，太冲脉盛，月事以时下，故有子……。"肾精的充盛是月经来潮的关键，对于促进女性生长、发育和生殖机能，维持妇女月经和胎孕有着重要的作用。故褚老对于本病治疗，重在补肾滋肾，或濡养精血以调经，不可妄行攻破，以免重伤精血；即使实者宜活血通利，佐以温经、行气、祛痰，亦中病即止，不可过量久用。虚实错杂者攻补兼施。该病案患者精血亏虚，虚热内扰，治当滋肾填精，育阴清热，故褚老选四物汤合六味地黄汤增损。方中以生四物汤滋阴养血，活血调经；女贞子、杞果、山萸肉、制首乌滋肾填精，养肝补血；丹皮、地骨皮内清外透，清虚热，凉血散瘀；佐仙灵脾、巴戟天温补肾阳，意在"阳中求阴，阴得阳升则泉源不竭"；为防寒凉、滋腻碍胃，配以砂仁温胃行气；香附理气调经，川牛膝引血下行，使药达病所。全方补而不滞，凉中有温，阴阳相济，则精血补，虚火降，冲任充盈则经血自满。

案3：李某，女，26岁，职员。2016年11月3日初诊。

主诉：月经量少2年余。

病史：平素月经规律，13岁初潮，30天一行，经行7天净，量、色可，无血块，轻微痛经。2年前行人流术后月经40~50天一行，常口服黄体酮后月经来潮，1天净，量少，点滴而下，色暗，有血块，经行小腹绵绵作痛，喜按。末次月经：2016年10月27日。现症见：患者头晕耳鸣，眠差，入睡困难，腰膝酸软，平素白带量少，纳可，二便正常；舌红少苔，脉沉弱。2016年10月29日彩超示：子宫附件未见明显异常，子宫内膜厚4mm，盆腔少量积液（液性暗区直径约10mm）。

证候：肾精亏虚证。

治法：补肾益精，养血调经。

方药：褚老经验方二紫方加减：紫石英30g，紫河车（另冲）3g，女贞子15g，生熟地各20g，仙灵脾15g，黄芪30g，白芍20g，枸杞子20g，香附15g，丹参30g，砂仁6g，川牛膝15g，当归15g，炒枣仁20g，鸡内金15g，知母15g，黄柏10g，连翘20g，生姜5片，大枣6枚引。取30剂，日1剂，水煎服。

二诊（2006年11月30日）：月经于11月29日来潮，量极少，色暗，喜按，伴腰酸痛，白带较前稍增多，余无异常；舌淡红，苔薄白，脉沉细。治以活血化瘀，养血调经。方用桃红四物汤加减：当归15g，川芎10g，赤芍15g，桃仁6g，红花15g，香附15g，丹参30g，丹皮15g，鸡血藤30g，川牛膝15g。取5剂，日1剂，水煎服。经净后继服首诊方，至月经来潮复诊。

三诊（2006年12月31日）：月经于12月30日来潮，本次经量较上次增多，色暗，伴腹痛，腰酸困，白带量可，余无异常，舌脉如前。守二诊经期方加元胡15g，5剂，日1剂，水煎服。经净后继服首诊方，直至月经来潮复诊。

四诊（2017年2月6日）：服药后诸症好转。守非经期方及经期方序贯治疗 3 个月经周期，月经期量色质恢复正常。随访该患者 1 年无复发。

【按语】褚老认为该医案为人工流产损伤胞宫，累及冲任，肾精受损，精亏血少则月经量少，周期异常。故治疗以补肾益精，养血调经为大法。本病若不及时调治，易发展成为闭经，不孕。但临证治疗时应注意分非经期和经期不同阶段论治，经期虽因势利导，活血为主，但选药尽量选用养血活血之品，如当归、鸡血藤、丹参之类。非经期则以补肾养精为主，但补益不可过于温燥或滋腻，多寒热并用，动静结合，以达阴阳平衡之功。辨证准确，用药精良，则药到病除。

案 4：王某，女，43 岁，2017 年 02 月 16 日初诊。

主诉：月经量减少 1 年余。

病史：平素月经 32~33 天一至，经行 4 天净，量少（第 1~2 天量可，第 3~4 天量少），色红，有血块，经前乳胀，情志急躁，末次月经：2017 年 2 月 1 日。1 年前于经期与人争吵后出现月经量较前明显减少，未治疗。现症见：急躁易怒，乏力，腰膝酸软，失眠，纳可，大便秘结，小便正常；舌红、苔薄白，脉沉弦。彩超：子宫内膜厚 5mm，子宫附件未见明显异常。

证候：肝郁气滞，肾气亏虚证。

治法：疏肝健脾，补肾调经。

方药：丹栀逍遥散加减：当归 15g，白芍 20g，柴胡 12g，茯神 15g，炒白术 10g，薄荷（后下）10g，丹皮 15g，党参 10g，鹿角霜 15g，枸杞 15g，紫河车（另冲）3g，炙甘草 6g，栀子 12g，合欢皮 15g。取 15 剂，日 1 剂，水煎服分 2 次服。

二诊（2017 年 3 月 1 日）：服药后腰膝酸软、乏力、急躁易怒减轻，睡眠可，二便正常，今日月经来潮，乳房略胀；舌淡红，脉弦细。予桃红四物汤加减：当归 15g，川芎 10g，赤芍 10g，红花 15g，丹参 30g，桃仁 6g，柴胡 12g，郁金 15g，元胡 15g，鹿角霜 12g，川牛膝 15g，鸡血藤 30g。取 5 剂，日 1 剂，水煎服。

三诊（2017 年 3 月 6 日）：服药未见不适，经量较前明显改善。非经期守首诊方及经期用二诊方为主随症加减，序贯治疗3个月经周期。

【按语】该病案患者为肝郁气滞，肾气亏虚所致月经过少。褚老认为肝主疏泄，“为肾行气”，肝郁气滞能阻碍肾阳活动，影响肾藏精的功能，而肾阳不足又加重肝郁，《临证指南医案·肝风》：“故肝为风木之脏，因有相火内寄，体阴用阳，其性刚，主动主升，全赖肾水以涵之，血液以濡之”。肝肾同源，故非经期治以疏肝健脾，补肾调经。方选丹栀逍遥散加减，当归、芍药与柴胡同用，补肝体而助肝用，血和则肝和，血充则肝柔。诸药合用疏肝健脾，行气解郁，使肝郁得疏，血虚得养，脾弱得复，气血兼顾，体用并调，肝脾同治。加栀子、丹皮、合欢皮解郁清肝，和心志，安五脏，再配以鹿角霜、枸杞、紫河车补肝肾，养精血。经期活血养血，因势利导。经此调理，源充路通，则经量正常，诸证得消。

六、经期延长案

案1：徐某，女，36岁。2016年12月16日初诊。

主诉：月经经期时常淋漓不断10余天5年余。

病史：患者自诉5年前因清宫术后出现月经期时常淋漓不断10余天，周期23～25天一行。末次月经：2016年12月15日。现症见：今为月经第2天，量色可，偶有血块，腰酸，咽干咽痛，口唇干裂，纳可，眠浅多梦，心神不宁，二便正常；舌质淡红，苔薄黄，脉沉细数。1周前查彩超未见明显异常。

证候：心脾两虚，热扰冲任证。

治法：补益心脾，清热凉血调经。

方药：黄芪30g，益母草30g，旱莲草30g，生地榆30g，茜草12g，贯众炭15g，黄芩炭12g，白术炭10g，党参10g，茯神15g，炙远志6g，炙甘草6g，升麻3g，黑栀子12g，三七粉（另冲）3g。取7剂，日1剂，水煎服。非经期给予中药清经散合归脾汤加味：白芍20g，丹皮15g，地骨皮30g，青蒿15g，茯神15g，生地12g，黄柏10g，黄芪30g，当归15g，太子参 15g，炒白术 10g，炙远志 6g，合欢皮 15g，生栀子 12g，木香 6g，炙甘草 6g，生姜、大枣引。取 15 剂，日 1 剂，水煎服。

二诊（2017 年 1 月 16 日）：服药后咽干咽痛减轻，今为月经来潮第一天，量多色可，偶有血块，纳可，夜梦多，二便正常；舌质淡红，苔薄黄，脉沉细数。根据其临床症状结合舌脉，中医仍辨证为心脾两虚，热扰冲任证；治以补益心脾，清热凉血调经，继守首诊经期方加二花炭 15g。取 7 剂，日 1 剂，水煎服。

三诊（2017 年 1 月 23 日）：服上药后月经来潮 6 天即干净，症状改善，纳眠可，二便正常。舌淡，苔薄黄，脉细数。平素宜缓则治其本，谨守病机，守首诊非经期方继服 16 剂，日 1 剂，水煎服。经期继续服用二诊方，活血化瘀，固冲调经，因势利导。

经上述周期治疗 3 个周期后月经周期规律，经期正常，此病 1 年未再复发。

【按语】经期延长，是指月经周期基本正常，行经时间超过 7 天以上，甚或淋漓半月方净者，称为经期延长。本病相当于西医学功能失调性子宫出血病的黄体萎缩不全者、盆腔炎症、子宫内膜炎等引起的经期延长。中医认为本病的发生多与脏腑经脉气血失调，冲任不固或冲任损伤，经血失于制约密切相关。结合本医案主要因为心脾气虚，热扰冲任致本病发生。脾主运化，为气血生化之源。且脾主统血，心脾两虚，则固摄无权；火热之邪扰动冲任，迫血妄行，溢出脉外，故淋漓不净。经期为血室开放之时，治应顺其下血之势，故以益气活血化瘀为主，佐以炭类及凉血止血之品。非经期应着重治本调经，以归脾汤及清经散为主方加减。归脾汤始载于宋代《济生方》。方中太子参、茯苓、白术、甘草补脾益气；黄芪补气摄血；木香、生姜、大枣健脾和胃补中。全方共奏补脾益气、养血安神之功，清经散出自《傅青主女科》，主治血热扰动冲任月经过多。方中牡丹皮、栀子清热凉血，退阴分伏热；地骨皮重在清退虚热，二者相辅相成使阴分阳分之热皆退。黄柏引热下行，使邪有出路，青蒿退虚热，合地骨皮清热凉血，配伍合欢皮、莲子心养心安神。经过上述周期治疗，则病得愈。褚老在治疗本病时也常常随症加减：若血量多加茜草、侧柏叶、黄芩炭；阴虚加生地黄、知母、女贞子、旱莲草；失眠心烦加夜交藤、茯神、莲子心；肾虚加杜仲、续断、紫河车；肝郁加香附、柴胡；脾胃不适加煅瓦楞子、木香、炒鸡内金、炒山药。

案2：巴某，女，44岁，职员。2016年10月28日初诊。

主诉：月经经期时常淋漓不断11~14天半年余。

病史：平素月经周期规律，11岁月经初潮，24~28天一至，量色质正常。半年前无明显诱因出现经行延长，时常经行11~14天方净，末次月经：2016年10月11日，淋漓不尽12天方净，量偏多，大量暗红色血块，经行腹痛、腰酸；经前大便稀溏。现症见：白带量多，色白，质稀如水，疲倦无力，偶有头晕、胸闷，食后胃脘胀满，面色苍白，纳眠欠佳，入睡困难，易醒，大便易溏，小便正常；舌唇色淡，脉细缓无力。彩超：子宫、附件未见异常。孕产史：$G_3P_1A_2$（2015年剖娩一女活婴，2007年及2015年均因计划外行人流术各1次）。

证候：脾肾亏虚，冲任不固证。

治法：健脾补肾，固冲调经。

方药：举元煎加减：黄芪30g，红参（另炖）10g，茯神15g，炙远志6g，首乌藤30g，杞果20g，山萸肉20g，阿胶（烊化）15g，丹参30g，炒山药30g，元胡15g，陈皮15g，炒白术10g，砂仁（后下）9g，升麻3g，五味子15g，炙甘草6g。取10剂，日1剂，水煎服，分早晚温服。

二诊（2016年12月10日）：末次月经：2016年12月9日，今为月经第2天，量偏多，色鲜红，大量血块，下腹隐痛，腰膝酸软，双手发凉，畏寒怕冷，纳眠好转，二便正常；舌质淡红，苔薄，脉细弱。给予褚老经验方宫血立停煎剂加减：黄芪60g，当归12g，红参（另炖）10g，白术炭10g，升麻3g，坤草30g，茜草12g，炒红花10g，生地炭12g，旱莲草

30g，生地榆 30g，三七粉（冲服）3g，山萸肉 20g，制附片（先煎）9g，炙甘草 5g。取 7 剂，日 1 剂，水煎服，分早晚温服。

三诊（2016 年 12 月 19 日）：本次月经持续 7 天完全干净，服药后诸证均有改善，纳眠可，舌脉同前。守首诊方减至红参（另炖）6g，加制附片（先煎）6g，更进 15 剂，经期服用二诊方以巩固疗效。

经周期治疗 3 个月后，月经周期、经期及经量均正常，7 天可完全干净，后随访 3 个月未见异常。

【按语】《校注妇人良方》："妇人月水不断，淋漓腹痛，或因劳损气血而伤冲任，或因经行而合阴阳，以致外邪客于胞内，滞于血海故也。但调养元气，而病邪自愈。若攻其邪，则元气反伤矣。"本病预后一般较好，虽出血时间长，但因出血量不多，故对身体影响不大。但本病行经时间较长，对生活造成不便，甚至影响受孕或发生自然流产。若合并月经过多，或持续半月不净者，有转为崩漏之势，应当重视。褚老认为该医案主要在脾，累及心、肾二脏，脾主统血，心主生血，肾主收纳固摄，经量偏多，经期延长此乃脾虚失摄所致；经行日久，穷必及肾，重伤肾气，肾虚精无所藏则加重出血；经血损耗太过，则心无所主，故见头晕、胸闷，心肾不能交合故夜寐欠安，浊气在上则生嗔胀，清气在下则生飧泄，故脾虚升降失司，气机紊乱则大便溏薄。正如《沈氏女科辑要笺正》中所云："经事延长，淋漓不断，下元无固摄之权，虚象显然。"故治疗时以健脾益肾为要，兼以养心固冲调经。非经期选举元煎益气升提之品，经期给予褚老经验方宫血立停煎剂加三七粉以止血化瘀，止血不留血瘀之弊。该方亦多用于治疗崩漏、月经过多、经期延长等属气虚血瘀血热者。

案 3：王某，女，27 岁。2016 年 9 月 29 初诊。

主诉：经期时常淋漓不尽 10 余天 2 个月。

病史：平素月经规律，2 个月前因自然流产后出现经期延长，淋漓不尽 10 余天。末次月经：2016 年 9 月 7 日，淋漓不尽 10 天净，量少，色淡，少量血块，伴经行腹痛。现症见：

易感冒，腰膝酸软、怕冷，困倦乏力，白带常，纳食欠佳，眠可，大便偏干，小便正常；舌质淡，苔薄，舌根部苔厚腻，脉细弱。彩超：子宫、附件未见异常。

证候：脾肾亏虚，冲任不固证。

治法：补肾健脾，调理冲任。

方药：非经期给予固本止崩汤加减：熟地 18g，黄芪 30g，太子参 15g，当归身 15g，白术 10g，茯苓 15g，陈皮 12g，砂仁（后下）6g，黄连 6g，升麻 6g，柴胡 6g，栀子 12g，炮姜 6g，桔梗 6g，炙甘草 6g。取 15 剂，日 1 剂，水煎服，分早晚温服。

二诊（2016 年 10 月 12 日）：月经于 2016 年 10 月 11 号来潮，量、色可，无痛经，腰膝酸软、怕冷，困倦乏力明显缓解。给予褚老经验方宫血立停煎剂加减：黄芪 30g，当归 15g，党参 10g，白术炭 10g，升麻 3g，坤草 30g，茜草 12g，黄芩炭 12g，炒红花 10g，川断炭 30g，旱莲草 30g，生地榆 30g，三七粉（冲服）3g，山萸肉 15g，官桂 6g，炙甘草 5g。取 7 剂，日 1 剂，水煎服，分早晚温服。

服药后 6 天月经干净诸证减轻，纳眠可，大便仍有秘结，小便正常，舌脉如前。守首诊方加田大芸 30g，玄参 20g 以补肾滋阴，润肠通便，取 15 剂。经期给予二诊方以益气祛瘀止血，取 7 剂，日 1 剂，水煎服，分早晚温服。

按上述序贯治疗 3 个月经周期并嘱患者多休息，勿劳累，增加营养。后电话随访，患者月经每每按时来潮，持续 7 天净，量色可，未诉其他不适。

【按语】固本止崩汤出自《傅青主女科》，原方为治疗妇女血崩之常用方，具有补肾健脾、调理冲任之功。本医案患者因胎元不固流产致肾气受损加重，加以平素脾气虚弱，后天之本不固，则血无统摄，冲任不固，经血妄行，故经期淋漓不尽、腰膝酸软、怕冷等。若忽视治疗，进一步可发展为崩漏，治之较为棘手，所以治疗需切中病机，及早诊治。故褚老非经期采用补肾健脾、调理冲任的固本止崩汤加减为基本治法。方中熟地养血补肾滋阴；炮姜温中止血，理气止痛；当归身重在健脾补血，弃归尾偏于活血、走而不守之性；配伍黄芪为当归补血汤，以收补益气血之功；太子参大补脾气，增加统摄之力，与茯苓、白术、甘草相配有四君子汤之意；砂仁芳香化浊，黄连清中焦胃火，使胃气降，大便通；因脾气主升，给予桔梗、升麻以助参、芪升提，升降有序，则脾胃相合，运化有权，气血充盛，血随气行；佐以柴胡、栀子清上焦之热，如《女科玉尺·月经》所说“经来十数日不止者，血热也，宜止血药中加山栀、柴胡；经水来而不止者，气虚不能摄血也……”。经期则处以褚老经验方宫血立停煎剂加减，塞流澄源并进，达到血止经调的目的。

案4：郭某，女，35岁。2016年06月16日初诊。

主诉：经期时常淋漓不尽10余天1年。

病史：13岁初潮，素月经规律，28~30天一行，1年前因长期农活过度劳累，经行淋漓10天左右方净，量较前减少，色鲜红，质稀，经行面色少华，困倦乏力，便溏。白带量多，色白，质清稀如水。末次月经：2016年6月1日，经行淋漓12天方净，量可，色鲜红，质稀，余症同前。现症见：神疲困倦，饮食不佳，食后胃脘胀满，眠差，不易入睡，易醒，多梦，大便易溏，小便正常；舌质淡，苔白腻，脉濡弱。彩超：子宫内膜回声欠均匀。

证候：脾虚湿困证。

治法：燥湿健脾止血。

方药：五味异功散加减：黄芪30g，太子参15g，当归15g，炒白术10g，茯苓15g，鸡内金15g，建曲15g，炒谷芽10g，厚朴花15g，合欢皮15g，夜交藤30g，木香6g，陈皮12g，炙甘草5g，生姜9g，大枣15g。取15剂，日1剂，水煎服，分早晚温服。

二诊（2016年6月30日）：该患者今日月经来潮，色鲜红，质可，纳眠改善，二便正常；舌质淡红，苔薄白，脉缓弱。给予褚老经验方宫血立停煎剂加减：黄芪30g，茯神15g，党参10g，白术炭10g，升麻3g，坤草30g，茜草12g，黄芩炭15g，炒红花10g，山药30g，陈皮12g，鸡内金15g，生地榆

30g，三七粉（冲服）3g，炙甘草5g。取7剂，日1剂，水煎服，分早晚温服。

服药后月经7天净，诸证均明显改善，现精神渐佳、纳可，睡眠较前明显改善，二便正常，舌淡，苔薄白，脉缓弱，继服首诊方15剂日1剂，水煎服，分早晚温服。经期服用二诊方，治疗4个周期后回访月经量色质均可，7天可净，精神良好，纳眠均正常。

【按语】本医案患者因过度劳累，损伤脾气，运化水湿失职，统摄无权，致经血淋漓不断。因脾为土脏，喜燥恶湿，若湿邪困阻，则亦使脾气更虚。表现在上则神疲困倦乏力，在下则经血失约不止、带下清稀量多。脾虚运化水湿不济则大便溏薄。四诊合参，辨证为脾虚湿困，治以健脾燥湿止血。给予五味异功散加减，该方出自钱乙《小儿药证直诀》，主治小儿虚冷吐泻、不思饮食之。本医案虽非小儿，但其病机与上方相合，实属异病同治，故选此方。五味异功散由四君子汤加陈皮组成，陈修园曰："胃气为生人之本。参术苓草，从容和缓，补中宫土气，达于上下四旁，而五脏六腑皆以受气，故一切虚证，皆以此方为主。若加陈皮，则有行滞进食之效"。方中太子参甘温，益气和中，大补脾气，为本方君药；炒白术苦温，健脾燥湿止泻；茯苓甘淡，渗湿健脾；陈皮理气健脾，亦能和中；方中加入木香、姜、枣、建曲、鸡内金、炒谷芽等健脾和胃补中，以助运化；厚朴花理气宽中，避免湿邪留滞；合欢皮、夜交藤悦心安神，缓解焦虑；使以甘草甘淡和中。全方扶正而不留邪，驱邪不伤正，增强患者脾胃运化之力，则水液代谢有常，经血来止有序，恰印证了正气存内，邪不可干。若肝旺乘脾者加柴胡、白芍、黄芩等；若脾虚中阳不足者加干姜、升麻、附子等；若有痰咳嗽者加五味子、半夏、苍术等。

七、经间期出血案

刘某，女，39岁。2016年2月16日初诊。

主诉：排卵期腹痛伴阴道少量出血4年余。

病史：平素月经周期规律，30天一至，经行5~6天，末次月经：2016 年 1 月 30 日，6 天净，量中，色可，偶有血块，经行小腹坠胀，神疲乏力，骨节酸楚，带下量多，质黏腻。4 年前剖宫产后出现排卵期腹痛伴少量阴道出血，大多 2 天后自愈，未予诊治。现症见：4 天前出现阴道少量出血，1 天前出血停止，神疲乏力，时有耳鸣，纳眠可，二便正常；舌体胖大，舌质淡，苔黄腻，脉沉濡。既往史：2012 年行剖宫产术伴双侧输卵管结扎术。孕产史：G_4P_2（2000 年及 2012 年各剖娩出一男活婴，人流 2 次）。

证候：脾虚湿盛证。

治法：健脾燥湿，固冲止血。

方药：非经期：增损完带汤加减：党参 10g，苍、白术各 10g，山药 30g，茯苓 15g，车前子（包煎）15g，黑荆芥 10g，生薏苡仁 30g，红藤 30g，陈皮 12g，白芍 15g，旱莲草 30g，白芷 10g，炙甘草 6g，蝉蜕 6g。取 15 剂，日 1 剂，水煎服。经期：血府逐瘀颗粒，日 3 次，1 次 1 袋，饭后服。

二诊（2017 年 3 月 7 日）：月经于 2016 年 2 月 28 日来潮，经期持续 6 天干净，量中，色可，无血块，经期无不适情况。效不更方，继续首诊药物治疗。

非经期用首诊方加减，经期用血府逐瘀颗粒治疗 3 个周期，月经正常未再出现排卵期出血情况。随访该患者 1 年无复发。

【按语】经间期出血，多因阴精不足，难以达到充盛，氤氲之时，重阴转阳不顺利，影响子宫、冲任的固藏，故出现经间期出血；亦有部分患者，由于湿浊偏甚，蕴阻于胞脉、冲任之间，影响经间期重阴必阳的转化，不利于阴转化为阳，湿蕴较甚，势必阻遏转化时气血的流畅。另一方面湿甚易化热，湿热蒸腾，损伤胞脉、胞络，导致这一时期的出血。反复出血、病情缠绵者，治疗不及时可引起月经周期紊乱，月经淋漓不尽，甚或崩漏、不孕症等。褚老认为该病案患者即为脾虚湿盛引起的经间期出血，因脾主运化，为后天之本，肾主藏精，为先天之本；脾的运化全赖于脾之阳气的作用，但脾阳须依赖于肾阳的温煦才能强盛。肾藏精，但肾精必须得到脾运化的水谷精微之气不断滋生化育，才能充盛不衰，促进人体的生长发育与生殖。《傅青主女科·带下》："妇人有带下而色红，似血非血，淋漓不断，所谓赤带也。夫赤带亦湿病，湿是土之气，宜见黄白之色，今不见黄白而见赤者，火热故也。"故治疗当以燥湿健脾，清化瘀热，方用增损完带汤加减，其中党参、山药益气健脾；苍白术、陈皮、茯苓燥湿健脾；车前子、薏苡仁利水渗湿，使湿从小便出；黑荆芥疏风止血；白芍、旱莲草凉血养阴；红藤、白芷清热解毒，除湿化瘀；经期给予血府逐瘀汤以活血祛瘀，因势利导，促进子宫内膜剥脱，有助于下次月经周期恢复正常。如此周期治疗，使体内脾气健，湿邪除，冲任调则经行正常。

八、崩漏案

案1：张某，女，14岁，学生。2006年4月5日初诊。

主诉：阴道不规则出血1年余。

病史：患者1年前月经初潮，初潮后即月经不规律，时常淋漓不断20余天至今。2个月前因大出血住某医院用己烯雌酚及6氨基己酸治疗，血止出院。出院后人工周期巩固治疗1个月，因家长拒用激素而停药。本次月经于2006年3月16日来潮，持续出血20天，至今未净，期间曾服止血药无效，家属拒绝用激素治疗，故而就诊。现症见：阴道淋漓出血20天，量少色暗，有小血块。形体消瘦，头晕耳鸣，乏力，五心烦热；舌质红少苔，脉细数。辅助检查：彩超：子宫、附件未见异常。血常规：Hb 92g/L，RBC 3.2×10^{12}/L。

证候：肾阴虚证。

治法：滋肾益阴，凉血固冲。

方药：六味地黄丸合二至丸加减：生地炭20g，女贞子15g，山药30g，山萸肉15g，旱莲草30g，丹皮15g，茯苓15g，茜草12g，三七粉（冲服）3g。取3剂，日1剂，水煎服。

二诊（2006年4月8日）：出血已止，余症俱减，舌脉如前。滋补肝肾，益气固冲。药用：生地20g，女贞子15g，旱莲草 30g，杞果 15g，阿胶（烊化）15g，西洋参（另炖）10g，白芍 20g，砂仁（后下）6g，地骨皮 15g，生山药 30g，炙甘草 5g。取 7 剂，日 1 剂，水煎服。

三诊（2006 年 4 月 16 日）：服药后临床诸不适症状消失，舌淡红，苔薄白，脉沉细。予滋补肾阴佐以壮阳之品调整周期，药用：生地 20g，女贞子 15g，旱莲草 15g，杞果 15g，山茱萸 20g，巴戟天 10g，菟丝子 30g，柴胡 6g，砂仁（后下）6g，丹皮 15g，栀子 12g，炙甘草 5g。取 15 剂，日 1 剂，水煎服。

四诊（2006 年 4 月 25 日）：该患者于昨日月经来潮，阴道出血量多，头晕乏力，五心烦热；舌质红少苔，脉细数。治以益气升提，活血祛瘀，凉血止血。药用：①褚老经验方宫血立停煎剂：黄芪 30g，当归 12g，党参 10g，白术炭 10g，升麻 3g，坤草 30g，茜草 12g，黄芩炭 12g，炒红花 10g，生地炭 15g，旱莲草 30g，生地榆 30g，三七粉（冲服）3g，炙甘草 5g。取 7 剂，日 1 剂，水煎服。②血止后：药用知柏地黄汤加减：山药 30g，菟丝子 15g，旱莲草 30g，黄芪 30g，茯苓 15g，女贞子 15g，香附 15g，砂仁（后下）6g，炙甘草 5g，丹皮 15g，生地 18g，山茱萸 15g，知母 10g，黄柏 15g。取 20 剂，日 1 剂，水煎服。

依上方案为主，经期宫血立停煎剂、非经期知柏地黄汤加减序贯治疗 3 个周期，月经期量色质正常，临床症状消失，未再复发。

【按语】 崩漏是指经血非时而下暴崩不止或淋漓不尽，前者为崩中，后者为漏下。崩中者出血汹涌，势不可挡，势急病重者需结合西医刮宫或激素以止血；漏下日久，久治不愈者，需排除器质性病变后，方可中医保守治疗，不可延误病情。褚老认为青春期少女，肾气未充，肾阴本属不足，而经水者，阴血也，患者长期出血，形体消瘦，阴血必虚，“经本于肾”，势必进一步使肾阴亏损，阴虚失守，虚火动血，迫血妄行，子宫藏泻无度，遂致崩漏；久漏必瘀，瘀热内生，扰动血海，血不归经，而致瘀阻、出血恶性循环。治疗应补肾育阴与清胞化瘀止血并施，以二至丸、生地炭、山萸肉滋肾益阴，凉血固冲；丹皮清血分之热，茯苓健脾益气止血，茜草、三七粉化瘀止血。本方寓攻于补，补虚而不致留瘀热，祛瘀而不致血妄行。血止后，应注意复旧治疗，故以滋补肾阴为主，佐以温阳之品以加强补阴之功，即所谓"善补阴者，必于阳中求阴，则阴得阳升，而泉源不竭"。经过上述序贯治疗，月经周期恢复正常，临床症状消失。

案2：李某，女，16岁，运动员。2005年6月19日初诊。

主诉：不规则阴道出血1年余。

病史：该患者13岁月经初潮后基本正常，14岁时因经期赛跑即发生阴道大量出血，不能自止，曾多次住院治疗，经用中西药治疗稍有好转，但经期、经量仍不易控制，时有频发，时而淋漓不止，时而量多如注。现症见：阴道出血停止3天，头晕心慌、全身乏力、腰部酸困、纳呆口中乏味，便溏；舌质淡红、苔薄白，脉沉弱无力。

证候：脾肾亏虚证。

治法：补肾健脾，固冲调经。

方药：黄芪30g，红参（另炖）10g，白术10g，山药30g，茯苓15g，杞果15g，制何首乌10g，巴戟天10g，菟丝子30g，砂仁（后下）6g，陈皮12g，甘草3g。取15剂，日1剂，水煎服。

二诊（2005年7月5日）：月经于今日来潮，量多，色红，有血块，头晕、体倦乏力，纳食尚可，大便溏；舌质淡，苔薄白，脉弱。遂用益气化瘀，固冲止血法。药用：黄芪60g，当归12g，红参（另炖）10g，白术炭10g，升麻3g，益母草30g，枳壳10g，炒红花10g，黄芩炭12g，贯众炭12g，茜草12g，川断15g，炙甘草5g。取3剂，日1剂，水煎服。

三诊（2005年7月8日）：服上方3剂，出血量大减，仍头晕、全身乏力，腰酸，舌质暗红、苔薄白，脉细数。治以益气升提，收涩止血。药用：黄芪60g，当归12g，党参10g，白术炭10g，升麻3g，旱莲草30g，仙鹤草30g，藕节30g，莲须10g，阿胶珠10g，川断15g，炙甘草5g。取3剂，日1剂，水煎服。

服上方2剂，出血即停止，仍有面色不华，腰困乏力，纳谷不馨，眠差；舌质淡，苔薄白，脉沉弱无力。遂用首诊方加五味子15g，益气健脾养血，补肾收涩固冲，以善其后。月经来潮的第二天服二诊方，连服7剂停药。依此方案为主治疗3个月，月经恢复正常，随访1年未见复发。

【按语】崩漏为难治之病证，首分出血期与血止后，按标本缓急，灵活运用“塞流”“澄源”“复旧”三法。出血期塞流、澄源以止血是第一难，结合本医案褚老认为患者二七之年，正值经期，因劳累致崩。二七肾气初盛，肾精未实，肾气未充，兼素体脾虚，中气不足，而冲任不固，恰逢经行，劳伤再挫冲任，致不能约束经血致崩。故出血期应益气化瘀、固冲止血以塞流为主；出血量减少以益气升提、收涩止血澄源为要；出血停止以补肾健脾、养血止血复旧为重。对于此类患者，切记澄源之后的复旧周期治疗，至关重要。

案3：杨某，女，26岁。2007年7月9日初诊。

主诉：阴道不规则出血20余天。

病史：既往月经规律，近3年来无明显诱因出现月经紊乱，周期16~30天，经期8~15天，时有不规则出血，持续月余，量时多时少。现症见：2007年6月9日开始阴道出血至今，量少，色暗，有少量血块，小腹刺痛，腰酸；苔白，脉沉涩。B超示：子宫内膜1.4cm。尿HCG阴性。2007年3月因子宫内膜过厚，出血淋漓不尽在外院行诊刮，病理结果示：子宫内膜单纯性增生。孕产史：结婚2年，未避孕2年至今未孕。

证候：肾气亏虚，瘀阻胞宫证。

治法：化瘀止血，补肾固冲。

方药：桃红四物汤加减：当归15g，川芎10g，赤芍15g，桃仁6g，红花15g，三棱30g，莪术30g，香附15g，枳壳12g，元胡12g，川牛膝15g，益母草30g，桑寄生30g。取3剂，日1剂，水煎服。

二诊（2007年7月12日）：服上药3剂后，阴道出血量多，腰痛症状明显减轻；舌脉同前。治以益气升提，活血祛瘀，凉血止血。药用：黄芪 30g，党参 10g，白术炭 10g，升麻 3g，坤草 30g，茜草 12g，黄芩炭 12g，炒红花 10g，续断 15g，旱莲草 30g，生地榆 30g，三七粉（冲服）3g，炙甘草 5g。取 4 剂，日 1 剂，水煎服。血止后：药用褚老经验方二紫方加减善其后：紫石英 30g，菟丝子 30g，仙灵脾 15g，旱莲草 30g，黄芪 30g，白芍 15g，女贞子 15g，香附 15g，砂仁（后下）6g，炙甘草 5g，当归 10g，川芎 15g，丹参 30g，连翘 20g，莲子心 15g。取 20 剂，日 1 剂，水煎服。

依上方案为主，按照经期、非经期分段治疗 3 个周期，月经正常，未再复发。2007 年 11 月 20 日因月经过期未至前来就诊，查尿 HCG（阳性）。嘱注意休息，禁房室，忌食辛辣之品，孕早期固肾培脾保胎治疗，孕中期后定期围产期保健。次年足月顺产一健康女婴。

【按语】褚老认为对于崩漏的治疗，应注意以“急则治其标，缓则治其本”的治疗原则，灵活运用“塞流、澄源、复旧”三大治法。久崩多虚，久漏多瘀。患者虽有出血，但淋漓漏下不尽，离经之血成瘀，瘀阻冲任、胞宫，血不归经，以致崩漏。故应治以活血破瘀“通因通用”之法，祛除胞宫瘀滞，使旧血得去，新血得生，经行如常，即“祛瘀生新”之义。给予桃红四物汤加三棱、莪术增强活血破瘀之力，使瘀血得行则经水流通，腹痛腹胀自消；香附、枳壳、元胡行气解郁，调经止痛，加以桑寄生补肾固冲。二诊患者出血增多，恐过用活血破瘀之品克伐正气，造成暴崩之势，因而加益气升提、凉血止血之药，方中黄芪、党参、白术炭、升麻益气升提固冲；坤草、炒红花、三七粉活血祛瘀；黄芩炭、贯众炭、旱莲草、生地榆凉血止血，“塞流”“澄源”并用。待血止后求因治本，施予补肾固冲，调经助孕。塞流、澄源、复旧三者密切联系，不可截然分开。应在辨证的基础上，或塞流澄源并用，或澄源复旧并施。经周期调理后，月经恢复正常，则胎孕乃成。

案 4：王某，女，47 岁，已婚。2009 年 10 月 10 日初诊。

主诉：阴道不规则出血半年余。

病史：平素月经正常，近半年阴道不规则阴道出血，时而量多，时而淋漓不断，于2009年8月曾在当地医院行诊刮，病理示：子宫内膜单纯性增生。本次出血已持续20余天，当地治疗效果不佳，特来求治。现症见：阴道出血量较多，色淡暗，有少量血块，面色及口唇苍白，心悸气短，神疲倦怠，食欲不振；舌质淡苔薄白而润，脉虚弱。彩超示：子宫内膜厚约6mm，子宫、附件未见明显异常。

证候：气虚血瘀证。

治法：益气升提，固冲摄血，佐以逐瘀止血。

方药：黄芪30g，当归12g，红参（另炖）10g，白术炭10g，升麻3g，益母草30g，炒红花10g，生山楂10g，枳壳10g，贯众炭12g，茜草12g，三七粉（另冲）3g，炙甘草5g。取3剂，日1剂，水煎服。

二诊（2009年10月13日）：服上方3剂，出血量已少，余症均减轻，舌脉如前。治以益气升提，收涩止血。药用：黄芪30g，当归12g，红参（另炖）10g，白术炭10g，升麻3g，旱莲草30g，仙鹤草30g，藕节30g，五味子10g，阿胶珠15g，炙甘草5g。3剂。

药后出血已止，仍觉身困乏力，气短，纳差，脉沉弱无力，舌淡苔薄白。用益气健脾养血之归脾汤以善其后；经期以首诊方增损。

治疗3个月，月经期量色质正常。随访1年未见复发。

【按语】崩漏一病多发于青春期与围绝经期，因肾-天癸-冲任-胞宫轴的严重失调所致。本案为典型的更年期功血。患者出血日久、量多，而呈现一派气随血脱之象。“有形之血不能速生，无形之气当所急固”，故褚老急投红参、黄芪、升麻、白术炭、甘草益气固脱，并予炒红花、益母草、山楂、贯众炭、茜草、枳壳祛瘀止血，固气、祛瘀并施，寓塞流不留瘀、祛瘀不伤正之意。瘀血已祛，出血骤减，改投益气养血、收敛固冲之剂调理善后。崩漏的治疗应根据不同年龄阶段的生理特点，在辨证的基础上补益脾肾以调理善后，从而使患者机体完全恢复正常。正如《河间六书》云："妇人童幼，天癸未行之间，皆属少阴；天癸既行，皆从厥阴论之；天癸已绝，乃属太阴经也。"该患者年近七七，肾气渐衰，气血俱虚，故应重在调理脾胃以固后天，颐养先天。褚老谨守先贤"凡下血症需用四君子辈以收功"之说，强调补益后天在崩漏治疗巩固阶段的重要性。对于中年以后异常子宫出血的患者，应根据病情有选择性的进行彩超、诊刮等相关检查，排除器质性病变，以免延误病情。

九、闭经案

案1：张某，女，31岁，已婚。2001年9月18日初诊。

主诉：月经稀发、时有闭经6年，伴不孕5年。

病史：16岁月经初潮，周期2~3个月，经期3~7天，量中。近6年来月经逐渐量少，过期不至，甚至闭经，曾多次用人工周期治疗，但停药后病情如故。婚后5年，未避孕未孕。现症见：月经停闭6个月，肥胖，头晕耳鸣，腰膝酸软，乏力怕冷，夜尿增多；舌淡，苔薄白，脉沉细。妇检：双侧可触及增大的卵巢，活动度好，余未及异常。辅助检查：血清激素：E_2 148pmol/L，T 5.03nmol/L，PRL 31.2ng/ml，FSH 4.17 mIU/ml，LH 18.3mIU/ml，P 0.3ng/ml，HCG 1.2mIU/ml。B超：右侧卵巢4.3cm×5.3cm，左侧卵巢4.5cm×5.5cm，双卵巢可见12个以上大小不等的卵泡，最大直径0.7cm。子宫内膜厚约5mm。

证候：肾虚痰瘀证。

治法：非经期治以温肾健脾，化痰祛瘀，软坚散结；经期治以疏肝行气，活血通经。

方药：①非经期方：紫石英30g，丹参30g，仙灵脾15g，白术15g，陈皮15g，香附15g，川牛膝15g，熟地黄24g，天竺黄12g，制鳖甲（先煎）12g，白芥子10g，生牡蛎10g（先煎），水蛭6g。取23剂，日1剂，水煎服。②经期方：接上药定时而攻，方用：褚老经验方潮舒煎剂加减：当归15，川芎10g，赤芍15g，红花15g，丹参30g，泽兰15g，香附15g，柴胡 12g，乌药 12g，山棱 10g，莪术 10g，川牛膝 15g。取 7 剂，日 1 剂，水煎服。

治疗期间仿月经周期加减用药，指导排卵期房事，并嘱其注意清淡饮食、坚持体育锻炼减肥，保持良好心态。经上述治疗 3 个月后月经周期正常，经行量少诸症改善，阴超示卵巢恢复正常大小且见优势卵泡。于治疗 5 个月后停经，经查妊娠试验（+），诊为早孕。继续保治至停经 12 周，于 2003 年 1 月 2 日剖宫产一健康男婴。

【按语】 闭经病因复杂，其治疗需先求因。对闭经的治疗，需结合病史，分清虚实，治疗时注意虚则补而通之，实则泻而通之，治疗目标是恢复或建立规律性月经周期，切不可见经停药。本案系多囊卵巢综合征引起的闭经，因排卵障碍而致不孕。《校注妇人良方·调经门·室女月水不通方论第八》云："肾气全盛，冲任流通，经血既盈，应时而下，否则不通也。"肾中之精充盛，则为卵子的生长、发育和成熟提供了物质基础。肾阳对卵子的排出起到了鼓动的作用。褚老认为本医案患者肾虚不能化气行水，脾虚水湿运化无主，致湿生于内，久停为痰，痰湿又碍气血运行，形成气血痰湿互结之势，阻于冲任、胞宫，不通而闭。观其证既有脾肾之虚，又兼痰瘀之实，故非经期采用温肾健脾、化痰祛瘀之法治本，经期活血化瘀因势利导。非经期方中紫石英、仙灵脾温肾壮督；熟地滋肾填精，阴中求阳；白术、陈皮健脾祛湿；天竺黄、鳖甲、白芥子、生牡蛎化痰散结；香附、丹参一走气分、一走血分，疏肝理气，活血调经；川牛膝活血补肾，引血下行。全方补虚、泻实双管齐下，补虚不留瘀，祛邪不伤正，肾脾肝同调，气血水同治，使脏腑功能正常，水液代谢调畅，湿去痰化，气血和顺，如此周期序贯治疗，从而月经周期恢复正常，排卵功能得以恢复，故经调孕成。

案 2：宋某，女，17 岁，未婚。2005 年 10 月 20 日初诊。

主诉：月经停闭 6 月余。

病史：13 岁月经初潮，平素月经 3 天/33～35 天，量少。半年前因家庭原因，精神受到重创，月经突然停闭不行，伴两胁微胀、烦躁易怒。1个月前曾到某省级西医院妇科就诊，经彩超、实验室检查、妇科检查未发现异常，给予“激素人工周期疗法”。患者因担心其副作用拒绝治疗，特来此求治。现症见：月经停闭，乳房刺痛，心烦口苦，眠差，二便如常；舌紫暗，脉沉弦。彩超示：子宫内膜厚约10mm，子宫附件未见明显异常。

证候：气滞血瘀证。

治法：理气活血，祛瘀通经。

方药：血府逐瘀汤加减：当归15g，川芎10g，赤芍15g，生地20g，桃仁10g，红花15g，柴胡12g，香附15g，乌药12g，郁金15g，川牛膝15g。取7剂，日1剂，水煎服。

二诊（2005年10月28日）：服药后月经来潮，但经量较少，色偏黑，今日为行经第2天，伴腰酸不适，舌淡红，苔薄白，脉沉细。证为肾气不足，冲任血虚，治以补肾养血，理气调经，药用：守上方加续断30g，丹参30g，鸡血藤30g。取5剂，日1剂，水煎服。

三诊（2005年11月12日）：服上药后，经量稍增多，色转红，持续6天经净，仍感腰部酸困不适，舌脉如前，守首诊方减桃仁、红花，加鹿角霜10g，紫河车（另冲）3g，熟地24g。20剂；继而守二诊方，连服10剂，若经来不停药。

依三诊方变通连续治疗3个月，月经按期来潮，量中等，无不适。停药后随访半年，经行正常。

【按语】《万氏妇人科》云：“忧愁思虑，恼怒怨恨，气郁血瘀而经不行”。褚老认为该医案患者因精神受创，肝气郁结，气滞而血瘀，致月经突然停闭不行。根据患者临床表现四诊合参，辨为气滞血瘀型闭经，给予理气活血、祛瘀通经之品使冲任瘀血消散，经闭得通，诸症自除。但患者目前尚处于青春期，虽天癸已至，肾气未充盛，仍因精血亏少，故经至却量少，改为补肾养血、理气调经之剂以治本以充血源，使胞宫按时满盈，再行“定时而攻”之法以助胞宫溢泻，如此周期序贯治疗，恢复月经的正常节律。

案3：贾某，女，30岁，已婚。2004年10月19日初诊。

主诉：月经稀发、时有闭经5年，少量泌乳半年。

病史：5年前产一女婴后，月经时有后错，甚至五六月一行，量少，或点滴即净。欲再求一子，多次求医无果。半年前无意间发现乳头有液体溢出，为求中医治疗遂到我院。现症见：月经停闭半年余，少量泌乳，乳胀心烦，余无不适；舌质红，苔薄白，脉弦细。辅助检查：性激素六项：HCG 1.2mIU/ml，PRL 83ng/ml，E_2 30.11pg/mL，P 0.03ng/mL，LH 4mIU/ml，FSH 5mIU/ml，T 0.45ng/ml。甲功三项正常，头颅MRI未见异常。

证候：肾虚肝郁证。

治法：补肾疏肝，通经敛乳。

方药：褚老经验方调经抑乳方加减：柴胡12g，炒麦芽60g，白芍30g，青皮12g，郁金15g，薄荷（后下）10g，夏枯草10g，鹿角霜15g，仙灵脾15g，川牛膝15g，炙甘草5g。取20剂，日1剂，水煎服。

二诊（2004年11月9日）：患者诉乳胀心烦减轻，有月经将至之征兆，舌脉如前。给予活血化瘀、理气通经、乘势利导之法。药用褚老经验方潮舒煎剂加减：当归15g，川芎10g，生地20g，赤芍15g，桃仁6g，红花15g，丹皮15g，丹参30g，柴胡15g，香附15g，鸡血藤30g，川牛膝15g。取7剂，日1剂，水煎服。

三诊（2004年11月17日）：月经于2004年11月13日来潮，量少，色淡暗，持续3天，乳胀心烦消失，挤压乳房时出乳少许。依上方案为主调理4个月，月经正常，无不适，复查PRL降至正常。于治疗6个月后受孕。

【按语】闭经溢乳综合征，又称高泌乳素血症。患者常因闭经、不孕就诊检查发现本病。褚老认为本病发生多与肝经关系密切，因经水与乳皆为冲任气血所化，上行为乳，下行为经，经乳同源。若情志抑郁，肝失疏泄，肝血不能下注胞宫为经血，反上逆为乳，溢乳闭经遂成。《傅青主女科》："女人善怀多郁，肝经一病…艰于生育。"然"经水出诸肾"，月经的行止与肾关系密切，肾气旺，则任通冲盛，月事应期而至，因此，治疗应肝肾同治，拟补肾疏肝之法。常于补肾药中加夏枯草、柴胡、枳壳、青皮、麦芽、薄荷等疏肝敛乳之品；经行之时疏肝理气，化瘀通经，引血下行。经周期调治，肾气强壮，肝气调畅，疏泄有度，升降有序，则乳止经调，种子如期。必要时亦可酌情加服溴隐亭片、维生素 B_6 片。

案 4：胡某，女，28 岁。2006 年 9 月 25 日初诊。

主诉：月经稀发 2 年余，月经停闭 8 个月。

病史：13 岁初潮，既往月经规律。于 2004 年药流后即出现月经后错，渐至闭经。近 1 年余未避孕不孕，末次月经：2006 年 1 月（具体日期不详）。现症见：月经停闭不行，自觉五心烦热，烘热汗出，腰酸痛，白带量少或无，纳可，眠差，二便正常；舌红，苔少，脉细数。辅助检查：今日本院查尿妊娠试验：阴性。内分泌结果示：FSH 24.56mIU/ml，LH 28.78mIU/ml，E_2 29.97ng/ml。彩超：子宫附件未见异常，子宫内膜厚约 4mm。

证候：阴虚血燥证。

治法：补肾养阴，清热调经。

方药：褚老经验方二紫方加减：紫石英 30g，紫河车（另冲）2g，炙百合 30g，生熟地各 20g，仙灵脾 15g，桂枝 10g，白芍 10g，枸杞子 20g，香附 15g，丹参 30g，砂仁（后下）6g，川牛膝 15g，女贞子 20g，知母 15g，黄柏 15g，炙甘草 6g，生姜 5 片、大枣 6 枚引。取 30 剂，日 1 剂，水煎服。

二诊（2006 年 10 月 30 日）：自诉月经于 2006 年 10 月 29 日来潮，量极少，色暗，喜暖喜按，伴腰酸痛，白带较前稍增多，余无异常；舌淡红苔薄白，脉沉细。治以活血化瘀，温经散寒。药用：当归 15g，川芎 10g，赤芍 15g，桃仁 6g，红花 15g，香附 15g，丹参 30g，泽兰 15g，鸡血藤 30g，官桂 6g，乌药 12g，川牛膝 15g。取 5 剂，日 1 剂，水煎服。经净后继服首诊方，至月经来潮复诊。

三诊（2006 年 12 月 2 日）：月经于 2006 年 12 月 1 日来潮，本次经量较上次增多，色暗，伴腹痛，腰酸困，白带量可，阴道干涩症状消失，余无异常，舌脉如前。守二诊经期方加元胡15g，5剂，日1剂。经净后继服首诊方，直至月经来潮复诊。

四诊（2007年1月15日）：诉月经至今未潮，现自觉乳房胀痛，稍有恶心，查尿HCG：阳性，查B超示：宫内早孕。嘱其注意休息，建议定期检查，不适随诊。

【按语】卵巢早衰为西医病名，是指40岁前由于卵巢内卵泡耗竭或被破坏而发生的卵巢功能衰竭。卵巢功能低下为其前奏，归属于中医“闭经”的范畴。其为妇科疾病中治疗难度较大之疾。褚老认为此类闭经多与肾虚有关，因肾通过多渠道、多层次、多位点对月经的产生发挥作用，其在月经产生中发挥主导作用，中医认为“经水出诸肾”，故临证多从补肾入手。结合本医案患者未到七七之年，肾气反而渐衰，天癸渐竭，精血匮乏，冲任、血海二脉空虚，月经闭止，出现心烦易怒等类似围绝经期症状。因肾气衰竭，肾精不足，阴阳平衡失调而出现肾阴阳俱虚之证。辨证属肾阴阳俱虚，以肾阴虚为主，故给予自拟二紫方及百合地黄汤、桂枝汤加减。方中紫河车、紫石英补肾填精为君；熟地、枸杞子滋肾养血，仙灵脾壮阳益肾，共为臣；百合润肺清心安神，《日华子本草》云其能安心定胆、益智、养五脏；女贞子、知母、生地、黄柏有滋肾水、养肾阴、清血热之功，可滋补肾阴，制约心火；香附、丹参活血理气调经，桂枝汤调和阴阳，砂仁防补药碍胃，共为佐药；川牛膝引血下行为使。纵观全方，诸药共奏补肾滋肾、理气调经、养阴清热之效。经期给予桃红四物汤加减以补血活血，温经散寒。方中四物汤补血养血，桃仁、红花活血化瘀；香附疏肝理气、调经止痛，为“气病之总司，女科之主帅”；丹参活血养血，功同四物；官桂温经散寒，通经止痛；川牛膝祛瘀血，通经脉，并引血下行。非经期治以补肾填精，使肾气盛，天癸充，月经方可按期而至，经期则活血化瘀，乘势利导，促经血畅行。如此周期序贯调理，经调则生殖功能自可恢复正常，正所谓“调经助孕”之意也。

案5：王某，女，28岁。2007年10月15日初诊。

主诉：月经稀发，甚至停闭4年余。

病史：14 岁月经初潮，既往月经正常，近 4 年月经稀发，甚至停闭（最长时间 8 个月），用黄体酮等治疗则经来。结婚 2 年，未避孕未孕。末次月经：2007 年 4 月 13 日，量少，色淡，质黏腻。近 2 年体重明显增加，面部痤疮明显。现症见：神疲乏倦；舌质淡红，舌体胖大，苔白腻，脉滑。阴超示：双侧卵巢可见 20 个以上大小不等的卵泡，最大直径 0.6cm。性激素：E_2 48pg/ml，T 0.52ng/ml，PRL 26.2ng/ml，FSH 4.07mIU/ml，LH 19.3mIU/ml，P 0.3ng/ml，HCG 1.2mIU/ml。体重指数 28kg/cm^2。

证候：脾肾亏虚，痰瘀互阻证。

治法：补肾健脾，豁痰调经。

方药：苍附导痰汤加减：苍术 10g，陈皮 15g，姜半夏 10g，天竺黄 12g，丹参 30g，香附 15g，茯苓 15g，冬瓜皮 60g，紫石英 30g，仙灵脾 15g，肉苁蓉 30g，炙甘草 5g。取 20 剂，日 1 剂，水煎服。嘱经来复诊。

二诊（2007 年 11 月 9 日）：服药后月经于 2007 年 11 月 8 日来潮，量少，色暗，伴小腹隐痛，喜暖，舌脉同前。治以：活血化瘀，温经散寒。药用少腹逐瘀汤加减：官桂 6g，当归 15g，川芎 10g，赤芍 15g，红花 15g，丹参 30g，泽兰 15g，桃仁 6g，乌药 12g，香附 15g，元胡 15g，川牛膝 15g。取 5 剂，日 1 剂，水煎服。

诊治经过：依上述方案为主序贯用药 5 个月后，患者月经基本规律，体重减轻 10kg，于 2008 年 3 月 25 日复查 B 超提示：（15mm×11mm），遂嘱病人排卵期同房。2008 年 4 月 27 日复诊，停经 43 天，B 超提示宫内早孕，遂给予早期固肾安胎预防治疗，嘱其注意休息，定期检查，不适随诊。后随访足月顺产一健康男婴。

【按语】 多囊卵巢综合征是稀发排卵或无排卵、高雄激素或胰岛素抵抗、多囊卵巢为特征的内分泌紊乱的症候群。近年随着人们生活方式及环境的改变，社会压力的增加，该病的发病率有逐年上升的趋势，亦为目前妇产科界难题之一。褚老根据该医案患者临床表现月经稀发、甚至闭经、肥胖、面部痤疮、不孕，结合 B 超检查、性激素水平，诊为多囊卵巢综合征引起的闭经，辨为脾肾亏虚，痰瘀互阻型。《女科切要》云："肥白妇人，经闭而不通者，必是湿痰与脂膜壅塞之故也。"《医宗金鉴·妇科心法要诀》亦云："女子不孕之故，或因体盛痰多，脂膜壅塞胞中而不孕。"故治疗以补肾健脾、豁痰调经为主，兼以活血，治用苍附导痰汤加减。方中苍术、陈皮、姜半夏、天竺黄祛湿化痰，丹参、香附活血理气祛瘀，"痰瘀同源"，故而痰瘀同治；茯苓、冬瓜皮淡渗利湿，使湿邪得以从小便排出；紫石英、仙灵脾、肉苁蓉温补肾阳；炙甘草调和诸药。经期给予少腹逐瘀汤增损，治以活血化瘀，温经散寒。经周期治疗 5 个月后，患者体重明显减轻，月经正常，同时结合 B 超检查，了解卵泡发育情况，嘱其择"氤氲期"同房，促使受孕。

十、痛经案

案 1：陈某，女，18 岁。2005 年 8 月 8 日初诊。

主诉：经行腹痛 5 年余。

病史：12 岁月经初潮，月经周期 30 天，经期 5~6 天。第 2 年因学习负担重，精神紧张，又正值经期恣食冷饮，即出现经行腹痛。每次月经来潮前 1~2 天即有下腹部坠胀疼痛，伴腰部酸痛不适，痛时喜暖，面色苍白，出冷汗，大便溏泄，手脚发凉，恶心呕吐，不能坚持上课，经量不多，经色暗淡，有小血块，持续至经行第 2 天疼痛缓解。末次月经：2005 年 7 月 12 日。现症见：下腹坠痛不适，腰酸，怕冷，大便不成形；舌暗，苔薄白，脉沉紧。未婚，无性生活。

证候：寒凝血瘀证。

治法：温经散寒，化瘀止痛。

方药：褚老经验方潮舒煎剂加减：当归 15g，川芎 10g，赤芍 15g，红花 15g，泽兰 15g，丹参 30g，鸡血藤 30g，香附 15g，乌药 12g，元胡 15g，官桂 6g，吴茱萸 5g，炒山药 30g，川牛膝 15g。取 7 剂，日 1 剂，水煎服。

二诊（2005 年 8 月 18 日）：月经于 2005 年 8 月 11 日来

潮，诸症减轻，行经7天，经后倦怠，纳可，食后胃脘胀满不适，腰部酸痛；舌淡红，苔薄白有齿印，脉沉细。方药：党参10g，炒白术10g，茯苓15g，陈皮15g，砂仁（后下）6g，炒山药30g，神曲10g，菟丝子30g，仙灵脾15g，川断30g，杜仲15g，熟地20g，柴胡10g，炙甘草5g。20剂，日1剂，水煎服。于下次月经来潮前3天继服首诊方，7剂。

调理3个月经周期，痛经已愈，随访半年未发。

【按语】痛经病位在子宫、冲任，以“不通则痛”或“不荣则痛”为主要病机。可由气滞血瘀、寒凝血瘀、湿热瘀阻导致子宫的气血运行不畅；或由各种原因所致子宫失于濡养而痛。褚老认为该患者始过二七之年，此时肾气未充，肾阳未盛，冲任气血调和的能力较弱，对于经期及行经前后的急骤变化不能适应性疏通条达，又正值经期，胞脉空虚，恣食冷饮，寒邪乘虚入侵，血为寒凝，冲任阻滞，血行不畅，不通则痛，发为痛经。经期则以温经散寒、行气化瘀、通经止痛为要，重在治标；平时以补肾健脾、调理冲任为主，重在治本。褚老认为本病治疗的关键在于顺应月经周期的阴阳气血消长规律及胞宫的藏泻节律，重在标本同治，应分期而治，通补有别，通不伤正，补不留瘀，二者互补互用，使瘀滞得通，正虚得补，冲任气血调和，痛经即愈。

案2：李某，女，38岁。2014年4月25日初诊。

主诉：经行腹痛、月经量多8年。

病史：8年前第4次人流后始出现经行腹痛、经量增多，曾用中、西药治疗，效果欠佳，近2个月痛经加重故来诊。末次月经：2014年4月19日，量多，血块多，经期腹痛、腰痛。现症见：乳房胀痛，经前加重，伴乳头溢液，易烦躁，性生活后腹痛、腰酸，2年前因受凉后颈项部和背部疼痛，后每遇寒发作，时而咽痛，纳眠可，二便如常；舌淡暗，苔薄白，脉沉弦。12岁月经初潮，6～7天/23～26天。血常规：WBC 2.90×10^{12}/L，Hb 96g/L，HCT 30%。2014年3月28日彩超示：双侧乳腺增生。孕产史：G_5P_1，人工流产4次。

证候：气滞血瘀兼肾虚证。

方药：丹皮 15g，栀子 12g，当归 15g，白芍 30g，柴胡 12g，茯苓 15g，青皮 12g，郁金 15g，大贝 10g，僵蚕 6g，鹿角霜 15g，连翘 20g，炙甘草 6g，炒麦芽 60g，薄荷（后下）10g。15 剂，日 1 剂，水煎服。

二诊（2014 年 5 月 13 日）：服药后时有大便溏薄，2～3 次/天，停药后大便如常，乳房胀痛、腰酸减轻，时而咽痛、短气，舌脉如前。2014 年 5 月 13 日彩超示：子宫增大，肌层回声不均（腺肌症可能），宫颈多发纳氏囊肿，子宫直肠陷窝少量积液。2014 年 4 月 29 日查 Hb 100g/L，肿瘤标志物（AFP、CA125、CA153、SCC）、泌乳素、血沉、抗 O、类风湿因子均正常。方药：非经期守上方减栀子，加党参 10g，炒白术 10g，补骨脂 15g。15 剂，服法同前。经期方药：黄芪 30g，生晒参（另煎）10g，白术炭 10g，升麻 5g，坤草 30g，炒红花 10g，茜草 12g，旱莲草 30g，生地榆 30g，贯众炭 15g，三七粉（冲服）3g，元胡 15g，炙甘草 5g。7 剂，服法同前。

三诊（2014 年 6 月 3 日）：月经于 2014 年 5 月 15 日来潮，持续 6 天，量中、色红、血块减少，经前 1 天开始腹痛、持续至经期第 3 天，疼痛较前减轻，偶有乳房胀痛、溢乳，腰酸，颈部和后背受凉后不适，因近日讲课较多，感咽干、咽痛；舌淡暗，脉沉细。方药：黄芪 30g，桂枝 6g，茯苓 15g，赤芍 15g，路路通 10g，丹皮 15g，川牛膝 15g，生牡蛎（先煎）30g，鸡内金 15g，鳖甲（先煎）10g，桔梗 6g，制附片 9g，炒麦芽 100g，甘草 5g。10 剂，非经期服用，服法同前。艾叶 15g，川花椒 10g，桂枝 10g，15 剂，日 1 剂，水煎泡脚。经期用药同二诊经期方。

四诊（2014 年 9 月 26 日）：月经于 2014 年 8 月 30 日来潮，7 天净，量色可，血块减少，经期轻微小腹痛，得温痛消，咽痛减轻，余无明显不适。舌脉如前。

守上方案巩固治疗 1 个月经周期，症状尽除。

【按语】本案系子宫腺肌病之痛经。根据症状、舌脉，病由肝郁气滞，乳络不通，血行不畅，冲任、胞络瘀阻，积久成癥，致发痛经且逐渐加重，即所谓“经前腹痛，无非厥阴气滞，络脉不疏”。久病及肾，耗血损阳，故又兼阳虚失温之证。褚老首诊投以丹栀逍遥散加减疏肝理气，散结通络，方中当归、白芍养肝之体，柔肝之性；柴胡、青皮、郁金、麦芽疏肝行气，丹皮、大贝、僵蚕活血化痰散结；栀子、连翘、薄荷清热除烦，配合麦芽、白芍、甘草凉肝敛乳；鹿角霜温肾助阳，补而不腻。全方攻中寓补，凉中有温，重在行气通络散结，佐以养血扶阳。药后患者乳胀减，但脾虚不耐寒凉，失于运化而腹泻。二诊方中减寒凉之性之栀子，加参、术、补骨脂温补脾肾，经期以自拟宫血立停方加三七、元胡、生晒参益气固冲、化瘀止痛。经治痛经减轻，量多改善。三诊改投活血化瘀散结之桂枝茯苓丸，去具滑肠之性的桃仁，加路路通行气通络，鳖甲、牡蛎、鸡内金软坚散结，麦芽疏肝敛乳，桔梗、甘草清热解毒利咽，黄芪、附子益气温阳。诸药合方化瘀通络软坚治沉疴，扶元固本防伤正，如何梦瑶谓：“补益正气，兼导达经脉，使气旺流通，破残之邪不攻自走矣”（《医碥》）。同时，配合温阳通经之品泡脚内外合治，即加强疗效，又可避免口服过多温热之品加重咽干、咽痛之症。经期守方不变，患者痛经基本控制，经量正常。继续分期而治1个月经周期以巩固疗效。

案3：江某，女，29岁。2015年2月27日初诊。

主诉：经行腹痛15年。

病史：14岁初潮，6/27～28，末次月经：2015年2月11日，量中。14岁时曾经期食冷饮出现经行小腹冷痛至今，经期第1天便溏，疼甚冷汗出，恶心，纳差，服止痛片缓解，经期夜间头部右侧疼痛，疼甚头晕昏胀，伴血管暴起；舌淡暗，脉沉细。头颅CT未发现异常。孕产史：G_1P_0，2015年1月胚胎停止发育人流。

证候：阳虚兼血瘀证。

方药：非经期用紫石英30g，鹿角霜15g，制巴戟天12g，菟丝子30g，山萸肉20g，枸杞20g，熟地12g，生白芍15g，当归15g，川芎10g，香附15g，砂仁（后下）6g，淫羊藿15g，川牛膝15g。8剂，每日1剂，水煎服。

经期：当归 15g，川芎 20g，赤芍 15g，红花 15g，泽兰 15g，香附 15g，乌药 12g，官桂 6g，生地 12g，川牛膝 15g，细辛 3g，蔓荆子 10g，吴茱萸 5g。7 剂，每日 1 剂，经前 3 天始服，服法同前。

二诊（2015 年 3 月 19 日）：月经于 2015 年 3 月 8 日来潮，疼痛较前减轻，经行头痛未再发作，舌脉如前。方药：守上方，非经期 14 剂，经期 7 剂。

三诊（2015 年 4 月 30 日）：月经于 2015 年 4 月 14 日来潮，痛经明显改善；舌淡红，苔薄白，脉沉细。方药：非经期服用调经助孕胶囊，经期方去蔓荆子、细辛，7 剂，服法同前。

四诊（2015 年 5 月 26 日）：月经于 2015 年 5 月 13 日来潮，量中，持续 6 天，伴轻微下腹痛，余无不适；舌淡红，脉弦细。方药：非经期予调经助孕胶囊，经期给予少腹逐瘀颗粒。

2015 年 6 月 23 日再诊时停经 40 天，时有恶心，纳差；舌淡红，脉滑细。查 β-HCG 16015mIU/mL，P 25.28ng/mL。彩超：宫内早孕。后随访：2016 年 2 月 23 日自然分娩一女，母女平安。

【按语】本案诊为原发性痛经，经行头痛。《诸病源候论》云："妇人月水来腹痛者，由劳伤气血，以致体虚，受风冷之气客于胞络，损伤冲任之脉"。患者二七之年，肾气初盛，冲任始充，摄生不慎，贪凉饮冷，招致寒邪，"寒气入经而稽迟，泣而不行，客于脉外则血少，客于脉中则血不通，故卒然而痛"（《素问·举痛论》）。寒邪不去，盘踞体内，肾脾阳气受累，久则亏虚，寒自内生，胞宫不温，经脉凝滞则痛经历时十几年不愈，甚至殒胎。褚老认为，痛经之病，寒多热少，虚实兼夹，治疗应辨标本缓急，分期而治。非经期补肾温阳、暖宫调冲治本为主。方中紫石英、淫羊藿、巴戟天、鹿角霜四味纯阳之品，温肾壮阳；菟丝子平补阴阳；枸杞子、熟地、山萸肉、当归、白芍养血填精，阴中求阳；川芎、香附疏肝解郁，行气活血，畅通经脉；砂仁芳香醒脾悦胃，以防补药滋腻；川牛膝补肾活血，引药下行达于病所。经期温经通络、化瘀止痛治标为主。方中桃红四物汤去桃仁，加泽兰养血活血，通经止痛，其中川芎味辛升散而不守，上行头目，下行血海，重用之，配合入肝经能养血和血、上升头面的蔓荆子，以及具温经散寒止痛的细辛，下则治腹痛，上则对血瘀引起的偏头痛有较好的疗效；官桂、吴茱萸温补元阳，散寒止呕；“血非气不运”，投以香附、乌药行气、调经、止痛；川牛膝引血下行。二诊时经行头痛消失，痛经减轻，非经期改为温肾滋肾之调经助孕胶囊（褚老方，院内制剂）缓补慢图，经期药减蔓荆子、细辛，续予少腹逐瘀颗粒。由于虚损之本得到培补，患者得以顺利孕育一女。

案4：王某，女，26岁，已婚。2008年7月21日初诊。

主诉：继发性痛经、不孕3年余。

病史：2005年初人工流产术后始出现经期小腹部疼痛，随后渐进性加重。3年多来性生活基本正常，未避孕而不孕。曾经间断就治，服用中药（具体药物不详）及布洛芬、止痛片等无明显改善，故来诊。平素月经规律，经期5~6天，周期28~30天，末次月经2008年7月12日，量可，色暗红，夹有血块，小腹疼痛始于经前1天，持续整个经期，以经期前三天疼痛最甚，涉及腰骶，时伴头晕、恶心、呕吐，小腹发凉，喜暖。现症见：时腰酸困乏力，纳眠可，二便如常；舌质暗红、苔薄白，脉沉涩。妇科检查：宫颈轻度柱状上皮异位；宫体后位，常大，活动欠佳，于右侧骶韧带处可及一直径约0.8cm触痛结节；左侧附件可触及一约50mm×40mm×40mm包块，活动可，压痛。2008年3月B超提示：左侧卵巢囊性包块，大小约41mm×32mm，监测排卵正常。就诊当天阴超示：左侧卵巢囊性包块，大小约45mm×38mm×40mm，囊壁较厚，有分隔，内可见细小点状回声，提示左侧卵巢子宫内膜异位囊肿。CA125 60.5U/ml。2008年6月23日输卵管造影：输卵管通而不畅，左侧上举。孕产史：$G_2P_0A_2$（2003年底、2005年初分别于早孕行人工流产术）。

证候：血瘀肾虚证。

治法：非经期治宜破瘀消癥，佐以补肾扶正。经期拟温阳散寒、化瘀止痛之法。

方药：非经期方用三棱30g，莪术30g，生牡蛎（先煎）30g，鳖甲（先煎）10g，鸡内金15g，路路通15g，乌药12g，桂枝6g，黄芪30g，紫石英30g，紫河车粉（装胶囊另冲）3g，川牛膝15g。每日1剂，水煎服。经期方用当归15g，赤芍15g，泽兰15g，香附15g，元胡15g，川芎10g，丹参30g，乌药12g，官桂6g，全虫6g，土元6g，吴茱萸5g，川牛膝15g。5剂，服法同前。

随后以此为基本方增损化裁，调治2个月经周期，痛经明显减轻，继续随症加减治疗。于2008年12月10日月经逾期2天未至，查尿妊娠试验（+），停止用药，停经52天时，B超提示：宫内早孕，单活胎，双侧卵巢未探及囊肿。随访：2008年8月9日剖宫产一男婴，母子平安。

【按语】本案痛经系子宫内膜异位症所致，合并不孕症。患者人为堕胎，胞宫胞络受金刃之创，气血耗伤，瘀血留滞，久成积聚，发为疼痛。病久及肾，正气亏虚，虚瘀合为，致冲任、胞宫失养、阻滞，不能摄精成孕。如《诸病源候论》云：“为血瘕之聚。令人腰痛，不可以俯仰，横骨下有积气，牢如石，小腹里急苦痛，背膂疼，深达腰腹下挛……月水不时，乍来乍不来，此病令人无子。”褚老强调治疗本病应辨标本缓急，分期用药。非经期消癥与补虚并施，标本同治，以棱、莪行气活血破瘀；牡蛎、鳖甲、鸡内金软坚散结；桂枝、路路通、乌药温经散寒，行气通络；黄芪、紫石英、紫河车补肾填精，益气养血；川牛膝补肾活血，引药下行，直达病所。全方攻中寓补，攻不伤正，补不留瘀。经期止痛为要，以自拟潮舒煎温经活血、化瘀通经治标为主，方中加土元、全虫以破瘀、通络、解痉，加强止痛之力。药证合拍，直中病所，患者得有孕育之机。

十一、经行乳房胀痛（经前期综合征）案

杜某，女，37岁，已婚。2005年5月12日初诊。

主诉：经前烦躁不安、乳房胀痛1年余。

病史：近1年余经期前一周出现乳房胀痛伴烦躁不宁，有时不能自制，坐卧不安，头昏，经后诸症减轻。末次月经2005年5月10日，本次月经提前5天，量多，色紫红，质稠有血块。现症见：双侧乳房胀痛，性格暴躁，时常与人争吵，口苦咽干，烦躁易怒；苔薄白，脉弦。

证候：肝郁气滞证。

治法：疏肝理气，和胃通络。

方药：逍遥散加减：当归15g，白芍20g，柴胡12g，云苓15g，丹皮15g，白术15g，青皮12g，佛手12g，炙甘草5g。取10剂，日1剂，水煎服。

二诊（2005年6月11日）：服药后，月经于昨日来潮，经前诸症明显减轻，现自觉心情舒畅，唯觉咽痛不适，舌脉同前。遂立活血化瘀、理气通经法，方药：血府逐瘀汤加减：当归15g，川芎10g，赤芍15g，生地15g，桃仁6g，红花15g，香附15g，柴胡12g，枳壳12g，桔梗6g，炙甘草5g，川牛膝15g。取5剂，日1剂，水煎服。

每于月经周期第15天复诊，继用首诊方加减，经期以二诊方出入以巩固疗效，连用3个月经周期，停药后随访3个月未见复发。

【按语】经行乳房胀痛，大多数与肝、胃、肾关系密切。肝经循胁肋，过乳头，乳头为足厥阴肝经支络所属，乳房为足阳明胃经巡行之所，足少阴肾经入乳内。本医案根据临床症状，结合舌脉，四诊合参，褚老认为因郁结伤肝、气血运行不畅所致。因冲脉隶属于阳明而附于肝，经前、经行时阴血下注冲任，冲气偏盛，循肝脉上逆，克伐脾胃，乳络不畅，以致经行乳胀。故治疗上经前期以疏肝解郁为主，佐以和胃。方中归、芍养肝之体，柴胡、丹皮、栀子、青皮疏肝、清肝，茯苓、佛手健脾理气，以防肝木乘土。月经期治以活血化瘀，理气通经法，选用血府逐瘀汤加减。经3个月周期治疗，肝郁得解，肝火得清，则痛消病愈。

十二、经行头痛案

案 1：李某，女，45 岁。2016 年 1 月 15 日初诊。

主诉：月经周期时常推迟伴经行头痛 2 个月。

病史：平素月经规则，周期 30 天，经期 7～10 天，经量多，无痛经，近 2 个月来月经周期推迟 10～20 天，量时多时少，7 天净，末次月经：2016 年 1 月 10 日，至今未净，量已少，色鲜红。现症见：阴道少量出血，双侧颞部疼痛，五心烦热，口燥咽干；舌红少苔，脉细数。既往史：去年行子宫肌瘤剥出术。孕产史：G_1P_1。

证候：肝肾阴虚证。

治法：补益肝肾，清热凉血。

方药：犀角地黄汤加味：水牛角（先煎）30g，生地黄 15g，牡丹皮 9g，生白芍 30g，珍珠母 30g，旱莲草 30g，女贞子 10g，龟板胶（烊化）10g，鳖甲胶（烊化）10g。取 7 剂，日 1 剂，水煎服。

二诊（2016 年 1 月 23 日）：进药 7 剂，出血净，头痛止，倦怠，寐短，舌淡红苔薄白，脉细弱。方用归脾汤加减：太子参 15g，炒白术 10g，茯神 15g，炙远志 6g，生栀子 12g，木香 6g，黄芪 30g，夜交藤 30g，磁石 15g，生姜、大枣引。取 7 剂，日 1 剂，水煎服。随访：2 月 8 日月经来潮，量中，头痛未再发作。

【按语】经行头痛属于“内伤性头痛”范畴，其发作与月经周期密切相关，因头为诸阳之会，五脏六腑之气皆上荣于头，足厥阴肝经会于巅，肝为藏血之脏，经行时气血下注冲任而为月经，阴血相对不足。而本医案患者年近七七，天癸将绝，脾肾亏虚，冲任失调，月经后期，色鲜红，量少。肾水不能涵养肝木，肝阳上亢，故见双侧颞部疼痛、五心烦热。其病属因虚致实，热入血分，以补益肝肾、清热凉血为法。选用《外台秘要》的犀角地黄汤为主方，原方重用犀角、生地清热养阴，凉血解毒，加丹皮、芍药活血散瘀。而褚老此方重用生白芍至 30g，凉血之余，养血柔肝，缓急止痛。添二至丸益肾调肝，养阴填精，珍珠母平肝降逆，龟板胶、鹿角胶为“血肉有情之品”，滋补肝肾精血。7 剂药后痛止。倦怠，寐短，心脾两虚，故用归脾汤益气摄血，养心安神以善后。

案 2：刘某，女，37 岁，已婚。2008 年 4 月 21 日初诊。

主诉：人流术后经期前额及头顶闷痛 11 年。

病史：该患者平素月经规律，末次月经：2008 年 3 月 22 日，经色紫暗，有血块，11 年前患者因人工流产术后调摄不当，感受风寒引起前额及头顶闷痛，此后每逢经期头痛必发，痛如锥刺，痛剧时伴恶心呕吐，需用止痛药物。现症见：前额及头顶闷痛，纳可，眠安，二便通调；舌暗，脉弦涩。孕产史：G_3P_2，人流 1 次。

证候：血瘀证。

治法：化瘀通络。

方药：桃红四物汤合川芎茶调散加减：当归 15g，川芎 20g，赤芍 15g，生地 20g，红花 15g，鸡血藤 10g，柴胡 12g，枳壳 10g，白芷 10g，藁本 10g，菊花 10g，蔓荆子 10g，细辛 3g，川牛膝 15g，防风 10g。取 7 剂，日 1 剂，水煎服。经前 3 天开始水煎服。

药后头痛减轻，以上方加减，每于经前 3 天开始服用，连续 7 剂，连续治疗 3 个疗程而愈，随访半年头痛未再发作。

【按语】头为诸阳之会，五脏六腑之气皆上荣于头，太阳经行头之后上至巅顶，阳明经行头之前，经行时气血下注冲任而为月经，阴血相对不足，故凡外感、内伤均可在此时引起脏腑气血失调而为患。风为阳邪，其性轻扬，高巅之上，唯风可到。此外，久痛入络，可引起头部瘀血。该患者人流术后气血骤虚，风寒之邪乘机入侵，血为寒凝以致瘀阻脉络，而致头痛。方中川芎为“血中气药”，上升头目，下行“血海”，辛散走窜作用甚强，有行气活血化瘀之功用，为治头痛之要药，故有“头痛必用川芎”之说。“祛风先行血，血行风自灭”，方中当归、赤芍、红花、鸡血藤养血活血，伍以防风加强祛风之力；柴胡、枳壳疏肝理气，气行则血行；白芷、藁本、菊花、蔓荆子、细辛为引经之药，治头部疼痛；因病发于经期，用川牛膝引血下行，乘势利导。因证药合拍，取效甚捷。

十三、经行感冒案

案1：姚某，女，35岁，已婚。2014年3月7日初诊。

主诉：经行恶寒、流涕2年余，加重1天。

病史：2012年冬行卵巢囊肿剔除术时有轻度外感，术后感冒加重，缠绵2周之久，经对症治疗痊愈。此后每值经期到来，感冒伴随而发，而且随着经量由少而多再转向少，感冒也由轻转向重，再趋向缓和，随着月经终结感冒症状不治自愈，每次症状皆同。2年来曾多处就医，均未治愈，甚为苦恼。昨日下午月经来潮伴感冒加重。现症见：鼻流清涕，恶风寒，月经量少，有血块，少腹隐作痛，伴四肢浮肿，眼睑肿胀，腰膝酸软，头晕目眩，懒动少言，身倦乏力；舌淡无苔，脉浮缓无力。孕产史：G_2P_2，2009年足月顺娩一女婴，2011年足月剖一男婴，现体健。

证候：阳虚水泛，外邪客表证。

治法：温阳益气，固表祛邪。

方药：真武汤合玉屏风散加减：制附子（先煎1小时）20g，白术10g，茯苓15g，白芍10g，黄芪30g，防风10g，桂枝10g。取3剂，日1剂，水煎服。

二诊：药后感冒减轻，经行通畅，四肢浮肿消退，全身感到轻松。上方重用附子（先煎）20g，黄芪60g，5剂。嘱下次月经前5天开始服用，意在先安未受邪之地。

三诊：2014年4月8日月经又来潮，感冒未发，唯眼睑轻微肿胀，腰部不适。继予二诊方再进2剂而愈。后随访多次，未复发。

【按语】经行感冒多由素体气虚，卫阳不密，经行阴血下注于胞宫，体虚益甚，此时血室正开，腠理疏松，卫气不固，风邪乘虚侵袭；或素有伏邪，随月经周期反复乘虚而发。经后因气血渐复，则邪去表解而缓解。本医案因手术引起周期性经行感冒殊为少见，它不同于一般经期感冒，且与经行量的盈亏关系甚为密切为其特点，并伴随月经周期而发，随着月经周期的结束而不药自愈。"邪之所凑，其气必虚"。该患者既往有术前感冒未愈病史，手术又直接损伤胞宫，故虚为其本。而胞宫在经络和功能上又与肾的关系较为密切，胞宫受损，势必影响肾的功能失调，以致真阳受损，命门不足；又卫气根于下焦，肾气虚损必然导致卫气失固。故每值经期到来，外邪乘虚入侵机体，而诱发感冒。治用附子补命门之火，散胞宫之邪，以激发脏腑生化机能，提高机体免疫力，以培其本。以玉屏风散益气固卫，疏风解表，使祛邪不伤正，固表不留邪，桂枝与白芍相伍内可化气调阴阳，外可解肌调营卫，桂枝与茯苓相合，共奏通阳化气、温化水湿之功。全方可使营卫和，阴阳调，肾气充足，而邪不可干，从而治愈。此案外感为标，肾阳虚衰为本，治病必求于本，切不可单从解表，效必不佳。

案2：李某，女，31岁。2015年1月12日初诊。

主诉：经行寒热时作，鼻塞流涕半年。

病史：患者半年前顺产一子，因产褥期受凉感冒，出现每逢经期必感冒且月经量少的情况已半年，现正值经期第3天，感冒已3天。现症见：寒热往来，胸胁苦满，口苦咽干，心烦欲呕，不欲饮食，夜寐尚可，二便如常，月经量少、色淡；舌红、苔白，脉弦数。孕产史：G_1P_1，避孕，无生育要求。

证候：邪入少阳，肝脾不和证。

治法：和解少阳，调和肝脾。

方药：小柴胡汤合四物汤加减：柴胡20g，黄芩12g，当归15g，川芎10g，甘草6g，半夏10g，党参10g，荆芥10g，炒白芍15g，生地15g，生姜3片，大枣5枚为引。取3剂，日1剂，水煎服。随访患者服完2剂药后症状明显减轻，月经量增多，3剂后愈。嘱下次月经来潮前后若是感冒再来复诊。

二诊（2015年2月10日）：现经期第1天，微恶寒，鼻塞流清涕，无其他不适；舌淡红、苔白，脉浮细。守上方进3剂。药后病除，随访此后经行感冒未再复发。

【按语】本例患者半年前顺产一子，产褥期受凉感冒后，每逢经期必感冒已半年，诊断为经行感冒。褚老认为本医案患者产褥期体虚正气未复，卫外失固，失于调护，邪气乘虚而入，邪客虚处，故留此病根。随后每遇经期血室开张，稍有不慎，邪即侵之。邪正交争，故见寒热往来等一派少阳症状，邪气居于少阳，枢机不利，故用小柴胡汤和解少阳，调达枢机。《伤寒论》曰："妇人中风七八日，续得寒热，发作有时，经水适断者，此为热入血室，其血必结……小柴胡汤主之。"小柴胡汤为汉代张仲景《伤寒论》中的一首名方，主要用于治疗邪入少阳半表半里之证，由柴胡、黄芩、半夏、生姜、人参、炙甘草、大枣组成，此方寒温同用，补泻兼施，升降相因，为和法代表方。方中柴胡入肝胆经，能疏泄肝胆气机之郁滞，黄芩清疏少阳胆热，柴胡之升散得黄芩之苦降，既可和解少阳，又可调畅气机；肝胆之气犯胃，可致胃失和降，故半夏配生姜，即小半夏汤，以和胃降逆止呕；人参、炙甘草、大枣相伍，补脾益气，扶正以防肝病传脾。本方药虽七味，但配伍精当，既有柴芩之苦寒清降，又有姜夏之辛开散邪，复有参草枣之甘补调中，七药相辅相成，寒热并用，攻补兼施，既能疏利少阳枢机，又能调达气机升降，调和肝脾，更使内外宣通，气血条达，共奏和解少阳、调和肝脾之效。因患者经时血海由满则溢，肝血相对不足，表现出月经量少色淡，面色苍白，自感疲乏，故加四物汤补血活血，对证治疗。因辨证立法得当，遣方用药精准，故效如桴鼓。

案3：王某，女，28岁。2015年3月16日初诊。

主诉：经前恶寒发热，鼻塞流涕5个月。

病史：患者5个月前因家中突生变故行人流术后调摄不当术后继发感冒。随后开始出现每逢月经将至必感冒的情况，直至月经干净，感冒症状缓解。末次月经：2015年2月18日，5天干净，量中，色红，夹少量血块，无痛经。伴经前乳胀，无腰酸。现症见：恶寒微发热，鼻塞流黄涕，口苦咽干，情绪烦躁，纳差，夜寐尚可，二便如常；舌红、苔微黄，脉浮弦。孕产史：2年前自然流产1次，目前暂无生育要求。

证候：邪入少阳，肝脾不和证。

治法：和解少阳，调和肝脾。

方药：小柴胡汤合逍遥散加减：柴胡20g，黄芩12g，薄荷（后下）10g，香附 10g，清半夏 10g，白芍 20g，当归 15，茯苓 30g，白术 10g，生姜 3 片，红枣 5 枚。取 3 剂，日 1 剂，水煎服。

随访患者服完 3 剂药后好转。此后经行感冒未再复发。

【按语】本例患者自从 5 个月前开始出现每逢经期将至必感冒，诊断为经行感冒。褚老认为每值经行，气血下注血海，胞门开启，胞脉（血）外泄，机体易处于气血亏虚状态。结合本医案患者既往有肝气郁结，流产后气血亏虚，卫外不固感受外邪病史，故每遇经期外邪易乘虚而入，邪气居于少阳，枢机不利，故该患者临证除有经行感冒症状外，还有口苦咽干，情绪烦躁，纳差等症状。故治疗需和解少阳，调达枢机，予小柴胡汤配合逍遥散以疏肝健脾养血，肝脾同治，时时顾护精血，切中病机，药到病除。

十四、经行身痛案

刘某，女，42 岁。2016 年 10 月 13 日初诊。

主诉：经行小腹痛及身痛 7 年余。

病史：平素月经周期规律，14 岁月经初潮，28 天一至，经行 7 天净，末次月经：2016 年 9 月 28 日，量少，色淡质薄，伴经行小腹隐痛喜按，肢体疼痛麻木，肢软乏力。现症见：乏力，面色萎黄，白带常，纳眠可，二便正常；舌质淡，脉细弱。既往史：2014 年因甲状腺乳头癌行双侧甲状腺切除术。双侧乳腺增生 10 余年。孕产史：$G_5P_2A_3$（2002 年自娩一男婴，2010 年剖娩一女婴）。

证候：脾肾亏虚，气血虚衰证。

治法：益气养血，柔筋止痛。

方药：黄芪 30g，太子参 15g，炒白术 10g，茯苓 15g，当归 15g，川芎 10g，白芍 15g，熟地 18g，阿胶（烊化）15g，杞果 20g，厚朴花 15g，炒山药 30g，五味子 15g，炙甘草 6g。取 15 剂，日 1 剂，水煎服。

二诊（2016 年 10 月 28 日）：2 天前月经来潮量少色淡，小腹隐痛，肢体疼痛、麻木、无力；舌淡暗，脉沉细。给予益气养血活血止痛之法。以黄芪桂枝五物汤合桃红四物汤加减：黄芪 30g，桂枝 10g，当归 15g，赤芍、白芍各 15g，红花 15g，桃仁 6g，川芎 10g，丹参 30g，鸡血藤 30g，熟地 15g，川牛膝 15g，杜仲 20g，元胡 15g，炙甘草 5g。取 7 剂，日 1 剂，水煎服；红参 70g 等分 7 份，日 1 次，水炖服。

患者未再就诊，2 个月后电话回访，诉服上方后行经时小腹及腰部酸痛等明显好转，乏力症状消失，效果明显，自行续服上方后，现偶有经行小腹不适，余症状消失。

【按语】经行身痛是指伴随月经周期而身体疼痛或肢体痹痛者，多因血虚经脉失养，或寒凝血瘀或气虚血瘀，气血运行不畅所致，以经期或行经前后，周期性出现身体疼痛为主要表现，亦称“经行遍身痛”。在《女科百问》即有“经水欲行，先身体疼痛”的记载，主要责之于阴阳气血之盛衰，谓：“外亏卫气之充养，内乏营血之灌溉，血气不足，经候欲行，身体先痛也”。并以“趁痛饮子”治疗。《陈素庵妇科补解》提出：“此由外邪乘虚而入，或寒邪，或风冷，内伤冲任，外侵皮毛，以致周身疼痛。”《医宗金鉴·妇科心法要诀》根据身痛在经后，经前辨虚实，指出：“经来时身体痛疼，若有表证者·酌用前麻黄四物、桂枝四物等汤发之：若无表证者乃血脉壅阻也……；若经行后或血去过多者，乃血虚不荣也”。该医案患者素体气血亏虚且有多次孕产病史，损及冲任胞胎，气血耗伤，故经行身体酸痛，且伴有乏力，面色萎黄等气血亏虚的表现。血虚不荣而痛，则经行小腹及腰部酸痛；气能行血，气虚则运血无力而至气虚血瘀，经脉不通，不通则痛，因此经期出现肢体疼痛，麻木，肢软，经血有块等症状。褚老据此辨证施治，周期治疗。非经期以补养气血治本，方用八珍汤加减；经期以益气养血，活血通经止痛为主，标本兼治，以黄芪桂枝五物汤合桃红四物汤增损。经过周期系统治疗，则病得痊愈。

十五、经行泄泻案

李某，女，40 岁，已婚。2005 年 4 月 9 日初诊。

主诉：经行腹泻 5 个月。

病史：近5个月来每次行经时大便泄泻，月经5/25～26，量多色淡，质清稀，末次月经：2005年4月8日。现症见：月经第2天，大便溏泻，体倦神疲，腰酸腿软，形寒肢冷，纳差；舌淡苔薄，脉沉弱无力。

证候：脾肾阳虚证。

治法：温阳补肾，健脾止泻。

方药：健固汤合四神丸加减：党参10g，炒白术10g，茯苓15g，炒山药30g，巴戟天10g，炒薏苡仁30g，砂仁（后下）6g，补骨脂15g，肉豆蔻15g，五味子15g，炙甘草5g。取5剂，日1剂，水煎服。

二诊（2005年4月13日）：大便正常，仍感食少体倦，心悸气短，腰酸腿软症状较前减轻，睡眠较差，舌脉同前。此为心脾两虚，治拟健脾益气，养心安神，药用归脾汤加减：党参10g，炒白术10g，茯神15g，炒山药30g，木香6g，炙远志6g，炒枣仁30g，巴戟天10g，炙甘草5g，生姜3片，大枣5枚。取20剂，日1剂，水煎服。

服药后，月经于2005年5月8日来潮，经行泄泻未作，饮食及睡眠亦好转。

【按语】经行泄泻多指经行前后或经期出现大便溏泄，以泄泻伴随月经周期而出现为特点。本病的发生主要责之于脾肾二脏，脾主运化，肾司二便。经行之际，气血下注冲任，脾肾益虚，肾阳虚弱，火不暖土，脾阳不足，水湿运化失常则泄泻。《内经》云："湿盛则濡泄。"故褚老临证治疗时常于经期用温补肾阳、渗湿止泻之法，方用健固汤合四神丸加减，补肾健脾止泻。经后泄止，但因脾肾虚弱，气血生化乏源，机体、心神失养则仍现食少体倦、心悸气短、睡眠较差之症，继以补肾健脾、养心安神的归脾汤加减。由于虚者得补，病未再发。

十六、经行吐衄案

王某，女，35岁，已婚。2016年1月20日初诊。

主诉：经行前后及经行时鼻出血3年，加重3月。

病史：平素月经25～30天一行，4～6天干净，量色质均可，偶有痛经。末次月经：2016 年 1 月 15 日。自 3 年前无明显诱因出现行经前后鼻腔出血，月经量较前有所减少，经有关专科检查未见明显异常，并求治多家医院，服用过止血药并行鼻腔填塞压迫止血，血量减少，但治疗停止，流血如故。现症见：鼻衄量多色鲜红，伴头晕耳鸣，口渴咽干，手足心热；舌红，苔黄，脉细数。妇科检查未见明显异常。孕产史：G_2P_1，2011 年自然流产 1 次，2013 年足月顺娩一女婴，现体健。

证候：肺肾阴虚证。

治法：滋肾润肺，清热凉血。

方药：顺经汤加减：当归 15g，生地 15g，茯苓 12g，沙参 15g，丹皮 9g，黑荆芥 10g，牛膝 15g，党参 15g，白术炭 10g。嘱患者此后每于经前服药，连续治疗 3 个月经周期，月经正常，未再衄血。

【按语】经行吐衄多因血热气逆而发，与经前、经期冲气偏盛有关。《内经》云："诸逆冲上，皆属于火。"其病机多因血热气逆，迫血妄行，血随气上溢所致。治疗上谨守"热者清之，逆者平之"的原则，治疗有从肺治，从肝治，从肾治，从心治，从脾治。褚老认为本案患者乃属素体阴虚，肾精不足，阴虚火旺，灼伤肺络致鼻衄，治以滋肾润肺求本，清热凉血治标，方用《傅青主女科》顺经汤加减。方中当归、白芍养血调经，沙参润肺，生地滋肾养肝，丹皮清热凉血，党参、白术、茯苓健脾宁心，黑荆芥引血归经，牛膝引血下行。诸药合用，热清逆平，气血通调则病愈。

十七、经行口糜案

白某，女，31 岁。2015 年 9 月 20 日初诊。

主诉：经期口舌生疮，糜烂疼痛半年余。

病史：患者平素月经周期规律，量可，色淡。末次月经：2015 年 9 月 5 日。近半年每值经期口舌生疮，糜烂疼痛。现症见：脸色晦暗，倦怠乏力，口渴多汗，大便滞而不爽，纳、眠可，小便正常；舌淡红，舌面成地图样，脉沉迟而滑。孕产史：G_2P_1，2013 年足月顺娩一女婴，现体健，2014 年因计划外人工流产1次。

证候：脾肾阳虚，湿滞不化证。

治法：温肾助阳，健脾除湿。

方药：苍术10g，巴戟天20g，杜仲20g，山萸肉15g，芡实10g，生地黄12g，麦冬15g，赤芍15g，白术10g，薏苡仁15g，土茯苓15g，泽兰15g，通草5g。取7剂，日1剂，水煎服。

二诊（2015年9月28日）：自述服药后精神变佳，自觉轻快感，汗出减轻，大便较前成形，脸色较前光泽；舌淡红，脉沉迟而略滑。效不更方，继服7剂至月经来潮。

三诊（2015年10月9日）：患者自述月经于2015年10月6日来潮，经色加深，溃疡未起，大便正常，诸症减轻，甚则消失。嘱其后续就诊巩固治疗。

患者未再就诊，2015年11月15日电话随访，溃疡未再发作，多汗消失，大便尚可，未再汗出，精力充沛。后再随访3个月，恢复正常。

【按语】经行口糜临床常见热症，多为阴虚火旺或胃火炽盛引起。褚老认为脉象现其本，本案之脉提示阳气不足，阴阳失和，当从肾论治，兼运脾湿，而不应一概从火热论治，处以大量滋阴清热解毒之品，需辨证施治，方有奇效。经行口糜、口渴，地图舌系火热表象，但患者面色晦暗，经行大便滞而不爽，乏力多汗，脉为沉迟而滑之象，仔细分辨，当为脾肾阳虚，湿滞不化之证。此患者素体阳虚，卫外不固，腠理不密，故易汗出；阳虚温化无力，脾运失职，湿阻气机，气血不能输布四方，加之湿性黏滞，故倦怠乏力；肾主黑色，阳虚则面色晦暗。本是脾肾阳虚，先后天乏源，肾精无继，阴液不足。兼之阳虚气化失职无以蒸腾津液，聚而成湿，损及阴液，可成阴虚之势。经期阴血下注冲任，此时阴虚更甚，故出现阴虚生热，加之阳不化湿，湿郁化热，出现经行口糜、地图舌，然本在阳虚湿盛，故经期便溏。故治以温肾助阳，健脾除湿，佐以少许滋阴、凉血之品。用药强调温补肾阳，利湿健脾，补泻同施，双管齐下。方中巴戟天温而不热，健脾开胃，既益元阳，复填阴水，有近效而又有速功；杜仲气温而补，益肾扶阳，山萸肉味酸性温，大能收敛元气，振作精神。《本草求真》言："凡水湿诸邪，靡不因其脾健而自除"，故用苍术、白术健脾燥湿行气，土茯苓解毒，除湿；佐以少量麦冬、生地黄阳中求阴，兼防除湿之燥；赤芍凉血活血，泽兰、通草活血利水。

二诊：患者服药后阳虚湿滞症状有所减轻，考虑到前方平和缓调，故效不更方，继服至月经来潮。投方得当，脾运得健，阴阳渐平，则诸症尽除。

十八、经行风疹块案

案1：蔡某某，女，23岁，学生。2009年4月21日初诊。

主诉：经行皮肤痒疹半年。

病史：患者13岁月经初潮，周期24天~27天一行，经期持续3~5天，末次月经：2009年4月3日，经量少，色淡，质可。近半年来每于经前1周开始周身皮肤起红疹、瘙痒，搔抓后增多，以四肢部多见，经净消退，经前再发，影响学习和生活，口服氯苯那敏（扑尔敏）等抗过敏药可暂时缓解。现症见：面色不华，肌肤枯燥；舌淡红，苔薄，脉虚数。

证候：阴血亏虚证。

治法：滋阴养血，疏风止痒。

方药：褚氏经验方消疹方加减：当归15g，生地20g，赤芍15g，丹皮15g，荆芥10g，防风10g，蝉蜕6g，黑芝麻30g，黄芪15g，地肤子15g，白鲜皮30g，制何首乌10g，生甘草6g。取10剂，日1剂，水煎服。嘱：忌食辛辣及海鲜。

依上方加减每次经前10天开始连服10剂，治疗3个周期痊愈。追访半年未复发。

【按语】经行风疹块的发作与月经周期密切相关，每值临经或行经期间而发，经净则消失，常反复发作，迁延不愈。褚老认为其病因多与血虚或血热有关，正如《诸病源候论》中所言："风瘙痒者，是体虚受风，风入腠理，与血气相搏，而俱往来在于皮肤之间"，说明本病的发生与血虚关系密切。女性"以血为用""气有余而血不足"，平素营阴不足，血虚生风，经期气血变化急骤，阴血愈虚，风热之邪乘虚而入，郁于肌凑，故发风疹。药用自拟消疹方加减，方中当归、生地、赤芍、荆芥、防风、首乌养血疏风；黄芪、甘草益气固表；胡麻仁养血润肤，白鲜皮祛风止痒。诸药合用，共奏养血润燥，祛风止痒之功。

案2：赵某，女，43岁，已婚。2010年5月21日初诊。

主诉：月经量少10余年，经行身发疹块8年余。

病史：14岁月经初潮，平素月经20~27天一行，末次月经：2010年5月17日。近10余年，经行量少，经期3~5天，色淡，质稀，有少量血块。8年来每于经行前后骶尾骨部出红色皮疹，无瘙痒。近半年自觉经前发热、乳房胀痛。现症见：情志不舒，烘热汗出，手脚心热，白带量少，阴部干涩；舌质红，苔黄燥，脉弦细证。

证候：阴虚肝旺证。

治法：经后期治以养阴清热疏肝；经前期治以养血祛风清热。

方药：①两地汤合丹栀逍遥散加减：生熟地各20g，地骨皮30g，玄参15g，麦冬15g，阿胶（烊化）20g，白芍30g，丹皮20g，栀子12g，柴胡12g，当归15g，白术10g，茯苓15g，薄荷（后下）20g，炙甘草5g。12剂（月经干净始用），日1剂，水煎服。②当归饮子加减：当归15g，生地20g，川芎10g，桃仁6g，红花15，丹皮20g，赤芍15g，徐长卿30g，蝉蜕6g，制首乌10g，荆芥10g，防风10g，苦参30g，石膏15g，川牛膝15g。8剂（经前8天始用），用法同前。③经期：血府逐瘀胶囊，每次4粒，每日3次，口服，治以活血化瘀通经，因势利导。

二诊（2010年6月17日）：患者月经于2010年6月14日来潮，经量色可，乳房胀痛及经行皮疹消失，余症均减，纳眠可，二便正常；舌质淡红，苔薄黄，脉弦细。按上方案加减巩固治疗3个周期。

电话回访至今皮疹未复发，月经正常。

【按语】该患者平素阴血不足，加之情志不畅，肝气郁结，郁久化火，更耗阴血，每至经行之时，阴血外泄而愈加虚馁，血虚生风，则发红疹。根据其经行风疹块兼月经量少、月经先期，并伴有经前发热、乳房胀痛、阴部干涩、情志不舒、烘热汗出、手脚心热等症状，结合舌脉认为系典型的肾阴不足，相火妄动之候。故经后选两地汤合丹栀逍遥散滋阴养血、疏肝清热以治本，经前用当归饮子加减，养血祛风清热以预防本病发生；经期活血化瘀，因势利导。根据月经周期不同时期的特点，辨证与周期治疗结合，则疾病向愈。

十九、经行浮肿案

马某，女，26 岁，未婚。2015 年 6 月 4 日初诊。

主诉：经行身体浮肿半年余，加重 2 个月。

病史：12 岁月经初潮，周期 26~29 天，8 天方净，量多色淡，无痛经及血块，末次月经：2015 年 5 月 10 日。半年来每至月经前则全身浮肿，月经干净后，浮肿渐消。近 2 个月经前浮肿发作较重，尤以面部及双下肢肿甚，面部浮肿，目窠如卧蚕，下肢浮肿按之凹陷，伴全身困重酸痛，腹胀纳减。患者 20 天前曾感冒发热，经服西药病情得到控制。现症见：仍有恶风低热，无汗，周身浮肿困重酸痛，下肢浮肿较重，咽部不适，咳嗽痰多。舌淡苔薄白，脉浮紧。辅助检查：血常规：白细胞 $10.3\times10^9/L$，中性粒细胞 $0.75\times10^9/L$，淋巴细胞 $0.25\times10^9/L$。体格检查：体温 37.3℃，咽部有淋巴滤泡增生。

证候：脾肾阳虚，外感风湿证。

治法：温肾健脾，宣肺解表。

方药：越婢加术汤合肾气丸加减：炙麻黄 9g，白术 20g，紫菀 10g，牛蒡子 15g，前胡 12g，金银花 15g，石膏 15g，制附子（先煎）9g，甘草 6g，山萸肉 15g，茯苓 30g，丹皮 15g，山药 30g，桂枝 12g，泽泻 12g，生姜 3 片。取 3 剂，日 1 剂，水煎服。3 剂药后，肿消大半，微汗出，小便增多，晚上仍有胸闷和微咳，未再发低热。上方减麻黄为 6g，石膏 12g，加牛膝 9g。继进 2 剂，浮肿全消，其他症状亦痊愈，月经来潮正常。嘱可继服归脾丸以健脾益气，养血固本。随访半年经行时未再出现浮肿。

【按语】经行浮肿多为浮肿伴随月经周期发生。褚老认为经行浮肿的发生，主要责之脾肺肾三脏。肾主水，为水脏，体内水液有赖于肾阳的蒸腾气化作用，才能正常运行输布。《素问·水热穴论》云："肾者，胃之关也，关门不利，故聚水而从其类也。"肾虚则气化失职，水液溢于肌肤为肿。《内经》云："诸湿肿满，皆属于脾""饮入于胃，游溢精气，上输于脾，脾气散精，上归于肺，通调水道，下输膀胱，水精四布，五经并行"。脾主运化水湿，若运化功能失职，则脾湿过盛，停于肌肤则为水肿。肺为水上之源，若肺失肃降，则不能通调水道，下输膀胱，水津不布，弥漫三焦则发为水肿。本案实为脾肾阳虚，外感风邪，湿而复风，风水合邪，肺失宣降，玄府闭塞，遂成风水之病。但仅仅服用补肾温阳、化湿消肿之药不易起效，若只抓住其长期出现经行浮肿、月经量多色淡、经期长、腹胀纳减、腰膝酸软等症状，而对其恶风身热、咳嗽身痛及曾感冒发热的过程及症状忽略和问诊不详，容易造成辨证不准，贻误病机。方用越婢加术汤祛风行水以治表，合肾气丸温肾健脾、利水消肿以治本，肾脾肺同治。故临证当细心审查，问诊翔实，辨证准确，方能奏效。但本病因病程长，且伴随月经而发，故平素补脾治本，脾气健运，则水湿运化正常，因而平素治本调经非常重要。

二十、经行情志异常案

闫某，女，43 岁。2016 年 10 月 28 初诊。

主诉：月经不能自然来潮伴经行烦躁 3 月余。

病史：患者平素月经周期规律，13 岁月经初潮，30 天一至，经行 7 天，量可，色红，有血块，无痛经，经前乳房胀，余无不适。1 年前，因夫妻离异，出现月经不规律，1~2 个月来潮 1 次，经行 2~3 天，近 3 个月不服黄体酮月经不能自然来潮，量少，色暗，有血块，无痛经，经前乳房胀，经行情绪烦躁，低落，余无不适，末次月经：2016 年 10 月 3 日（服用黄体酮后），月经量少，3 天干净，经行情绪烦躁。现症见：

白带量少，同房时干涩，纳可，眠差，多梦，质量差，醒后困乏，小便正常，偶有大便不成形；舌淡、苔黄、边有齿痕，脉沉弦。辅助检查：2016 年 10 月 5 日（月经第 3 天）内分泌六项：FSH 5.12mIU/ml；LH 4.01mIU/ml；PRL 18.26ng/ml；E_2 127pmol/L；P 0.6ng/ml；T 0.24nmol/L。孕产史：$G_5P_1A_4$（2004 年剖娩一男活婴，2011 年因计划外行人工流产术）。

证候：肝郁血瘀，脾肾亏损证。

治法：疏肝解郁，补肾祛瘀。

方药：褚老经验方二紫汤加减：紫石英 30g，巴戟天 15g，仙灵脾 15g，茯神 15g，党参 10g，白芍 15g，女贞子 15g，柴胡 12g，砂仁（后下）6g，当归 10g，生地 24g，薄荷（后下）15g，丹参 30g，知母 10g，黄柏 15g，合欢皮 15g，山药 30g，白术 15g，炙甘草 5g。取 10 剂，日 1 剂，水煎服。

二诊（2016 年 11 月 11 日）：月经于 2016 年 11 月 9 日来潮，量少，色暗，有血块，经前乳房胀痛较前减轻，性情烦躁较轻亦减轻，睡眠好转，给予疏肝理气、活血化瘀的桃红四物汤加减：当归 15g，川芎 20g，赤芍 15g，生地 24g，红花 15g，桃仁 6g，百合 15g，柴胡 12g，枳壳 10g，郁金 15g，川牛膝 10g。取 3 剂，日 1 剂，水煎服。月经干净后继服首诊方，取 20 剂，日 1 剂，水煎服。

三诊（2016 年 12 月 20 日）：月经于 2016 年 12 月 16 日来潮，2 天净，量较前略多，色暗红，偶有小血块，患者自诉月经后白带量多，质稀，呈水样，无味，无阴痒，纳可，眠差，多梦，大便秘结，小便正常；舌淡，苔薄，脉沉弦，服药后无不适。因患者不愿口服汤药，遂给予中成药序贯治疗。方药：非经期：调经助孕胶囊（褚老经验方二紫方制成的院内制剂），日 3 次，每次 4 粒；丹栀逍遥片，日 3 次，每次 4 片。经期：血府逐瘀颗粒，日 3 次，每次 1 包。

继续依上方案连续治疗 3 个月经周期，停用黄体酮，中药巩固治疗 3 个月，经行烦躁及经前乳房胀痛症状逐渐消失，月经周期正常，电话随访无异常。

【按语】每逢经期出现周期性的情志异常，如烦躁易怒，悲伤啼哭，或情志抑郁，喃喃自语，甚或狂躁不安，经后又复如常人者，为经行情志异常，又称周期性情志异常。亦有称为“周期性精神病者”。《妇科一百七症发明》则责之于心、肝二脏为患：“经来狂言如见鬼神，……肝必先郁而后怒，……心必先热而后狂。”褚老认为本病主要因恚郁恼怒伤肝，木火偏亢；或忧思积虑，暗耗心液，心血不足，神不守舍；或脾虚痰盛，痰热扰心所致。结合本医案，患者多次孕产损伤冲任，且年近七七，易耗损肾精，肾-天癸-冲任-胞宫轴失调，导致月经紊乱，不能按月来潮，母病及子，肾损及肝，肝郁疏泄不畅则血瘀，因此经前乳房胀痛，经行烦躁，眠差，月经量少色暗。褚老临证诊治时顺应人体气血阴阳自然规律，运用中药周期疗法，非经期以丹栀逍遥片疏肝解郁，二紫方加味补脾肾调经；经期以血府逐瘀颗粒疏肝理气，活血祛瘀，因势利导促进子宫内膜完整脱落及再生。经以上方案连续治疗3个月经周期则脾肾得补，肝气得疏，故经期正常，经行情志异常得以改善。

二十一、绝经前后诸证案

案1：王某，女，50岁。2012年2月29日初诊。

主诉：烘热汗出8年，小便余沥不尽反复发作6年。

病史：患者平素月经规律，8年前开始月经紊乱，伴见潮热汗出，末次月经：2010年11月。6年前开始出现小便余沥不尽伴灼热感，无尿痛，反复发作。2008年发现尿道息肉并于同年在153医院手术切除，术后症状未减轻，膀胱镜及B超检查无异常发现，故来诊。现症见：小便余沥不尽，烘热汗出，时有心慌，失眠，饮食可，大便正常；舌尖红，苔薄黄，脉沉弦。孕产史：$G_3P_1A_2$。

证候：心肾不足，湿热下注证。

治法：滋肾宁心，清热利湿。

方药：萹蓄30g，瞿麦15g，滑石30g，生地黄20g，栀子12g，金银花30g，白茅根30g，冬葵子15g，黄柏10g，土茯苓

15g，车前子（包煎）15g，生甘草 5g。10 剂，日 1 剂，水煎服。

二诊（2012 年 3 月 17 日）：小便不适症状无明显减轻，盗汗、失眠，时有头晕心慌，口干；舌红苔薄黄而燥，脉弦。

方药：杞菊地黄丸加减：枸杞子 20g，黄芪 30g，生地黄 20g，山药 30g，山萸肉 10g，牡丹皮 15g，白茅根 30g，炙远志 6g，炒枣仁 15g，五味子 15g，乌梅 10g，郁金 12g，石菖蒲 10g，炙甘草 5g。10 剂，服法同前。

三诊（2012 年 4 月 14 日）：服药后口干缓解，小便余沥不尽有所减轻，眠差，下午头部隐痛；舌淡红，苔厚腻，脉滑。效不更方，守上方减山药加川芎 20g，茯神 15g。10 剂，服法同前。

依此为底方随症化裁治疗 1 个月，诸证消失。

【按语】女子经、孕、产、乳数伤于血，故其“阳常有余，阴常不足”。《素问・阴阳应象大论》曾言：“年四十而阴气自半也，起居衰矣”，女性年逾七七，阴血愈显不足，兼之素体虚弱，阴阳失调，阴不潜阳，则潮热汗出；湿热之邪乘虚而入，居于膀胱，则小便灼热、余沥不尽；湿热伤阴，使阴虚难复，阴虚正衰，湿热留恋，故而潮热汗出、小便不适，久治不愈；肾阴不足，不能上济于心，而心阴不足，心火偏旺，则心悸、失眠；舌脉为阴虚内热之象。治当滋肾宁心安神，清热利湿通淋。首选《太平惠民和剂局方》之八正散化裁，重在清热利湿，稍佐滋阴，方中萹蓄、瞿麦、滑石、冬葵子、车前子、黄柏、土茯苓、白茅根清热渗湿，利尿通淋；栀子、金银花清热泻火除烦，生地黄滋阴凉血清热，生甘草调和诸药。二诊时诸恙未有改善，又增盗汗、乏力、心慌、口干等症，考虑为清泻太过，滋补不足，不但湿热未除，气阴反伤，故改为滋阴补肾、清心安神为主，以杞菊地黄汤增损。方中枸杞子、生地黄、山药、山萸肉滋肾养血，益阴清热；黄芪、五味子、乌梅益气养阴，生津敛汗；牡丹皮入血分，清血分伏热；炙远志、炒枣仁养心阴，安心神；郁金、石菖蒲解郁行气，化湿开窍；白茅根清热利尿，使湿热从小便而出，炙甘草调和诸药。

全方补中有通，补不恋邪，通不伤正，收效显著。本案系阴虚、湿热胶结所致，虚实夹杂，但重在本虚，治疗应辨清邪正偏倚，投药宜把握虚实轻重，多年顽疾才能治愈。

案2：丁某，女，41岁。2016年11月24日初诊。

主诉：月经停闭2月余，伴烘热汗出。

病史：平素月经规律，近3年无明显诱因出现月经周期先后不定，15~65天一行，前次月经：2016年8月19日，末次月经：2016年9月9日，量中，曾用黄体酮、中药治疗，无改善，现月经停闭2月余，伴烘热汗出故来诊。现症见：烘热汗出，急躁易怒，心慌乏力，纳差，食后胃胀，泛酸，多梦，便干，小便正常；舌质红，苔薄黄而燥，脉沉缓无力。孕产史：$G_3P_2A_1$。HCG 1.2mIU/ml。

证候：脾虚肝旺，阴阳失调证。

治法：健脾抑肝，调和阴阳。

方药：桂枝10g，白芍药10g，太子参15g，生白术30g，厚朴花15g，茯苓15g，煅瓦楞子15g，黄连6g，莲子心6g，制大黄6g，黄芩12g，合欢皮15g，炙远志6g，炙甘草6g，生姜9g，大枣15g。取7剂，水煎服，日1剂。

二诊（2016年12月1日）：月经仍未潮，烘热汗出症状明显减轻，食欲渐佳，纳眠可，二便如常；舌质红，苔薄黄而燥，脉沉弦。方药：当归15g，川芎10g，赤芍药15g，红花15g，枳壳12g，柴胡12g，炒桃仁6g，桔梗6g，川牛膝15g，煅瓦楞子15g，制大黄10g，炙远志6g，合欢皮15g。10剂，服法同前。

三诊（2016年12月13日）：月经于2016年12月9日来潮，持续4天，量少，无血块，偶有烘热汗出，纳眠可，大便黏滞不爽，小便正常；舌尖红，脉沉细。2016年12月10日查性激素六项：FSH 21.34mIU/ml，LH 29.18mIU/ml，PRL 8.73ng/ml，E_2 135pg/ml，P 1.20ng/ml，T 0.20ng/ml。守首诊方减大黄，加枳壳12g，姜半夏10g，15剂，服法如前，药尽诸恙皆除。

【按语】孙思邈《备急千金要方》云：“女子嗜欲多于丈

夫，感病倍于男子，加之慈恋爱憎，嫉妒忧恚，染着坚牢，情不自抑。”说明女性容易因情志过激而致病。患者因七情伤肝，肝郁化火，阴阳失调，则急躁易怒，烘热汗出；肝郁疏泄失度，则月经先后不定；肝旺横克脾土，致脾虚，中焦失运，故纳差、食后胃胀、泛酸；脾虚，气血生化不足，失于濡养，则乏力、心慌；心神失养，君相火旺则多梦；热邪伤津，则便干；舌脉亦为脾虚肝旺之象。治以健脾益气，凉肝清心，调理阴阳。方中太子参、白术、茯苓补脾益气，健运中州；合欢皮、黄芩、莲子心、炙远志疏肝解郁，清君相之火，宁心安神；煅瓦楞子、厚朴花、黄连、制大黄行气宽中，清热制酸；桂枝汤和营卫，调阴阳。二诊时烘热汗出明显缓解，余症去除，脾虚得复，但肝郁里热尚存，肝气郁结则血行不畅，经水迟迟不潮，故改疏肝清热、行气活血之法，投以血府逐瘀汤加减，以引血下行，使热随经泻。三诊时经血已下，余热未尽，脾运受挫，再投首诊方去寒凉之大黄，加枳壳、半夏行气化湿和胃，调理善后。

案3：王某，女，48岁。2010年5月20日首诊。

主诉：潮热肢冷，心烦急躁半年，加重1个月。

病史：患者断经1年余，近半年时有潮热肢冷，心烦急躁，未治疗，近1个月症状加重，故来诊。现症见：潮热肢冷，心烦急躁，口干咽燥，失眠多梦，眼干无泪，阴部干涩，大便干结；舌红、苔薄，脉细。

既往史：患干燥综合征2年。

证候：肾阴亏虚证。

治法：滋养肝肾，清心安神。

方药：生地黄30g，山萸肉20g，石斛20g，枸杞子20g，炙百合30g，淮小麦30g，炒枣仁30g，桂枝10g，白芍药10g，麦冬15g，五味子15g，柏子仁15g，知母15g，炙甘草6g，生姜3片，大枣5枚。7剂，水煎，每日1剂，早晚空腹分服。并嘱其调理情志，乐观向上，宽容大度，以平和的心态对待工作、生活及疾病。

二诊来诉药后诸症有所减轻，遂以该方加减调服26剂，眼干、口干咽燥之症大为缓解，余症消失。

【按语】本例系绝经诸症合并有干燥综合征。干燥综合征是一种以泪液、唾液分泌减少为特征的慢性自身免疫性疾病，多见于45~55岁的女性，其发病原因尚不清楚。女子“阴常不足，阳常有余”。患者年近七七，历经经、孕、产、乳，阴血数伤，则阴液亏虚，天癸已竭。阴虚阳浮，阴阳不济，营卫不和则潮热、肢冷；肾水不足，脏阴皆虚，肝木失养，心火不济，致心肝火旺，则心烦急躁，失眠多梦；阴津亏虚，失于濡养，燥从内生，则眼干无泪，口干咽燥，阴道干涩、大便干结；舌红、脉细为一派阴虚津亏之象。两病不同，病机则一。用百合地黄汤可滋养肝肾、清心安神；桂枝汤以滋阴和阳，调和营卫；甘麦大枣汤养心安神，缓燥和中；加山萸肉、枸杞子、石斛、麦冬、知母滋养肝肾，清热生津；五味子、柏子仁养心安神，润肠通便。诸药合用，使脏阴得养，营卫相和，阴阳协调，神魂安宁。褚老巧用《金匮要略》三方，切中病机，身心同调，而获佳效。

案4：赵某，女，45岁。2016年09月27日初诊

主诉：停经伴潮热汗出3月余。

病史：近1年月经周期紊乱，时提前时错后，15天~3个月来潮一次，经行5~6天，末次月经：2016年6月，量色可，经行无不适。现停经3个月，并见潮热汗出，故来诊。现症见：潮热汗出，烦躁易怒，乏力，记忆力减退，眼睛昏花，口干欲饮，眠差多梦，纳可，大便秘结，小便正常；舌质暗红，苔薄黄，脉沉滑。

证候：阴虚肝旺证。

治法：滋肾益阴，柔肝清热。

方药：蜜百合30g，生、熟地黄各18g，白芍药10g，当归15g，山茱萸15g，茯苓15g，柴胡12g，牡丹皮15g，栀子12g，石斛20g，枸杞20g，炙甘草6g，生姜3片，大枣5枚。取15剂，日1剂，水煎服。

二诊（2016年10月18日）：烦躁及烘热汗出明显减轻，乏力，健忘，眼花，偶有耳鸣，心怯易惊，口干欲饮，纳眠

可，二便正常；舌质暗红，苔薄白，脉沉细。方药：蜜百合30g，生地黄18g，桂枝10g，白芍药10g，黄芪30g，当归15g，太子参15g，炒白术10g，茯神15g，制远志6g，炒枣仁15g，五味子15g，菊花10g，龙眼肉10g，莲子心6g，炙甘草6g，生姜、大枣引。取15剂，服法同前。

三诊（2016年11月8日）：潮热汗出已除，纳眠可，仍乏力，二便正常；舌质红，苔薄白，脉沉细。依上方减太子参，加西洋参（另炖）10g，升麻6g，取15剂，服法同前。药尽诸恙随去。

【按语】《素问·上古天真论》云："七七任脉虚，太冲脉衰少，天癸竭，地道不通，故形坏而无子也。"妇女年近七七，机体处于肾气渐衰、天癸渐竭、冲任二脉虚衰的正常生理衰退过程，一般健康女性常可自身调节逐渐适应，而有的妇女则易受到内外因素的影响，使肾之阴阳失衡而致绝经诸症。肾为五脏六腑之本，内寄元阴元阳，《景岳全书·命门余义》言其："五脏之阴气，非此不能滋；五脏之阳气，非此不能发"。而肾之阴阳失调，往往进一步涉及心、肝、脾等脏腑，并生痰湿、气郁、瘀血等，致虚实夹杂，诸症丛生。因妇女一生"有余于气，不足于血"，故在临床上肾阴虚者多见。本案即为肾阴不足，水不涵木，肝体失养，则肝火妄动，而见潮热汗出、烦躁易怒；肝肾不足，失于滋养，则记忆力减退、眼睛昏花、口干欲饮、大便秘结；肾阴虚不能上济于心，心火偏亢，眠差多梦。方中蜜百合性甘，微寒，养阴清心安神；熟地黄质润入肾，善滋补肾阴，古人云其："大补五脏真阴"，《本草纲目》谓其："填骨髓，长肌肉，生精血，补五脏内伤不足，通血脉，利耳目，黑须发"，与生地黄并用强其养阴之力，增加清热之功；山萸肉性温而不燥，补益肝肾，又能涩精，《别录》言其："强阴益精，安五藏，通九窍"；当归、枸杞、白芍药养血柔肝，敛阴和营；栀子入气分，泻火除烦，《本草衍义》云其："脏腑无润养，内生虚热，非此物不可去"；牡丹皮走血分，散血分之瘀热；石斛养阴清热，《神农本草经》曰其："补五脏虚劳羸瘦，强阴。久服厚肠胃；轻身延年"；柴胡疏肝解郁，苓、草、姜、枣健脾益气，既助先天，又可防滋腻、寒凉之品碍胃。二诊阴虚内热之象明显缓解，心脾不足之征较为突出，改投百合地黄汤、归脾汤合桂枝汤化裁，在滋阴清热的基础上补益心脾，调和阴阳。金元四大家之一的刘完素曾指出："天癸已绝，乃属太阴经也"，是故本病之治，调理后天脾胃不容忽视。

第二节 带 下 病

一、带下过多案

案 1：邢某某，女，31 岁。2016 年 6 月 2 日初诊。

主诉：带下偏多，色黄有酸臭味 2 年余。

病史：患者近 2 年无明显诱因出现白带量偏多，色黄，质时稀时呈脓性，有酸臭味，同房后症状明显，甚则腹痛，腰酸困不舒。外用百安洗液、苦参凝胶等后症状缓解，但仍反复出现。现症见：带下量多，色黄，味酸臭，无阴痒，小腹下坠，易疲乏无力；纳食欠佳，夜眠正常，大便不成形，有解不尽感，小便正常；舌淡红，边有齿痕，苔薄黄，脉沉细。平素月经规律，周期 28~30 天，月经于 2016 年 5 月 18 日来潮，7 天净，量可，色暗红。既往史：反流性食管炎病史。孕产史：$G_1P_0A_1$（2014 年因计划外妊娠行人流术）。

证候：脾虚湿热证。

治法：健脾益气，清热利湿。

方药：黄芪 30g，太子参 15g，炒白术 10g，苍术 10g，山药 30g，茯苓 15g，车前草 30g，黄柏 10g，黄连 6g，姜半夏 10g，木香 6g，砂仁（后下）6g，延胡索 15g，陈皮 15g，炙甘草 6g。15 剂，水煎服，每日 1 剂。并给予百安洗液稀释外洗及硝呋太尔制霉菌素阴道栓每晚 1 粒阴塞。嘱经期停药。

二诊（2016 年 6 月 23 日）：服药 7 剂后，白带量明显减少，轻微酸臭味，无阴痒，乏力减轻，胃纳渐馨，大便好转。月经于 2016 年 6 月 16 日来潮，5 天净，量可，色暗红，纳可，夜眠多梦，大便溏，小便正常；舌淡红，边有齿痕，苔薄黄，脉沉细。患者服药后诸证明显改善，继守原方加莲子心6g以清心安神，取15付，水煎服，每日1剂。

三诊（2016年7月13日）：服药后白带量基本正常，唯觉小腹偶有下坠感。嘱口服补中益气丸。3个月后随访无复发。

【按语】带下过多是指带下量明显增多，色、质、气味异常或伴有局部及全身症状者。其主要病机是湿邪伤及任带二脉，任脉不固，带脉失约。《傅青主女科》中有云："夫带下俱是湿症。而以'带'名者，因带脉不能约束，而有此病，故以名之。"本例患者素体脾虚，运化失司，湿邪下注，损伤任带，使任脉不固，带脉失约而致带下过多；湿邪阻滞，日久蕴而化热。褚老认为治脾宜升、宜燥，多选用完带汤加减。完带汤出自《傅青主女科》，原方治"妇人有终年累月下流白物，如涕如唾，不能禁止，甚则臭秽者，所谓白带也"。褚老于原方中加黄芪以益气健脾，黄芪甘温，善入脾胃，为补中益气要药，常与党参相须而用；易党参为太子参，取其补气健脾之功，而兼有清热养阴之效；炒白术、山药、茯苓、炙甘草益气健脾，白术健脾阳，山药益脾阴；苍术、陈皮、半夏燥湿健脾，行气和胃；木香、砂仁健脾醒胃；车前子、茯苓利水渗湿；黄柏、黄连清热燥湿。诸药合用，以达健脾益气、清热利湿之效。因此患者服用后带下过多症状明显改善，而以补中益气丸调补善后，胃纳欠佳、大便稀等症状随之痊愈。

案2：孙某，女，41岁。2016年7月5日初诊。

主诉：白带量多3月余。

病史：近3个月来无明显诱因出现白带量多，不能自理。现症见：白带量多，质黏稠，色淡黄，有腥味，无阴痒，易感疲乏；舌淡红，边有齿痕，苔薄黄，脉沉细；纳眠可，大便黏滞不爽，小便正常。平素月经规律，24天一行，4天净，量色可，少量血块，经前及经期腰酸困，末次月经：2016年6月28日。孕产史：$G_4P_2A_2$，2006年、2010年分别自娩一男一女活婴，2次均因计划外妊娠行人工流产术。

证候：脾肾两虚兼湿热证。

治法：健脾固肾，清热止带。

方药：白果10g，芡实10g，车前子（包煎）15g，黄柏10g，山药30g，党参10g，炒白术10g，苍术10g，茯苓15g，茜草12g，乌贼骨10g，金樱子12g，川续断30g，炙甘草6g。15剂，水煎服，每日1剂。

二诊（2016年7月19日）：服药后白带较前减少，腥味较前减轻，偶有阴痒，纳可，夜眠易醒，小便正常，大便不成形。守原方减金樱子，15剂，水煎服，每日1剂。

三诊（2016年8月16日）：服药后白带基本正常，经期腰酸亦明显减轻，偶有白带量多，质稀，色淡黄，无异味，无阴痒；平时易怕冷，纳可，眠差，多梦易醒，二便正常；舌质胖大，有齿痕，苔白腻。继守首诊方减黄柏，加白芷10g，合欢皮15g，10剂，水煎服，每日1剂。

依三诊方案巩固治疗2个月，白带正常，后间断口服补中益气丸。随访该患者1年无复发。

【按语】带下过多由湿盛所致，临床上以湿热下注证最为常见。《傅青主女科》云："妇人有带下而色黄者，宛如黄茶浓汁，其气腥秽，所谓黄带是也"，"夫黄带乃任脉之湿热也"。褚老对临证中带下过多属湿热者，常用易黄汤加减。原方中重用山药、芡实补脾益肾、固涩止带为君；白果收涩止带，兼除湿热为臣药；少量黄柏苦寒入肾，清热燥湿，车前子甘寒，清热利湿，共为佐药。《傅青主女科》云："此不特治黄带方也，凡有带病者，均可治之，而治带黄者，功更奇也。盖山药、芡实专补任脉之虚，又能利水，加白果引入任脉之中，更为便捷，所以奏功之速也。至于用黄柏，清肾中之火也。肾与任脉相通以相济，解肾中之火，即解任脉之热矣。"综观患者脉证，疲乏无力，舌边有齿痕，属脾虚之象，究其湿热之因，乃脾虚失于运化所致。故加用党参、白术、苍术、茯苓等健脾益气，以增运化水湿之力；用茜草合黄柏以增其清热之效，乌贼骨、金樱子收涩止带，川续断补肾固冲，炙甘草健脾益气，调和诸药。依方服用1个月后带下减少，则减收涩之金樱子及清热之黄柏，而增加燥湿止带之白芷，后以补中益气丸巩固治疗，而收良效。

案3：连某，女，62岁。2017年2月16日初诊。

主诉：外阴肿痛伴带下量多2年余。

病史：患者断经5年余。2年前无明显诱因出现外阴肿痛，伴带下量多，色黄，曾于外院诊断为老年性阴道炎，给予外洗及阴塞药物治疗。2017年1月18日于当地医院病理活检示：外阴部皮肤表皮下慢性炎症，表皮细胞增生；TCT：良性反应；给予抗感染、外洗、阴塞、雌三醇乳膏外用，症状反复发作。现症见：白带量多，色黄，无异味，外阴肿痛明显，时有溃疡，坐立难安；舌红，苔薄黄燥，脉沉细而数。

证候：阴虚湿热证。

治法：滋养肾阴，清热利湿。

方药：知母20g，黄柏10g，生地黄18g，山药30g，山茱萸15g，牡丹皮15g，土茯苓30g，泽泻12g，丹参30g，延胡索15g。取15剂，水煎服，每日1剂。另取苦参30g，黄柏15g，蛇床子30g，地肤子30g，蒲公英30g，艾叶15g，覆盆子15g，淫羊藿30g，百部15g，甘草10g。取7剂，水煎外洗，每日1剂。嘱停用雌三醇乳膏，穿宽松透气衣裤。

二诊（2017年3月9日）：用药后白带明显减少，外阴肿痛基本消失。现症见：带下量时有偏多，色偏黄，有时夜间盗汗，心烦，纳眠可，二便正常；舌暗红，苔薄黄，脉沉细。守首诊口服方加浮小麦30g，炙甘草6g，继服15剂。

三诊（2017年3月24日）：上药基本服完，目前带下正常，无外阴肿痛，唯时有盗汗、心烦。嘱口服知柏地黄丸，随访半年未复发。

【按语】患者年老体虚，真阴渐亏，相火偏旺，复感湿邪，而发为带下过多。湿性重浊，性趋下行，流注于外阴，故见外阴肿痛；阴虚生内热，则阴部痒痛，舌红，脉细数。临床常选知柏地黄汤加减内服，配合外用药物。方中知柏地黄汤滋阴降火，易茯苓为土茯苓，解毒利湿。《滇南本草》载："治五淋白浊，兼治杨梅疮毒、丹毒。"加丹参、延胡索活血止痛，并为引经药。外用药以《中医妇科学》（1979版）中蛇床子散加减，外洗清热燥湿，杀虫止痒。因患者已绝经5年余，体内雌激素水平低下，西医治疗给予雌激素乳膏外涂，可改善阴道内环境，但也可刺激局部发育，恐加重外阴红肿，故嘱其停用。经半个月治疗后，患者白带明显减少，外阴红肿基本消失，于原方中加浮小麦、炙甘草，取甘麦大枣汤之意。后以知柏地黄丸巩固治疗，效如桴鼓。

案4：王某，女，50岁，2007年4月19日初诊。

主诉：外阴痒伴带下量多10余天。

病史：10余天前出现白带量多，色白，如豆渣样，阴痒甚，曾在外院给予双唑泰阴道泡腾片、甲硝唑栓、己烯雌酚等治疗，效欠佳。现症见：白带量多，如豆渣样，小便不利，如线样，膀胱憋胀感；舌红，苔黄腻，脉弦。妇科检查见阴道大量黄色分泌物，呈凝乳状。患者已断经2年余。

证候：湿热下注证。

治法：清热止淋，利湿止带。

方药：萹蓄30g，瞿麦10g，滑石30g，生地黄20g，栀子12g，黄柏10g，白茅根30g，冬葵子15g，茯苓15g，金银花30g，生甘草15g，车前子（包煎）15g。7剂，水煎服，每日1剂。另给予红核洗液外洗，双唑泰泡腾片阴塞治疗。嘱多饮水，多排尿，禁食辛辣刺激之品。

二诊（2007年4月26日）：服用后小便转利，阴痒亦明显好转，白带量稍多，无明显异味。改用龙胆泻肝丸继服1周，随访3个月无复发。

【按语】湿热蕴结于下焦，损伤任带二脉，而致带下过多，如豆渣样，阴痒难忍；湿热下注膀胱，水道不利，而见小便不利，淋漓难出。褚老选用八正散加减清热利湿，止淋止带，辨证明确，疗效显著。八正散出自《太平惠民和剂局方》，原方"治大人、小儿心经邪热，一切蕴毒……"。《方剂学》中将其列入祛湿剂，主治湿热淋证。褚老认为湿热之邪除易下注损伤任带外，亦易蕴结膀胱，引起泌尿系统症状，故选用八正散加减治疗，于原方中去木通、大黄，加黄柏、金银花、生地黄清热泻火，白茅根、冬葵子清热利尿，而收利水通淋，兼利湿止带之效。患者小便转利、症状好转后，口服龙胆泻肝丸清泻余热，病愈未复发。

案5：张某，女，42岁。2016年8月23日初诊。

主诉：间断性外阴瘙痒伴带下量多3年余。

病史：3年前无诱因见外阴瘙疡反复发作，白带量多，色淡黄，质黏，有异味，曾用外洗剂治疗罔效。现症见：白带量多，色淡黄，腥臭味；纳眠可，小便正常，大便偏溏；舌质红，苔薄黄，脉弦细。平素月经规律，末次月经：2016年8月2日，量色正常。妇科检查：外阴：已婚已产式；阴道：畅，分泌物量多，色淡黄，有腥臭味；宫颈：肥大，光滑；宫体：后位，活动度可，无压痛；双侧附件压痛阴性。白带常规：清洁度Ⅲ度，BV（+）。

证候：湿热下注证。

治法：清热利湿止带。

方药：苦参30g，黄柏15g，蛇床子30g，地肤子30g，公英30g，野菊花30g，川椒10g，百部15g，艾叶10g，枯矾5g，苍术15g。取7剂，日1剂，煎汤外洗。配合复方甲硝唑阴道栓阴塞及中成药龙胆泻肝丸口服。

二诊（2016年9月6日）：治疗后白带减少，仍觉较正常量多，无阴痒，大便偏溏，小便正常。月经于2016年8月27日来潮，量色如常，经前乳房胀痛明显。守首诊方取7剂，煎汤外洗。另给予口服方药：牡丹皮15g，栀子12g，当归15g，白芍药30g，柴胡12g，茯苓15g，炒白术10g，浙贝母10g，连翘20g，僵蚕6g，山慈菇10g，鹿角霜15g，炙甘草6g。取15剂，日1剂，水煎服，分早晚温服。

三诊给予丹栀逍遥丸口服巩固治疗2周，经前乳胀明显好转，随访3个月带下过多无复发。

【按语】《傅青主女科》认为“带下俱是湿证”，临床常见湿热下注所致带下过多。蛇床子散为1979年版《中医妇科学》中的外洗方，方中共蛇床子、川椒、明矾、苦参、百部5味药，可奏杀虫止痒之效。褚老根据患者症状，加入黄柏、苍术清热利湿，地肤子、艾叶杀虫止痒，公英、野菊花清热解毒。并配以复方甲硝唑阴道栓杀菌抗炎，口服龙胆泻肝丸清热利湿。经治疗后白带减少，阴痒消失，但经前乳房胀痛明显，大便偏溏，为肝郁脾弱之证，改用丹栀逍遥散方加减口服疏肝清热，散结止痛，治疗后症状好转，带下过多亦未复发。

二、带下过少案

郭某，女，44 岁。2017 年 1 月 6 日初诊。

主诉：经前阴痒伴白带量少 4 个月。

病史：4 月前无明显诱因出现阴痒，白带量少，阴道干涩及性交不适，自用甲硝唑栓阴塞治疗后症状改善，停药后上述症状复发。现症见：白带量少，无阴道灼热感，月经量偏少，色可；纳食欠佳，易腹胀，眠可，大便秘结，2~3 天一解，小便正常；舌红，苔少，脉弦细。平素月经规律，周期 28 天，经行 3 天净，量偏少，色可，偶有血块。孕产史：$G_6P_2A_4$（1997 年自娩一女活婴，2001 年自娩一男活婴，人流 4 次）。

证候：肾阴不足，脾气虚弱证。

治法：滋肾养阴，理气和胃。

方药：知母 20g，黄柏 10g，生地黄 18g，山萸肉 20g，山药 30g，牡丹皮 15g，玄参 20g，麦冬 15g，石斛 20g，枳壳 12g，黄芩 12g，栀子 12g，厚朴 15g，姜半夏 15g，甘草 6g，大黄（后下）10g。取 15 剂，水煎服，日 1 剂。

二诊（2017 年 1 月 20 日）：治疗后自觉白带增多，阴道干涩感有所改善，月经量也有所增多，仍觉胃胀纳差，便干难解。继服上药减石斛、知母、黄柏、山药，加木香 6g，党参 15g，生白术 30g。取 15 剂，水煎服，日 1 剂。

三诊（2017 年 2 月 9 日）：服药后白带量基本正常，胃纳渐馨，腹胀消失。嘱常服六味地黄丸合香砂养胃丸口服巩固治疗，随访 3 个月白带正常。

【按语】 带下过少指带下量明显减少，导致阴中干涩痒痛，主要病机为阴液不足，不能渗润阴道。患者年逾六七，三阳脉衰，肾精渐亏，血少津乏，阴液不充，任带失养，带下量少，阴道失于润泽。褚老治疗从肾脾出发，滋养肾阴，兼以健脾理气，选用知柏地黄汤合增液汤加减。方中知母、黄柏、牡丹皮、栀子、黄芩清泻虚火，生地黄滋阴补肾，山萸肉补养肝肾，山药健脾益阴，亦能固肾，玄参、麦冬、石斛滋阴增液，枳壳、厚朴、姜半夏降气和胃，大黄清热通便，甘草调和诸药，全方肾脾兼顾，补先天不忘后天，加减治疗，诸证消失。

第三节　妊　娠　病

一、恶阻案

案 1：李某，女，34 岁，2016 年 6 月 9 日初诊。

主诉：停经 11^{+4}周，恶心呕吐，甚至食入即吐 1 月余。

病史：平素月经规律，因双侧输卵管阻塞于 2016 年 4 月 4 日行胚胎移植术（2 个），自 2016 年 4 月 27 日早孕反应明显，食后即吐，经当地医院输液后症状缓解，后症状反复，现仍呕吐频繁，甚至食后皆吐，只能进食流质食物，近 1 个月来体重下降 10 斤左右。现症见：纳少，有饥饿感，但不能食，眠可，大便干结，3～4 天一行，小便正常；舌质淡，边有齿痕，苔薄黄，脉滑弱。2016 年 5 月 17 日彩超：宫内早孕（两个妊娠囊大小分别为 50mm×21mm、45mm×21mm），双胚胎存活（双孕囊）。今日查尿常规示：酮体（++），尿蛋白（±）。既往史：2015 年于河南省妇幼保健院行子宫息肉摘除术。孕产史：G_1P_0。

证候：脾胃虚弱证。

治法：健脾和胃，降逆止呕。

方药：太子参 15g，炒白术 10g，茯苓 15g，陈皮 12g，苏梗 15g，黄连 6g，砂仁（后下）6g，姜竹茹 12g，木香 6g，炙甘草 6g，生姜 9g。取 7 剂，日 1 剂，水煎少量频服，以姜汁为引。嘱少量多餐，进食清淡易消化食物。

二诊（2016 年 6 月 21 日）：上药于 10 天内基本服完，刚开始每日半剂，两三天后逐渐增多，胃口逐渐好转，每餐能进食小半碗，每日仍有呕吐 3～4 次，大便仍偏干，小便正常。复查尿常规：酮体（+），尿蛋白（-）。诸症好转，效不更方，原方取 7 剂，日 1 剂，水煎少量频服，以姜汁为引。医嘱同前。

三诊（2016 年 6 月 28 日）：现停经 14^{+2} 周，恶心呕吐基本消失，复查尿常规：酮体（-），尿蛋白（-）。嘱定期围产保健检查。

【按语】恶阻多发生于妊娠 6～8 周，多于妊娠 12 周逐渐消失，主要是冲气上逆、胃失和降所致。《景岳全书·妇人规》云："凡恶阻多由胃虚气滞，然亦有素本不虚，而忽受胎妊，则冲任上壅，气不下行，故为呕逆等证，及三月余而呕吐渐止者，何也？盖胎元渐大，则脏气仅供胎气，故无暇上逆矣。"本病患者发病于妊娠 7 周，素体脾胃虚弱，且患者经历试管婴儿用药，损伤脾胃，受孕后血聚子宫以养胎，且患者所孕为双胎，子宫内实，冲脉之气较盛。冲脉起于胞宫隶于阳明，冲气循经上逆犯胃，胃失和降，反随冲气上逆而发为恶阻，恶心呕吐不食，甚则食入即吐。褚老认为本病的治疗以健脾和胃、降逆止呕为主，常用香砂六君子汤加减治疗。方中易人参为太子参益气养阴，健脾养胃；炒白术健脾燥湿，加强益气助孕之力；茯苓甘淡，健脾渗湿，苓、术合用，以增健脾运湿之功；陈皮、木香、砂仁、苏梗理气和胃，健脾止呕；黄连、姜竹茹清热止呕；生姜、姜汁和胃止呕。初起能饮药饮食尚少，坚持服药，脾胃渐强，饮食渐增，治疗半月余，患者饮食、检查指标均正常。

案 2：贾某，女，31 岁。2008 年 2 月 15 日初诊。

主诉：孕 5 个月余，恶心呕吐近 4 个月。

病史：平素月经规律，末次月经：2007 年 9 月 24 日，现孕 20^{+4} 周，自停经 1 个月余开始恶心呕吐，孕早期因"妊娠剧吐"入住我院治疗，病情好转出院，出院后至今反复恶心呕吐。现症见：纳少，口干欲呕，眠可，二便正常；舌质红，苔薄黄，脉滑。2008 年 2 月 10 日彩超：中孕、单活胎（胎儿发育与孕周相符）。定期围保正常。今日查尿常规未见异常。孕产史：$G_5P_1A_3$，3次妊娠为孕2月余胚胎停止发育，第4次受孕经保胎治疗，顺产一女活婴。

证候：肝胃不和证。

治法：清肝和胃，降逆止呕。

方药：姜半夏10g，黄芩12g，黄连6g，太子参15g，茯苓15g，陈皮15g，砂仁（后下）6g，苏梗15g，姜竹茹12g，炙甘草6g，知母20g，生姜5片，大枣5个。取5剂，日1剂，水煎少量频服。嘱少量多餐，进食清淡易消化食物。

2008年3月初围保四维彩超检查时来告服药后恶心呕吐基本消失。

【按语】患者素体脾虚，受孕后阴血下聚冲任滋养胎元；且患者孕后胎体渐大，气机不畅，肝气失疏，郁而化热，致使虚实错杂。半夏泻心汤出自《伤寒论》，原治小柴胡汤证误下，损伤脾阳，少阳邪热乘虚内陷，以致寒热错杂，而成心下痞。褚老取其辛开苦降、寒热并调之功，用于妊娠恶阻虚实夹杂、肝胃不和证，每获良效。方中以辛温之姜半夏，散结除痞，又善降逆止呕，生姜止呕温胃；黄芩、黄连、知母、姜竹茹苦寒清肝热，兼以安胎；又以太子参益气养阴，滋养肝脾，茯苓、陈皮、砂仁、苏梗健脾和胃止呕，炙甘草健脾益气，兼以调和诸药。全方以清热为主，兼以温胃和中，补泻兼施，顾其虚实，如是治疗，患者症状很快消失。

二、异位妊娠案

案1：李某，女，35岁。2016年10月20日初诊。

主诉：停经50天，阴道少量出血伴小腹下坠11天。

病史：末次月经：2016年9月1日，现停经50天。现症见：阴道少量褐色分泌物，偶有小腹下坠，无腰酸。纳眠可，二便正常；舌暗红，苔薄白，脉略滑。2016年10月13日血HCG 936.81mIU/ml，P 13.20ng/ml。2016年10月13日彩超示：宫腔内未见囊性物及典型妊娠囊，双侧附件未见明显异常包块，腹盆腔未见异常积液。2016年10月20日血HCG 1085.56mIU/ml，彩超示：宫腔内未见典型妊娠囊，左侧卵巢旁见 20mm×13mm 略低回声，紧贴左侧卵巢，未见典型壁厚囊性物，腹盆腔未见异常积液。孕产史：G_1P_0。

证候：未破损期——胎元阻络证。

治法：活血化瘀，消癥杀胚。

方药：黄芪 30g，丹参 30g，赤芍药 15g，三棱 10g，莪术 10g，蜈蚣 2 条，全虫 6g，天花粉 30g，枳壳 10g，车前子（包煎）15g，紫草 15g，川牛膝 15g。取 7 剂，日 1 剂，水煎服。建议患者住院，患者因家庭等原因，签字要求门诊治疗，嘱如腹痛剧烈、头晕等不适随时急诊入院。

二诊（2016 年 10 月 27 日）：药已服完，仍见少量阴道出血，褐色，左下腹隐痛，今日复查血 HCG 908. 06mIU/ml，彩超示：宫腔内未见典型妊娠囊，左侧卵巢旁见 20mm×15mm 略低回声。守原方三棱、莪术、紫草增至 20g，取 7 剂，日 1 剂，水煎服。医嘱同前。

三诊（2016 年 11 月 3 日）：药已服完，间断阴道少量出血，暗红色，有时见蜕膜样组织，未见明显腹痛。今日复查血 HCG 547. 00mIU/ml，彩超示：左侧卵巢旁见 20mm×15mm 略低回声。继守原方三棱、莪术增至 30g，取 7 剂，日 1 剂，水煎服。医嘱同前。

四诊（2016 年 11 月 10 日）：偶见阴道出血，无明显腹痛。今日复查血 HCG 231. 90mIU/ml。效不更方，继服 7 剂。

五诊至七诊，守上方加减，经过 2 个月治疗，血 HCG 转阴，左侧附件区包块消失。

【按语】近年来，异位妊娠的发病率逐年升高，患者年龄也趋于年轻化，如病情允许，多数患者倾向于选择保守治疗，临床上杀胚药常选用米非司酮、甲氨蝶呤等药，因异位妊娠病情变化快，随时有包块破裂的风险，可能需要急诊手术治疗，故保守治疗用药期间需住院，监测肝肾功能等。西药杀胚作用确切，但虑其毒副作用，为部分患者不能接受。褚老总结数十年的临床经验，对于包块体积不大，血 HCG<1500IU/ml 者，常建议患者中药治疗。并认为该病的发病机制复杂，多虚实夹杂，虚者多因脾肾不足，孕卵先天不足，或母体虚弱，运送孕

卵无力；实者多为湿热瘀滞于冲任胞络，由于瘀阻胞脉、胞络，孕卵运行受阻，而在子宫腔以外着床发育，而致异位妊娠。褚氏消癥杀胚方为褚老经验方，常用于异位妊娠未破损期。方中丹参、三棱、天花粉消癥杀胚、活血散结为君药；全虫、蜈蚣合用为臣，加强君药消癥杀胚之效；黄芪补气扶正，以防攻药伤正，莪术、赤芍药活血消癥，以助消散包块，紫草活血杀胚，枳壳理气消积，共为佐药；川牛膝、车前子通经活血，亦为引经药，用以为使药。诸药合用，以奏活血化瘀、杀胚消癥之效。服用 1 周后，患者血 HCG 下降，原方中增大活血杀胚药物用量，经 1 月余治疗后，患者痊愈。

案 2：李某，女，25 岁。2016 年 6 月 9 日初诊。

主诉：异位妊娠保守治疗后 46 天。

病史：平素月经不规律，末次月经：2016 年 3 月 20 日，6 天净。2016 年 4 月 24 日诊断为异位妊娠，于我院保守治疗，口服米非司酮及中药，经治疗，hCG 下降理想，于 1 个半月前出院。2016 年 6 月 2 日彩超示：右侧附件区实性稍高回声包块（大小约 35mm×30mm）；盆腔积液（厚约 20mm）。2016 年 6 月 2 日血 HCG 68mIU/ml。现症见：无阴道出血，偶有右侧下腹隐痛，胃纳尚可，时有反酸，二便正常；舌淡红，苔薄白，脉涩。既往史：盆腔炎史及多囊卵巢综合征病史 8 月余。孕产史：G_3P_0（2013 年 12 月与 2014 年 5 月均生化妊娠）。

证候：未破损期——瘀结成癥证。

治法：化瘀消癥，佐以杀胚。

方药：黄芪 30g，丹参 30g，赤芍药 15g，三棱 15g，莪术 15g，全虫 6g，蜈蚣 2 条，紫草 10g，天花粉 30g，车前子（包煎）15g，乌药 12g，煅瓦楞子 15g，炙甘草 6g。取 7 剂，日 1 剂，水煎服。嘱如腹痛剧烈、头晕等不适随时急诊入院。

二诊（2016 年 6 月 16 日）：异位妊娠治疗 53 天，无阴道出血，无腹痛，白带量多，色淡黄，无异味，无阴痒，纳眠可，二便正常。2016 年 6 月 15 日血 HCG：59. 11mIU/ml；彩超示：右侧卵巢异常回声（宫外孕保守中），子宫内膜回声不均匀（厚约 6mm），盆腔少量积液。守上方加枳壳 12g，取

7剂，日1剂，水煎服。医嘱同前。

三诊（2016年6月23日）：2016年6月20日阴道出现少量褐色分泌物2天，伴腰酸困，无腹痛，纳眠可，二便正常。2016年6月23日血HCG 0.79mIU/ml；彩超示：宫腔少量积液；右侧卵巢旁略低回声；子宫直肠陷窝少量积液。给予褚氏消癥饮加减，处方桂枝6g，茯苓15g，牡丹皮15g，赤芍药15g，香附15g，延胡索15g，丹参30g，黄芪30g，生薏苡仁30g，败酱草30g，连翘20g，川牛膝15g，鳖甲10g，生牡蛎30g，鸡内金15g，甘草6g。取7剂，日1剂，水煎服。

四诊（2016年7月14日）：月经于2016年7月10日来潮，量色正常，现月经将净。复查彩超：双附件区未见明显异常，宫腔少量积液。继续给予褚氏消癥饮巩固治疗，半年后患者获宫内妊娠。

【按语】本例异位妊娠患者经住院中西医结合杀胚后HCG下降，后出院，就诊时HCG未降至正常，附件区可见包块，褚老认为患者少腹血瘀实证仍在，故治疗仍以活血化瘀、消癥杀胚为主，方用褚老经验方褚氏消癥杀胚方，加乌药、煅瓦楞子温中行气，制酸止痛。经治疗患者HCG逐渐降为阴性，包块逐渐减小，继以褚老经验方消癥饮加减化瘀消癥，清热通络，以促使受损之输卵管恢复畅通，半年后患者获宫内妊娠。

三、胎漏、胎动不安案

案1：常某，女，27岁，2016年6月3日初诊。

主诉：停经40天，阴道少量出血10天。

病史：月经初潮14岁，平素月经周期28天，行经6天，量色可，无血块，偶有痛经，余无不适。末次月经：2016年4月25日，6天净，余同前。于2016年5月24日停经30天，出现少量阴道出血，以月经不调到当地医院就诊，经检查确诊为“妊娠”，未予治疗。因出血至今不止，今来就诊。现症见：阴道少量出血，无腹痛，无腰酸困、小腹下坠等不适，白带量可，偶有阴痒，无异味，纳差，心烦失眠，大便干结，小便色黄；舌质红，苔黄燥，脉细数。辅助检查：2016年5月

29日孕酮：39.5μg/L、血HCG 2456IU/L。2016年5月30日彩超示：妊娠囊（4mm×5mm×6mm），宫腔内可见范围为：5mm×12mm不规则液性暗区。孕产史：G_1P_0。

证候：血热兼血瘀证。

治法：补肾培脾，养阴清热，佐以活血。

方药：褚氏安胎方。川续断30g，杜仲20g，菟丝子30g，太子参15g，黄芩炭12g，白术炭10g，阿胶（烊化）15g，苏梗15g，砂仁（后下）6g，白芍药30g，墨旱莲30g，炙甘草5g，丹参10g，莲子心6g。7剂，水煎服，每日1剂，分2次。嘱口服黄体酮胶囊每日200mg并卧床休息。

二诊（2016年6月10日）：服药后无不适，现孕47天，阴道出血减少，无恶心呕吐，无腰部酸困及下坠等不适，纳眠可，二便调；舌质淡红，苔薄白，脉细稍滑。2016年6月10日彩超示：宫内孕囊（13×17×16mm），可见胎心管搏动，宫腔积液较深处约3.8mm。效不更方，守上方取15剂，水煎服，日2次。

三诊（2016年6月25日）：现孕62天，无阴道出血，无腹痛，无恶心、呕吐等不适，纳眠可，二便调；舌质淡红，苔薄白，脉滑。2016年6月25日彩超示：宫内单活胎，胎儿大小如孕9周1天，宫腔积液消失。守上方减阿胶、墨旱莲、丹参，加枸杞20g，茯苓15g，黄芩炭、白术炭易为黄芩、白术。取15剂，日1剂，水煎服，日2次。

此例患者于2017年1月30日于河南省中医院妇产科顺产一男婴。

【按语】妊娠期间出现的阴道少量出血，时出时止，或淋漓不断，而无腰酸、腹痛、小腹下坠者，称为“胎漏”，亦称“胞漏”或“漏胎”。胎漏多发生在妊娠早期，西医称之为“先兆流产”。中医认为引起胎漏的主要原因有肾虚、血热、气血虚弱和血瘀导致的冲任损伤、胎元不固所致。褚老认为在治疗“胎漏”时，需谨守病机，确立治则。历来医家多认为先兆流产与脾肾亏虚有关，吾师褚玉霞教授在借鉴前贤经验基础上，结合多年临床实践，认为流产的发生除与脾肾亏虚有关外，阴虚热扰而致胎漏、胎动不安亦不容忽视。因孕妇在妊娠期间，阴血下注养胎，机体处于阴血偏虚、阳气偏旺的特殊生理状态，易致热扰胎动而出现各种流产先兆，故认为流产的病因主要为“脾肾亏虚，热扰胎动”，而应治以“补肾培脾，清热养阴”之法。故褚老提出了“补肾培脾，养阴清热安胎”的治疗原则。临床上以自拟方“褚氏安胎方”为基本方加减应用，疗效满意。方药：川续断、杜仲、菟丝子、太子参、黄芩炭、白术炭、阿胶、苏梗、砂仁、白芍药、墨旱莲、炙甘草。方中川续断、炒杜仲、菟丝子补肾安胎；太子参、炒白术、砂仁健脾益气和胃安胎，为保胎要药；黄芩炭清热安胎；苏梗理气安胎；白芍药、旱莲草、阿胶养血滋阴止血安胎。

本案孕妇，就诊时已确定为宫内妊娠且化验指标血 HCG 的数值与胎囊大小相符。其纳差，心烦失眠，大便干结，小便色黄；舌质红，苔黄燥，脉细数，辨证为血热证。本例孕妇妊娠合并宫腔积液，实际为先兆流产的一种表现，该病临床较为常见，超声下可见绒毛膜和（或）胎盘［包括绒毛膜下（和）或胎盘后］与子宫肌层之间新月形的低回声区，部分患者可伴有阴道少量出血、腰酸、腹痛等症状。宫腔积液可影响妊娠子宫的稳定性，若宫腔积液持续增多，会导致子宫收缩，引起流产，流产率高达18.9%。若该病能及时给予药物干预，促进宫腔积液尽快吸收或排出，可改善宫腔局部环境，有利于胚胎生长发育。对于妊娠合并宫腔积液，中医采用单纯补肾安胎治疗效果欠佳；现代医学主要采用止血、抗感染等对症治疗，但不能从根本上解决问题。褚老在此病的治疗上积累了丰富的经验。

褚老认为：妊娠合并宫腔积液的发生除与脾肾亏虚有关外，阴虚热扰、瘀阻胞宫亦不容忽视。《广嗣纪要》曰：“养胎者血也，护胎者气也。”气血运行不畅或有所瘀结，均会影响胎儿血供，导致胎失所养。宫腔积液作为有形病理产物之瘀血，滞留宫腔，不仅有碍气血的运行，而且影响新血的化生，使胎失濡养滋润，导致胎元失固，严重者可导致胎萎不长或堕胎。妊娠合并宫腔积液辨证多属“离经之血”、“瘀血”，既是脾肾亏虚、阴虚血热的病理产物，又可作为病理因素进一步影响胚胎发育，因此，必须祛除宫腔积血，使新血得以归经养胎，才能使胚胎正常发育，所谓“有故无殒，亦无殒也”。活血化瘀中药，安胎疗效十分明显，其可改善孕妇血液的高凝状态，增加胎盘的血液供应，改善子宫的内环境，进而促进胚胎的生长发育。针对妊娠合并宫腔积液的病因，褚老提出补肾培土、凉血化瘀的治疗原则，在临证时以褚氏安胎方加减治疗，常加丹参化瘀安胎疗效满意。若见阴道出血量多、不止者，不可用丹参等活血化瘀之药，以防加重流产。若精神紧张者，配以莲子心等安神之品，一则缓解其紧张情绪；二则因“胞络者系于心”，心肾交济与子宫藏泻功能密切相关，《慎斋遗书》中有“欲补肾者，须宁心，使心得降，肾始实”之说，故宁心安神之品在保胎方中必不可少。

案2：向某，女，29岁。2016年6月11日初诊。

主诉：孕62天，腹痛30天伴间断性少量阴道出血，恶心呕吐2天。

病史：平素月经规律，12岁初潮，30天一行，经行5天，量可，色暗，无血块，无痛经。末次月经：2016年4月11日，5天净。患者自诉同房后曾服用紧急避孕药，于停经31天，自用妊娠试纸测尿阳性。孕32天小腹隐痛并阴道少量出血，腰酸，未处理自行好转。停经38天劳累后阴道少量褐色分泌物，即行保胎治疗，口服黄体酮胶囊每日200mg至今。现停经62天，时阴道少量出血，偶有腹部刺痛，伴腰酸，恶心呕吐明显，纳差，眠可，白带少，二便正常；舌质淡暗，苔白，脉沉细滑。2016年6月7日彩超：宫内早孕，孕囊（36mm×28mm×13mm），可见原始心管搏动，左卵巢囊肿（29mm×28mm）。2016年5月18日，孕酮：22.1μg/L，血HCG：1411IU/L。2016年5月25日，孕酮：24.3μg/L，血HCG：13254IU/L。2016年6月7日，孕酮：17.1μg/L，血HCG：65181IU/L。孕产史：$G_2P_0A_1$，2014年因计划外妊娠行人工流产术。

证候：肾脾两虚证。

治法：补肾健脾，益气安胎。

方药：桑寄生 20g，川续断 30g，杜仲 20g，阿胶（烊化）15g，白芍药 30g，太子参 15g，炒白术 10g，茯苓 15g，黄芩 12g，苏梗 12g，姜竹茹 10g，砂仁（后下）6g，生姜 9g，炙甘草 6g。7 剂，水煎服，每日 1 剂，分 2 次。嘱继服黄体酮胶囊每日 200mg 并卧床休息。

二诊（2016 年 6 月 18 日）：现孕 69 天，自诉昨日见少量褐色分泌物，今有腹部轻微刺痛，未感腰酸，恶心、呕吐减轻，纳可，小便可，近 4 天因饮食不慎腹泻，3~4 次/天，现自服头孢克肟、蒙托石散。白带量可，色稍黄，无阴痒；舌质淡暗，苔白，脉沉细而滑。2016 年 6 月 17 日孕酮：18.6μg/L，血 HCG：92987.0 IU/L；抗 B 效价：1∶128。选用褚氏安胎方，盐菟丝子 30g，川续断 30g，盐杜仲 20g，枸杞子 30g，墨旱莲 30g，地榆 30g，白芍药 30g，太子参 15g，白术炭 10g，黄芩炭 12g，苏梗 15g，砂仁（后下）6g，炙甘草 5g；加阿胶（烊化）15g，莲子心 6g。7 剂，日 1 剂，水煎服。

三诊（2016 年 6 月 25 日）：现孕 76 天，服药后无不适，阴道无出血，无腰腹下坠，偶有腰酸，恶心呕吐，纳差，腹部偶有发胀，眠可，二便调，白带常；舌质淡暗，苔白，脉沉细滑。2016 年 6 月 22 日孕酮：24.2μg/L，血 HCG 96229.0 IU/L，彩超：宫内早孕，如孕 9^+周，头臀径 27mm，胎心、胎动可，左卵巢囊肿（26mm×21mm）。守首诊方取 7 剂，日 1 剂水煎服。

四诊（2016 年 7 月 2 日）：现孕 83 天，无阴道出血，无腰酸腹痛，仍有恶心、呕吐，纳差，白带可，小便调，大便时干时稀。守首诊方减去桑寄生、阿胶加山药 30g，莲子心 6g。取 7 剂，日 1 剂，水煎服。

【按语】本例患者为妊娠胎动不安，在妊娠期间出现腰酸、腹痛、小腹下坠，或伴有少量阴道出血者，称为胎动不安。本病类似于西医学的先兆流产、先兆早产。胎动不安是临床常见的妊娠病之一，经过安胎治疗，腰酸、腹痛消失，出血迅速停止，多能继续妊娠。在诊治的过程中首先要和异位妊娠、葡萄胎、功能失调性子宫出血、子宫肌瘤进行鉴别。除此之外，对于流产的类型也应予以甄别，如系难免流产、不全流产、稽留性流产等胎元已殒者，安之徒劳，急需下胎益母。若为先兆流产或习惯性流产胎元正常者，则可行安胎治疗，在整个治疗的过程中，除认真诊察阴道出血、小腹疼痛、腰酸下坠等主症，结合兼证，舌脉进行辨证论治外，尚需进行血 HCG 定量检查及孕酮（P）、彩超等动态辅助检查，以明确安胎的效果和预后，随时调整治疗方案，经治 2 周后，若阴道出血停止，B 超提示胚胎存活，可继续妊娠。对于胎漏、胎动不安患者症状控制后，仍需巩固治疗 2 周以上。若因胎元有缺陷而致胎动不安者，胚胎不能成形，则不宜进行保胎治疗。若临床症状加重，B 超提示胚胎发育不良，血 HCG 持续不升或下降，表明流产不可避免，需终止妊娠。保胎治疗首先要卧床休息，禁性生活。

案 3：曹某，女，27 岁。2012 年 11 月 23 日初诊。

主诉：停经 52 天，阴道出血 13 小时。

患者素月经后错，7 天/37～40 天，末次月经 2012 年 10 月 2 日，停经 52 天，阴道出血 13 小时，故来诊。现症见：阴道少量出血，无腹痛，轻微恶心，口苦，腰酸；舌淡胖大，苔黄腻，脉滑细无力。11 月 16 日 HCG 6076mIU/ml，P 15ng/ml，11 月 19 日 HCG 37084.41 mIU/ml，P 17.40ng/ml，IgG（抗 A）1∶1024。11 月 17 日彩超：宫内早孕，孕囊 16mm×12mm。孕前彩超、性激素、染色体、TORCH、衣原体、支原体等无异常。男方相关检查无明显异常。孕产史：G_3P_0。2011 年 7 月、2012 年 3 月分别于孕 40 余天胚胎停止发育流产。

证候：脾肾亏虚，湿热内蕴证。

治法：健脾补肾，利湿清热，止血安胎。

方药：茵陈 30g，栀子炭 12g，黄芩炭 12g，川断 30g，杜仲 20g，菟丝子 30g，太子参 15g，炒白术 10g，茯苓 15g，苏梗 15g，砂仁（后下）6g，黄连 6g，墨旱莲 30g，山药 30g，甘草5g，大枣12g。10剂，日1剂，水煎分2次温服。黄体酮胶囊100mg，日2次，口服。

二诊（2012年12月3日）：停经62天，无出血，纳眠可，轻微恶心、腰酸，舌脉如前。11月30日P 33.40ng/ml，超声：妊娠囊41mm×28mm，可见胎芽及心管搏动。方药：上方减旱莲草，栀子炭、黄芩改为栀子12g，黄芩12g。15剂，用法同前。

三诊（2012年12月24日）：停经12周，无明显不适，舌淡胖大，脉滑细。彩超：顶臀径6.2cm，胎心可。复查抗体效价1∶128。

嘱定期保健，以茵陈、大枣适量煮水常服，监测抗体效价，孕28周时复查为1∶512，再予茵陈蒿安胎饮加丹参10g，服药半月抗体效价恢复正常。随访：于2013年7月5日自娩一女婴，宝宝健康，无新生儿黄疸发生。

【按语】多次胚胎停止发育流产的病因复杂，母儿血型不合亦为其常见原因之一。母儿血型不合是指胎儿从父亲遗传的一半基因成分中红细胞携带父体的抗原不同于母体，从而导致母体与胎儿血型不同而引起的同种免疫性疾病，其可能导致孕妇反复流产、死胎、新生儿早发性黄疸等。古籍中并无母儿血型不合之病名，根据临床症状，可将其归属于“胎漏”“胎动不安”“滑胎”“小产”等范畴。以新生儿早发黄疸为主要表现者属“胎疸”“胎黄”。

本案系胎漏之病。孕酮偏低，抗体效价较高，素月经稀发，孕后阴道少量出血，轻微恶心，口苦，腰酸，舌淡胖大，苔黄腻，脉滑细无力，褚老采用宏观与微观辨证结合之法认为本案系肾虚脾弱，水湿不运，郁久化热，湿热蕴结于胞宫所致，脾肾亏虚为本，湿热内蕴为标，拟健脾益肾、清热利湿、止血安胎之法，予自拟茵陈蒿安胎饮加减。方中茵陈、黄连、黄芩、栀子清利热湿，后两味烧炭存性，增其收涩止血之效；川断、杜仲、菟丝子、墨旱莲滋肾之体、壮肾之阳；太子参、白术、茯苓、山药、苏梗、砂仁、大枣、甘草补脾和胃，健运中土，推动化源。湿热清则胎无扰动，肾脾强则胎有载养。出血停止、效价正常后用茵陈、大枣水代茶饮防患于未然；同时，动态监测抗体效价，一旦异常及时给药控制，使患者安全度过孕期，新生儿也免于黄疸之患。

案4：巫某，女，30岁。2016年12月8日初诊。

主诉：停经13^{+6}周，阴道少量褐色分泌物2天。

病史：患者不良孕产史1次，计划外人流1次，有多囊卵巢综合征病史。平素月经不规律，周期35天至半年，经期5~7天，量、色可，偶有血块，无痛经，末次月经2016年9月2日，停经30余天自测尿妊娠试验阳性，停经以来无恶心呕吐、发热恶寒等不适。2天前无明显诱因出现阴道出血，量少，咖啡色，伴下腹坠痛、腰酸，去当地医院就诊，彩超示胎盘前置状态，给予硫酸镁抑制宫缩，效果欠佳，遂来就诊。现症：少量阴道出血，暗红色，腰酸，时下腹坠痛，头晕乏力，纳眠可，二便正常；舌质淡红，苔薄，脉细滑，两尺脉沉弱无力。彩超示：宫内中孕，单胎存活，胎盘部分覆盖宫颈内口，宫颈内口上方可见液性暗区，透声欠佳，范围约3.0cm×1.2cm×1.1cm。

证候：肾脾亏虚，气虚下陷证。

治法：补益脾肾，升提安胎。

方药：褚氏举元安胎方加减。黄芪60g，党参10g，川断20g，盐杜仲20g，菟丝子30g，白术炭10g，炒山药30g，黄芩炭12g，苏梗6g，砂仁（后下）6g，丹参10g，升麻6g，炙甘草6g，7剂。每日1剂，水煎分早晚2次温服。同时给予红参10g/d，水炖服。此外，嘱患者绝对卧床休息，加强营养，清淡饮食；保持心情舒畅；忌辛辣，禁房事；若阴道大量出血及时就诊。

二诊（2016年12月15日）：患者停经14^{+6}周，阴道少量褐色分泌物，腰酸、腹痛症状减轻，头晕乏力消失，纳眠可，二便正常；舌质淡红，苔薄，脉细滑。2016年12月14日复查彩超提示：宫内孕，单活胎，胎盘下缘距离宫颈内口约0.7cm，宫颈内口上方可见液性暗区，透声欠佳，范围约2.1cm×1.1cm×1.0cm。效不更方，继续原方加减治疗，同时给予红参10g/d，炖服，隔日1次。

三诊（2016年12月27日）：停经16^{+4}周，阴道出血停止，无腰酸腹坠，头晕乏力消失，当日复查彩超提示：宫内孕单活胎，胎盘下缘距离宫颈内口约1.2cm，宫内未见明显液性暗区。守上方黄芩炭、白术炭为黄芩、白术。随后以此为主方加减，隔日服药1剂至孕22周，复查超声提示宫内孕单活胎，胎盘位于宫体前壁，位置未见明显异常。

随访患者于2017年6月5日顺产一女，现健康。

【按语】胎盘低置状态是指妊娠中期胎盘位置接近宫颈内口，甚至整个胎盘附着于宫颈内口，往往会出现腹痛和阴道出血等症状，目前关于胎盘低置状态的确切定义，国际上尚未统一。有文献认为当胎盘边缘距离宫颈内口20～35mm时称为胎盘低置状态；多数定义为边缘距离宫颈内口距离小于20m。若得不到适当的治疗，随着孕周的增加，部分妊娠中期检查提示胎盘低置的患者，胎盘位置会渐移至正常，而另一部分则发展为前置胎盘。胎盘低置可影响妊娠子宫的稳定性，若胎盘低置持续存在，会导致腹痛和阴道出血，刺激子宫，引起子宫收缩，导致流产或早产。根据其临床症状，本病可归属于中医学的“胎动不安”“胎漏”范畴。褚老认为该病多因肾脾亏虚，气弱无力维系摄举，养胎失司所致。如《女科经纶引·女科集略》云“女之肾脉系于胎，是母之真气，子之所赖也”，《景岳全书》曰“凡胎不固，无非气血损伤之病，盖气虚则提摄不固，血虚则灌溉不固”。故褚老临证治疗胎盘低置状态时以补肾健脾、升提固胎为主要治法，拟定举元安胎方。本案以此为主加减治疗，方中运用大剂量参、芪峻补元气，固冲安胎；伍升麻之轻举以协助主药升提下陷之气，助胎盘逐渐恢复到正常位置；白术、怀山药、砂仁、苏梗、炙甘草健脾运中，助生气化血之源；杜仲、桑寄生、菟丝子、川断等补肾扶元，固摄冲任；孕后阴血下聚养胎，机体处于阴血不足、阳气偏亢的生理状态，大队补益之品更易生热动胎，故佐以黄芩炭清热止血安胎；佐丹参养血活血，静中有动，寓补不留瘀之意。褚老主张胎盘低置状态应早期干预，以降低孕晚期前置胎盘发生概率，从而减少母婴严重并发症的发生。

四、滑胎案

案1：李某，37岁。2014年4月11日初诊。

主诉：不良孕产7次。

病史：自诉于2006年孕40天行药流，后7次均于孕40余天自然流产或因胎停行清宫术，末次自然流产于2010年。平素月经周期28~30天，行经2~3天，量少，色暗红。末次月经：2014年3月1日，3天净。现停经42天，自测尿HCG（+），自觉腰酸，乏力，伴心慌，虚汗，眠差，二便可；舌质淡，脉缓滑，尺脉弱。今日彩超示：宫内早孕，妊娠囊16mm×12mm，可见卵黄囊，未见胚芽回声及心管搏动。

证候：脾肾亏虚证。

治法：益气健脾，固肾安胎。

方药：褚氏安胎方加减，药用：续断20g，炒杜仲20g，菟丝子30g，太子参15g，黄芩12g，炒白术10g，白芍30g，苏梗12g，砂仁6g，炙甘草6g，加黄芪30g，金银花15g，炙远志6g，五味子12g。3剂，水煎服，每日1剂。患者就诊时情绪比较紧张，尤其是复发性流产患者更甚，用药时需配以酸枣仁、莲子心、茯神、炙远志等宁心安神之品。此外尚需忌辛辣，禁房事，绝对卧床休息。嘱患者2014年4月12日空腹抽血查孕酮和HCG值。

二诊（2014年4月14日）：现孕45天，上述各症状稍改善，舌脉同前。4月12日血HCG 54902.42mIU/ml，孕酮29.7ng/ml。上方再投7剂。

三诊（2014年4月21日）：现孕52天，腰酸、乏力、心慌、虚汗症状改善，偶有下腹痛，纳眠可，大便干结。今日彩超示：妊娠囊29mm×20mm，可见胚胎回声及心管搏动。上方加润肠通便之肉苁蓉20g。15剂，水煎服，每日1剂。并嘱其饮食调节，保持大便通畅。

四诊（2014年5月9日）：现孕70天，上述诸症消失。

今日彩超：顶臀径约 3.0cm，胎心胎动可见，胎盘似附着于宫体后壁，回声均匀，羊水最大暗区厚约 2.4cm。继用褚氏安胎方 10 剂，水煎服，每日 1 剂。

五诊（2014 年 6 月 10 日）：现孕 14^{+4} 周，无明显不适。今日彩超：双顶径 3.0cm，胎心规则，胎心率 156 次/分，股骨长 1.6cm，胎盘附着于宫体后壁，厚约 1.5cm，回声均匀，羊水最大暗区厚约 4.5cm。褚老认为此时胎元稳固可暂停用药。仍嘱其注意休息，加强营养，并做好围产期保健。随访至 2014 年 12 月 8 日顺产一男婴。

【按语】此案为复发性早期自然流产，可归属于中医学中“滑胎”或“数堕胎”的范畴。中医学对于本病的认识是，肾藏精，主生殖，冲为血海，任主胞胎，冲任二脉根于肾，肾虚则冲任失摄，所以冲任气血濡养和维系胎元的作用都是以肾脾充盛为根本和前提的。肾和脾相辅相成，相互影响。肾为先天之本，藏精而主生殖；脾为后天之本，气血生化之源，妇人以血为本，气血虚弱，胎元亦难固。脾肾不足则精血亏虚，冲任失养而难结胎实。肾气不足，可致脾胃后天之气失去先天之气的资助，气血化生乏源，而致胎元失于濡养和固摄；脾胃虚弱，气血不足，不能输精于肾，导致肾气、肾精虚损，不能养胎、系胎。脾肾虚弱不能管束其胎，气血虚衰不能寄养其胎，胎失所养，冲任不固则出现胎漏、胎动不安，甚至堕胎、小产、滑胎。宋代《妇科百问》首次提出滑胎的临床特点为应期而下，并认识到补肾安胎是防治滑胎之关键。

褚老认为胎元的坚固依赖于肾脏的封藏，另外，褚老认为肾以载胎，肾气的盛衰，不仅关系到能否受孕，而且影响到整个妊娠期的始终。故褚老安胎以补肾为主，安胎重在补肾以固胎元，是以固摄之法制动以静，使之恢复封藏之功。褚老认为滋养胎儿又赖母体后天脾胃生化的气血。妇人妊娠之后，气血流注胞宫以养胎，脾健则生化有源，气血充足以养胎，故有“胎气系于脾”之说。《景岳全书·妇人规》云：“凡胎热者，血易动，血动者，胎不安”，指出血热动胎是本病的病因病机。《傅青主女科·妊娠》云：“妊娠少腹作疼，胎动不安，如有下堕之状，人只知带脉无力也，谁知是脾肾之亏乎”，指出脾肾亏虚是导致本病的病因。故本病发病的主要病因为脾肾两虚、血虚及血热。故褚老提出了“补肾培脾，养阴清热安胎”的治疗原则。该例患者7次自然流产史，孕后觉腰酸、乏力，伴心慌、虚汗、眠差前来就诊。查舌质淡，脉缓滑尺脉弱。彩超示：宫内早孕。排除异位妊娠，辨证为脾肾亏虚证，治以益气健脾，固肾安胎，临床上以褚老自拟方“褚氏安胎方”为基本方加减应用，堪称奇效。三诊时患者大便干结，上方加润肠通便之肉苁蓉，褚老认为大便不畅易致气机失调而致胎动不安，并可加重先兆流产的症状，故褚老在诊治流产患者时特别注意孕妇大便情况，若不畅则多用此类药。除药物调治外应嘱其患者饮食调节，保持大便通畅。

案2：樊某，36岁。2017年1月10日初诊。

主诉：胎停育2次，生化妊娠1次，要求调理。

病史：平素月经规律周期28天，行经6天，量可，色红，有血块。末次月经：2017年1月1日，6天净，轻微腹痛伴腰酸。经净后无不适。白带正常，纳眠可，二便调；舌质淡，脉缓滑尺脉弱。孕产史：$G_4P_1A_3$，2011年顺产一女。2013年4月孕40天自然流产；2016年1月孕50余天胎停行清宫术；2016年5月生化妊娠一次。

证候：肾精亏虚证。

治法：补肾填精，调经助孕。

方药：①非经期以二紫方加减，方药：紫石英30g，紫河车粉（另包）6g，菟丝子30g，枸杞子20g，淫羊藿15g，熟地黄18g，山萸肉15g，香附15g，丹参30g，砂仁（后下）6g，川牛膝15g。20剂，水煎服，每日1剂。②月经期口服血府逐瘀颗粒，1包/次，日3次，冲服5天。③肠溶阿司匹林片25mg，日2次，口服。

二诊（2017年2月23日）：月经于2017年1月30日来潮，6天净，量色可，有血块，轻微腹疼腰酸。白带正常，纳眠可，多梦，二便调，舌脉如前。2017年1月19日遵褚老医嘱检查：抗精子抗体弱阳性、抗卵巢抗体弱阳性，封闭抗体正常，夫妇双方染色体核型分析正常，男方抗精子膜抗体阳性。非经期方加莲子心 6g，再投 20 剂，每日 1 剂水煎服；经期用药同前。男方舌质淡，苔薄白，尺脉弱，给予补肾温阳之品，力补金秋胶囊，1 粒/次，日 3 次，口服 30 天。双方肠溶阿司匹林片每次 25mg，日 2 次，口服。

三诊（2017 年 4 月 20 日）：月经于 2017 年 3 月 2 日来潮，现停经 50 天，无阴道出血，偶有腰酸，余无特殊不适。纳眠可，二便调。今日查血 HCG 27880.02mIU/ml，P 21.50ng/ml，E_2 538.10pg/ml；彩超示：宫内早孕。给予褚氏安胎方加减：川续断 30g，杜仲 20g，菟丝子 30g，太子参 15g，黄芩 12g，白术 10g，阿胶（烊化）15g，苏梗 15g，砂仁（后下）6g，白芍药 30g，墨旱莲 30g，炙甘草 5g，金银花 15g，莲子心 6g。14 剂，水煎服，每日 1 剂。地屈孕酮片每次 10mg，日 2 次，口服。并嘱其饮食起居有节。

四诊（2017 年 5 月 11 日）：现孕 71 天，服药后出现齿龈肿痛，4 月 29 日出现阴道褐色分泌物。无小腹下坠及腰酸，纳差，眠可，白带正常，二便正常；舌质红，苔黄，脉细滑。2017 年 5 月 7 日彩超示：宫内早孕，可见 15mm 的胚胎回声，可见心管搏动。上方减去黄芩，加黄芩炭 12g，栀子 12g，14 剂，水煎服，每日 1 剂。地屈孕酮片每次 10mg，日 2 次，口服。

五诊（2017 年 5 月 25 日）：现孕 85 天，上述诸症消失。今日彩超：顶臀径约 5.5cm，胎心、胎动可见，胎盘附着于宫体前壁，回声均匀，羊水最大暗区厚约 2.9cm。现胎元稳固，褚老认为可暂停用药，嘱其注意休息，合理营养，定期做围产期保健。

【按语】褚老在妊娠病中十分重视“治未病”思想的运用。褚老认为产生疾病的根本原因是机体阴阳失去平衡，在阴阳未失平衡时，注重调养、摄生，就是“治未病”。“治未病”思想包含“未病先防”和“既病防变”，尤其是在复发性流产的患者孕前、孕期预防干预过程中起着重要的作用。滑胎患者防重于治，应预培其损，除孕前调治外，孕后治疗多超过屡次堕胎的孕周。但因个体复杂，导致滑胎的原因多种多样、相互交织，因此需进一步多方面检查，明确流产原因，方能有效地保胎。褚老在发挥中医辨证论治的同时，积极借鉴现代医学的最新成果，认真探讨本病发生机制，褚老常建议患者作必要而系统的西医检查，如夫妇双方染色体、免疫功能相关检查（封闭抗体、抗磷脂抗体、抗精子抗体、抗子宫内膜抗体等）、TORCH 等，以期明确可能因素后，再给予辨证治疗，做到有的放矢。褚老临证时除了针对性运用药物治疗外，还注重心理疗法，在治疗过程中注意开导患者，增强其治愈疾病的信心，令患者减轻心理负担。许多出现先兆流产的患者，尤其滑胎者前来就诊时情绪都比较紧张，一旦怀孕就有深深的忧虑感与恐惧感，此时不但不利于胎儿正常发育，且极易引起或加重流产先兆症状，故此时，做好患者思想工作，在服用保胎药的同时配以炒枣仁、莲子心养阴清热安神。此外，褚老强调饮食调摄，嘱患者忌食辛辣生冷刺激之品，多食蔬菜、水果；禁房事，勿劳累。流产多因黄体功能不全引起，临证则以脾肾亏虚论治，常用褚氏安胎方加减，同时配合西药黄体酮或地屈孕酮片，以提高保胎成功率。

从确认怀孕之时起，口服褚氏安胎方至上次发生流产时间后 2 周以上，方可停药。对于此类患者用药时，可酌配金银花、公英等清热解毒之品以防流产。其次，稳定心理、调节情志对于防治本病亦不容忽视。褚老拟有二紫方，药用紫石英、紫河车、菟丝子、淫羊藿、枸杞子、熟地黄、丹参、香附、砂仁、川牛膝等，配合小剂量肠溶阿司匹林有较好的治疗作用。其他诸如感染因素、宫腔粘连等病因纠正后，也要重视肾气的调养，调养 3~6 个月方可受孕。既孕之后，未病先防，用褚氏安胎方随证加减。滑胎患者还提倡夫妇同治，本案二诊时检查男方抗精子膜抗体阳性，经服用补肾温阳之品及肠溶阿司匹林片每日 50mg，30 天治愈转阴性。

五、堕胎不全案

任某某，女，29 岁。2017 年 4 月 6 日初诊。

主诉：自然流产后1周。

病史：平素月经规律，末次月经：2017年1月25日。1周前阴道出血，彩超提示胚胎停止发育，夜间阴道出血增多，排出一妊娠囊样组织，内可见白色绒毛，随后腹痛减轻，阴道间断出血。现症见：少量阴道出血，无腹痛，纳眠可，二便正常；舌淡红，苔薄白，脉沉涩。今日彩超示：宫腔少量异常回声（偏左侧宫角可见一大小约13mm×5mm无回声区，透声差，未见明显血流信号）。孕产史：$G_2P_0A_2$（2016年停经10周胚胎停止发育行清宫术）。

证候：胎堕不全，瘀阻胞宫证。

治法：益气养血，祛瘀止血。

方药：黄芪30g，当归15g，川芎10g，桃仁6g，红花15g，炮姜9g，益母草30g，泽兰15g，荆芥炭10g，山药30g，枳壳12g，炙甘草6g。取7剂，日1剂，水煎服，红糖引。

二诊（2017年4月13日）：服药第2天阴道出血增多，伴血块样物，现阴道少量粉色分泌物，下腹坠胀感，乏力，头晕。今日复查彩超：内膜回声不均。给予逐瘀清宫胶囊口服。1个月后随访，患者月经已恢复。

【按语】妊娠12周内，胎儿未成形，胚胎自然殒堕者称为堕胎。其发病机制多为冲任损伤，胎结不实，多有胎漏、胎动不安发展而来。本例患者素体肾气不盛，孕后屡孕屡堕。1周前胎殒已堕，但堕而不全，瘀阻于胞宫，新血不得归经，故阴道流血不止。褚老认为患者胎堕不全，多由素体虚弱，无力排出瘀血，故治以益气养血，祛瘀止血。选用褚氏生化汤加减，方中黄芪大补元气，《本草逢原》：载“黄芪能补五脏诸虚”，气旺则行血有力，瘀自能化；当归、川芎、桃仁、红花活血祛瘀；益母草、泽兰活血止血，枳壳行气活血；荆芥炭祛风止血；山药、炙甘草健脾益气；产后多虚多瘀易寒，故用炮姜温通经脉，促进瘀血排出；炙甘草调和诸药。治疗后患者瘀血排出，予逐瘀清宫胶囊（院内制剂，褚老拟定方）巩固治疗5天，阴道出血停止，月经恢复。

六、子肿案

孟某，女，35岁。2007年9月7日初诊。

主诉：孕25周余，右腿肿胀3天。

病史：末次月经：2007年3月16日。现停经25周余，孕期围保正常，血压有时处于临界值，3天前发现右腿肿胀，双足轻度浮肿。现症见：右腿肿胀，无头晕，无眼花等不适；纳眠可，二便正常；舌质淡暗，苔薄白，脉弦滑。今日围保测血压140/90mmHg，体重84kg，宫高22cm，腹围105cm，胎心率149次/分。尿常规：尿蛋白（+）。2003年孕7个月因血压高不稳定终止妊娠。

证候：脾虚证。

治法：健脾利水。

方药：白术10g，茯苓15g，猪苓15g，大腹皮30g，生姜皮10g，陈皮10g，桑白皮10g，太子参15g，山药30g，夏枯草30g，菊花10g，钩藤（后下）20g，生牡蛎10g，石决明30g，生甘草5g，冬瓜皮60g。取7剂，日1剂，水煎服。嘱常自我监测血压，如血压继续升高则降压或住院治疗。

二诊（2007年9月14日）：服药后右腿肿胀明显减轻，但觉食后腹胀感。今日血压130/85mmHg，尿常规：尿蛋白（-）。守首诊方减生姜皮、生牡蛎，取7剂，日1剂，水煎服。

三诊（2007年9月24日）：停经27周余，近日觉下肢肿胀较前加重，胎动正常，四维彩超未见异常。今测血压135/95mmHg，体重85.5kg，宫高26cm，腹围110cm，胎心率144次/分。尿常规：尿蛋白（+）。守首诊方，取15剂，日1剂，水煎服。

随访患者孕30周后因血压继续升高，尿蛋白加重，住院降压等治疗，于孕34周余于河南省中医院剖娩一男活婴。

【按语】妊娠中晚期，孕妇出现肢体面目肿胀者称为子肿，亦称妊娠肿胀，多发生于妊娠20周以后。妊娠肿胀的发生与妊娠期间特殊的生理有关系。妊娠中期以后，胎体渐大，阻碍气机运行，兼以孕妇脾肾阳虚，水湿不化，流于四末，泛于肌肤，发为子肿。患者素体脾虚，加之妊娠中期后，胎体上升，阻碍中焦，机括不利，脾主肌肉四肢，脾阳不振，水湿停聚，泛溢于四肢肌肉，而见下肢水肿。患者有妊娠期高血压疾病病史，此次就诊时血压为临界范围，且尿蛋白阳性，可诊断为妊娠期高血压疾病，故治疗时需严密监测血压，必要时中西医结合甚至住院治疗。褚老选用《全生指迷方》白术散加减。方中白术补脾利湿，茯苓、猪苓健脾利湿，大腹皮下气宽中行水，生姜皮温中理气行水，陈皮、砂仁健脾和胃，桑白皮、冬瓜皮利水消肿，太子参、山药健脾益气，以促脾胃运化之功，夏枯草、菊花、钩藤、生牡蛎、石决明平肝潜阳，以防脾虚肝旺，肝阳上亢。经治疗患者病情稳定，后由于血压继续升高，住院治疗。

七、子晕案

阴某，女，25 岁。2007 年 10 月 30 日初诊。

主诉：孕 36 周余，头晕、恶心 8 小时。

病史：末次月经：2007 年 2 月 16 日，现停经 36 周余，孕期围保正常，无高血压病史。昨晚无明显诱因出现头晕。现症见：头晕，恶心，不欲饮食，二便正常；舌质淡，苔薄白，脉滑无力。有心脏病（室间隔缺损）病史，今日血压 115/80mmHg。

证候：脾虚血弱证。

治法：健脾养血。

方药：红参（另炖）10g，白术 10g，茯苓 15g，姜半夏 10，陈皮 15g，砂仁（后下）6g，川朴花 15g，姜竹茹 12g，麦冬 15g，五味子 15g，柏子仁 30g，炙甘草 6g。取 3 剂，日 1 剂，水煎服。

1 周后围保时诉头晕消失。

【按语】患者平素体质虚弱，孕后阴血下聚养胎，脑髓失养，而致子晕；脾虚无力运化，冲气犯胃，故恶心、不欲饮食。褚老选用香砂六君子汤加减，方中红参大补元气，白术健脾燥湿，加强红参益气助运之力；茯苓健脾渗湿，苓、术相配，健脾祛湿之功益著；半夏、陈皮、砂仁、川朴花、姜竹茹降逆止呕，健脾和胃；麦冬、五味子、柏子仁滋养阴血；炙甘草健脾益气，调和诸药。治疗后患者脾胃渐复，气血充盛，头晕消失。临证时需注意与阴虚肝旺、脾虚肝旺证相鉴别，后者多由妊娠高血压疾病重度子痫引起，为临床急危重症，需中西医结合治疗。

八、子嗽案

案1：陈某，女，29岁。2007年6月7日初诊。

主诉：孕14周，咳嗽1月余，加重伴发热5天。

病史：患者孕7周开始咳嗽，不影响休息，之后逐渐加重，干咳无痰，经静滴青霉素治疗3天并给予中药口服，症状有所好转。2007年6月2日感受风寒后体温升高，下午5点后热甚。现症见：流黄涕，咽干痛，晨起痰黄，并觉神疲乏力，五心烦热，盗汗，自汗出，纳眠可，大便偏干，小便黄；舌红苔黄腻，脉弦细而两尺脉弱。今日查血常规：WBC 12.99×10^9/L。孕产史：$G_2P_0A_1$，曾有孕2月胚胎停止发育病史。

证候：阴虚肺热证。

治法：清热养阴，润肺止咳。

方药：金银花30g，板蓝根30g，淡竹叶10g，荆芥10g，淡豆豉10g，连翘20g，玄参20g，炙款冬花15g，桔梗6g，芦根15g，五味子15g，紫苏子10g，炙甘草5g。取5剂，日1剂，水煎服。嘱多饮水，注意休息。

二诊（2007年6月12日）：服药后症状明显减轻，体温基本正常，晚上稍觉头晕，现觉咽干，流黄涕，口渴，大便干。患者诸症好转，拟处方如下：党参10g，柴胡20g，金银花30g，黄芩12g，玄参30g，桔梗6g，炒决明子30g，知母20g，葛根30g，炙甘草5g，生姜5片，大枣5枚。取3剂，日1剂，水煎服。

服药后诸症消失，复查血常规正常。

【按语】 子嗽的发生与发展与妊娠期特殊生理有关。孕后由于阴血下聚养胎，孕期多阴血不足，外感病邪多入里化热。患者疾病初期咳嗽不重，后因感受风寒之邪，病邪入里化热，而见阴虚肺热。治疗选用银翘散加减。方中金银花、连翘、板蓝根疏风散热，清热解毒；荆芥、豆豉、紫苏解表散邪；淡竹叶、芦根清热除烦；玄参、五味子、炙款冬花养阴润肺，止咳化痰；炙甘草调和诸药。经治疗诸证减轻，体温正常，咽干、口渴、便干，为热盛伤阴之象，改用清热润肺、养阴通便之法，治疗后诸证自平。

案2：王某，女，27岁。2007年11月12日初诊。

主诉：孕40余天，咳嗽咽痛7天。

病史：患者1周前因受凉后出现咳嗽。现症见：咳嗽，咽痛，痰多，色白，无发热，纳眠可，二便正常；舌红，苔薄黄，脉浮数。今日查血常规正常，彩超示：宫内早孕。查体见咽腔充血，扁桃体Ⅰ度肿大。

证候：阴虚肺燥证。

治法：养阴润肺，止咳安胎。

方药：炙百合30g，生、熟地黄各20g，玄参20g，麦冬15g，炙款冬花15g，炙紫菀15g，百部10g，光杏仁10g，金银花30g，桔梗6g，沙参15g，炙枇杷叶10g，川贝10g，炙甘草5g。取7剂，日1剂，水煎服。嘱多饮水，注意休息。

二诊（2007年11月19日）：服药后咳嗽消失，轻微咽痛。处方金银花20g，菊花20g，麦冬15g，桔梗10g，栀子12g，生甘草10g，取3付，泡水频服。药服完症状消失。

【按语】患者素体阴虚，肺阴不足，孕后阴血下聚养胎，因孕重虚，虚火上炎，灼伤肺津，故发子嗽；热邪侵袭肺系门户，则见咽喉肿痛。治疗选用百合固金汤加减。方中炙百合润肺止咳为君；玄参、麦冬养阴润肺；生地黄、麦冬、沙参滋养肺阴；百部、杏仁、川贝、金银花、枇杷叶清热润肺，化痰止咳；地黄养血；炙甘草调和诸药。全方滋阴润肺，使金水相生，阴液充足，虚火自宁，咳嗽自愈。

九、羊水过少案

王某，女，26 岁。2016 年 6 月 24 日初诊。

主诉：停经 34^{+5}周，发现羊水量偏少 2 天。

病史：末次月经：2015 年 10 月 25 日，孕期围保正常，无特殊不适。3 天前彩超示：宫内晚孕，单活胎，目前头位，羊水指数 73mm，胎盘厚度 32mm。纳眠可，二便正常；舌质红，苔薄少，脉细滑。

证候：阴虚证。

治法：滋补阴液，固肾安胎。

方药：生地黄 18g，南沙参 20g，麦冬 15g，续断 30g，炒杜仲 20g，菟丝子 30g，太子参 15g，炒白术 10g，黄芩 12g，苏梗 15g，砂仁（后下）15g，金银花 15g，莲子心 6g，白芍药 30g，炙甘草 6g，取 7 剂，日 1 剂，水煎服。嘱多饮水，自数胎动，定期围保。

二诊（2016 年 7 月 1 日）：服药后复查彩超：羊水指数 93mm。继服首诊方 5 剂巩固治疗。

【按语】祖国医学中无“羊水过少”病名，其临床表现多无明显症状，故古籍中无相关记载。褚老认为本病需首先排除胎儿发育异常，如胎儿检查正常，则多由于母体阴液不足所致。患者虽无咽干口燥、盗汗等阴虚症状，但舌红苔少，脉细均为阴液不足之征，故辨证应属阴津不足。治疗多选用增液汤，滋养阴液，同时佐以补肾安胎。方中生地黄清热养阴，壮水生津；南沙参养阴益气；麦冬、白芍药滋养阴津；续断、杜仲、菟丝子补肾安胎；太子参、炒白术健脾益气，以助脾肾运化水液之功；苏梗、砂仁理气和胃；黄芩、金银花、莲子心清热安胎；炙甘草调和诸药。全方合用，阴液渐增，脾肾俱补，水湿健运，输布正常，羊水量逐渐正常。

第四节　产　后　病

一、产后发热案

案1：刘某，女，32岁。2008年7月10日初诊。

主诉：产后10天，时有发热9天。

病史：患者于2008年7月1日顺产一女，产后第2天始发热，波动在37.2~39℃，给予抗生素、清热解毒口服液治疗无效，查血、尿、粪常规，肝肾功能，彩超均正常。今产后第10天，因无名高热不退无法出院，故请褚老会诊。现症见：发热，体温高达40℃，食欲可，面色红赤，体质壮实，汗出较多，口渴喜饮，大便如常，恶露量少、无异味，无腹痛；舌质红，苔白燥，脉洪大应手而数。

证候：阳明经热盛证。

治法：清热生津。

方药：白虎汤合生化汤加减：石膏50g，知母20g，当归15g，川芎10g，桃仁6g，坤草30g，泽兰15g，炙甘草5g，粳米15g，羚羊角粉（另冲）3g。3剂，日1剂，水煎服。嘱：饮食宜清淡，忌生冷，油腻，辛辣。

服2剂后烧退出院。

【按语】《景岳全书·妇人规》云："产后气血俱去，诚多虚证"，又曰："产后发热，有风寒外感而热者，有邪火内盛而热者，有水亏阴虚而热者，有因产劳倦、虚烦而热者，有去血过多，头晕闷乱，烦热者。诸证不同，治当辨察。"指出产后发热有虚有实，不可一概从虚而论。本案系阳明经气分热盛，即"邪火内盛而热者"。治以甘寒之性的石膏、知母清热泻火，直折火势，滋阴润燥保护胃津；羚羊角咸寒入心肝经，加强清热之力，又可除热盛动风、逆传心包之虞；粳米、炙甘草益气和中，防寒凉伤胃；生化汤去炮姜，加坤草活血化瘀，以防热瘀缠绵，变生他证。褚老治疗该案，遵循"勿忘于产后，勿拘于产后"的原则，大胆投用白虎汤，但强调清热不能过于苦寒，中病即止。

案2：李某，女，30岁。2015年10月15日初诊。

主诉：剖宫产后14天，时有发热。

病史：患者于2015年10月1日剖宫产一女，产后次日开始发热，体温波动在37.2~38.2℃，给予抗生素、清热解毒口服液、柴胡口服液治疗无效。今产后第14天，发热不退，故请褚老会诊。现症见：发热，以午后发作为多，疲乏无力，腰酸痛，自汗，口干喜饮，纳食可，乳汁稀少，二便正常，恶露量少、无异味，无腹痛；舌质淡红，少苔，脉沉细微数。血Hb 89g/L。彩超：子宫大，宫腔少量积液。

证候：气阴两虚证。

治法：益气养阴，和营退热。

方药：补中益气汤合加减一阴煎加减：黄芪30g，太子参15g，炒白术10g，当归15g，陈皮12g，升麻3g，柴胡10g，熟地15g，生地15g，白芍20g，麦冬15g，知母12g，地骨皮30g，丹皮12g，益母草30g，川牛膝15g，炙甘草5g。5剂，日1剂水煎服。

二诊（2015年10月20日）：服药3剂发热已退，现已出院，仍感乏力，腰酸，乳少，自汗，恶露少量、色淡红；舌淡红，苔薄白，脉沉细。

方药：上方去地骨皮、知母、生地、丹皮，加路路通15g，阿胶（烊化）10g，通草6g。7剂，服法同前。

随访：患者未再发热，乳汁渐多，恶露已净。

【按语】 本案系产时产后，耗气伤血，气血津液俱显不足，致虚阳浮散而发热。《傅青主女科·产后总论》言："凡病起于血气之衰、脾胃之虚，而产后尤甚，是以丹溪先生论产后，必大补气血，虽有他症，以末治之。"本案之治，重在补气血阴液之虚，褚老选李东垣的甘温除大热之代表方补中益气汤合张景岳的加减一阴煎增损。方中黄芪补中益气，补肺实卫，固表止汗；太子参甘、微苦、平，益气生津，补而不燥；白术健脾益气，固表止汗；升麻、柴胡二味并无补益之功，"乃借其升发之气，振动清阳，提其下陷，以助脾土之转输"，促动生化之源；甘辛而温的当归补养阴血，张介宾曰："其味甘而重，故专能补血；其气轻而辛，故又能行血. 补中有动，行中有补，诚血中之气药。亦血中之圣药也。……大约佐之以补则补，故能养营养血，补气生精，安五脏，强形体，益神志。凡有形体虚损之病，无所不宜"，与黄芪相伍，即为益气养血之当归补血汤；地黄、知母、白芍、麦冬、地骨皮滋阴养血，生津退热；丹皮清血中之伏热，且与益母草、川牛膝相合祛瘀生新，以防留瘀之弊；陈皮、甘草健脾行滞，益气和中，调和诸药。全方补而不滞，温凉并施，层次清晰，方证相扣，效如桴鼓。待热退身凉，去寒凉之品，加养血滋阴、行气通络下乳之属扶正善后。

案3：王某，女，35岁，2016年6月13日初诊。

主诉：剖宫产后11天，时有发热10天。

病史：患者于2016年6月2日剖宫产一子，次日出现发热，波动在37.2~39℃，给予抗生素7天治疗并口服清热解毒口服液，温度减低，但仍低热时作，请褚老会诊。现症见：患者多于午后发热，发热前微有恶寒，纳差，身困乏力，自汗，口苦口干喜饮，大便如常，恶露量少、无异味，无腹痛；舌质暗红，苔薄黄，脉弦细。血常规中性粒细胞75%，余项正常。彩超：子宫大，切口回声不均；宫腔少量积液。

证候：热郁少阳证。

治法：疏解少阳，和营退热。

方药：小柴胡汤合桂枝汤加减：柴胡20g，党参10g，黄芩12g，清半夏10g，当归10g，川芎6g，益母草30g，桂枝10g，白芍10g，生姜3片，大枣5枚。3剂，日1剂，水煎服。药后热退未再发作。

【按语】产后气血俱虚，卫外之力不足，易感外邪，盘踞于半表半里，邪气与正气交争，故而寒热时作，缠绵不休。本案发热，病位不在表，也不在里，汗、吐、下均非所宜，因而褚老采用和解之法，选小柴胡汤合桂枝汤加减，二者均为《伤寒论》中的名方。其中柴胡苦平、升散，透解邪热，疏达经气；黄芩苦寒降下，清泄邪热；半夏和胃降逆；人参、炙甘草益气和中，扶助正气；生姜、大枣和胃气，生津；桂枝辛温散邪，从阳而扶卫；芍药酸寒敛汗，走阴而益营；产后多瘀，褚老治疗产后病不忘祛瘀，故用当归、川芎、益母草养血活血，达邪不忘扶正。本方配伍严谨，散中有补，刚柔相济，安内攘外，可使邪气得解，表里得和，上焦得通，津液得下，胃气得和，有汗出热解、鼓舞正气之功。

案 4：钱某，女，29 岁。2016 年 10 月 13 日初诊。

主诉：产后 25 天，伴发热 3 天。

病史：患者于 2016 年 9 月 19 日自然分娩一女，3 天前因夜间哺乳着衣单薄受凉，次日即发热，体温 37.6~38.3℃，曾服用双黄连口服液无效，遂来应诊。现症见：发热，体温 37.9℃，恶寒，头痛身痛，鼻塞流清涕，咳嗽，少许白痰，乏力纳差，自汗，二便正常，少许恶露，色暗、无异味，无腹痛；舌质淡红，苔薄白，脉浮数。

证候：产后体虚，风寒袭表证。

治法：解表散寒，扶正清热。

处方：荆防生化汤加减：荆芥 10g，防风 10g，川芎 10g，当归 15g，黄芩 12g，苏叶 15g，生姜 6g，太子参 10g，桔梗 12g，陈皮 15g，柴胡 18g，羌活 10g，益母草 30g。5 剂。嘱：注意取暖避风，服药后啜热粥，盖被取暖，微微出汗为度，饮食忌生冷，油腻，辛辣之物。药尽热退告愈。

【按语】产后发热可分为感染邪毒型、血瘀型、血虚型、外感型等。因产后气血骤虚，瘀血未尽，多虚多瘀，使其病因复杂，证型多相互交错，虚实夹杂，故临床诊疗要注重辨证论治。本案责之于产时产后过劳、创伤和出血，气血亏耗，导致卫阳不固，营卫不和，风寒之邪乘虚而入，正邪交争而恶寒发热。《医宗金鉴·卷之二十》曰：“产后荣卫俱虚，腠理不密，若冒风发热者，其脉浮而数，或自汗。”本案虽为感冒，但因发于产后，治疗有其特殊之处。程钟龄曾指出：“凡产后用药，不宜轻投凉剂，又不宜过于辛热。产后气血空虚，用凉剂恐生脏寒，然桂、附、干姜辛热，若脏腑恶寒，何以消受？理用平和调治，方为合法”，又言：“若偏寒偏热之证，又需活方治之，不可谬制也”。《哈荔田妇科医案医话选》云：“产后多虚固是，但卫外之阳不固，最易感邪里传，由虚转实，若专持产后诸虚不足，而不分寒热皆投温补滋腻之剂，则无异于闭门留寇，使邪无出路，以致变生他证。”因而，褚老治疗该病，强调审因论治，谨记“无拘于产后，亦勿忘于产后”的原则，于解表散寒同时，不忘益气扶正，活血化瘀，创制“荆防生化汤”。本证以此方加减，其中荆芥、防风祛风散寒解表，两药均味辛微温，温而不燥，为发散风寒药中最为平和之品；苏叶、羌活、川芎祛风散寒，行气止痛；温经散寒的炮姜改为生姜，取其通散之性；柴胡、黄芩解肌退热；桔梗、杏仁、陈皮宣肺止咳，健脾行滞；当归、益母草合川芎养血活血，祛瘀生新；太子参补益气阴，扶正祛邪。诸药共奏疏风散寒解表、益气养血化瘀之功，全方祛邪不伤正，补益不恋邪，可调和营卫，达邪退热。

二、产后腹痛案

赵某，女，32 岁。2015 年 1 月 20 日初诊。

主诉：剖宫产后 15 天，伴下腹坠痛 6 天。

病史：患者于 2015 年 1 月 5 日剖宫产一子，体重 4200g，产时出血约 1500ml，予输压积红细胞 2U。术后 7 天出院，出院时 Hb 91g/L。6 天前出现下腹疼痛，时发时至，持续至今故来诊。现症见：下腹隐痛伴腰酸下坠，阴道出血量少，色淡暗，乏力倦怠，纳食可，大便时溏；舌淡暗，苔薄白，脉沉涩。彩超：子宫增大，下段回段不均，宫腔内散在略高回声斑点。血常规：Hb 95g/L，余项正常。孕产史：$G_4P_2A_2$，2000 年 6 月自然分娩一女，人流 1 次，2013 年孕 4 个月引产 1 次。

证候：气血亏虚兼血瘀证。

治法：益气养血，化瘀止痛。

处方：褚氏生化汤加减：黄芪 30g，党参 15g，当归 10g，川芎 10g，炮姜 6g，炒白术 15g，茯苓 15g，炒山药 30g，木香 6g，砂仁（后下）6g，炒白芍 30g，川断 30g，升麻 5g，益母草 30g，炙甘草 5g。7 剂，日 1 剂，水煎服。

药后腹痛消失，未再发作。

【按语】产妇在产褥期内，发生与分娩或产褥有关的下腹疼痛，称产后腹痛。又称为“儿枕痛”“产后腹中痛”。本病多见于新产后，好发于经产妇。孕妇分娩后，由于子宫缩复作用，小腹阵阵作痛，于产后 1~2 天出现，持续 2~3 天自然消失，西医学称“宫缩痛”“产后痛”，属于生理现象，一般不需要治疗。当腹痛剧烈，难以忍受，或腹痛绵绵，疼痛不已，则为病态，应给予治疗。《金匮要略·妇人产后病脉证治》中详尽记载了产后腹痛的证型，分别为血虚里寒证、气血郁滞证、瘀血内阻证、瘀血内阻兼阳明里实证、血凝中虚证、水血俱结证等，涉及寒热虚实之证。本案之产后腹痛系多次孕产，数伤气血，兼之产后瘀血内留，冲任、胞宫经脉失养、阻滞而发疼痛。治疗应益气养血充养经脉，化瘀行滞疏通冲任，方可奏效。古人云：“产后宜大补气血为主，余症宜从末”“新产虽极虚，以祛瘀为第一义”，足见补虚、祛瘀在产后病中的重要性。方中参、芪、归、芍、草、升麻益养气血，升提元气；白术、山药、木香、砂仁、茯苓健脾益气，和胃调中，以资气血生化之源；川断补肾壮腰，以助先天；生化汤去滑肠之性之桃仁可化瘀生新，温经行滞。诸药相合补而不滞，攻补得法，虽不止痛而痛自止。

三、产后癃闭（产后尿潴留）案

赵某，女，30 岁。2010 年 3 月 4 日初诊。

主诉：剖宫产后 4 天，伴小便不通 3 天。

病史：患者于 2010 年 2 月 29 日剖宫产，术后 24 小时去除导尿后不能自行排尿，再次留置尿管并定时开放，今拔出尿管仍不能自行排尿，曾肌注新斯的明、针灸等无效，故请褚老会诊。现症见：小便闭塞不通，小腹胀急，表情痛苦，神疲乏力，恶露量少，色淡，乳房不胀，泌乳少，食欲欠佳，大便正常；舌质淡，苔薄白，脉沉弱无力。

证候：气虚证。

治法：补中益气，化气行水。

方药：芪车导溺汤加减：黄芪30g，炒白术10g，升麻3g，柴胡6g，党参15g，当归15g，坤草30g，通草6g，冬葵子12g，桔梗6g，琥珀（另冲）3g，炙甘草5g。3剂。

【按语】本病病位在膀胱，与三焦气化失常相关。素体虚弱，复因产时产后耗气伤血，致肺脾气虚，上虚不能治下，三焦通调水道无能，膀胱失于气化，故而小便不通。如《万氏妇人科·产后小便不通》曰："膀胱者，州都之官，津液藏焉，气化则能出矣，产后气虚，不能运化流通津液，故使小便不通。"治疗重在益气行水，褚老以自拟芪车导溺汤加减。方中参、芪、草补气益肺脾之虚，气旺则水行；桔梗、柴胡、升麻为升提肺脾气，寓下病上取、提壶揭盖之意；通草、冬葵子通窍利尿下乳；产后不忘祛瘀，投当归、坤草养血活血，又可利水；琥珀既可宁心安神，缓解患者小便时的担心和恐惧，又能利水通淋助尿排出。全方补中寓泄，升降相承，恰中病机。

四、产后身痛案

案1：潘某，女，30岁。2016年12月27日初诊。

主诉：产后35天，身痛、麻木20天。

病史：患者于2016年11月22日自娩一男活婴，产后半月出现身痛、麻木，持续至今，故来诊。现症见：全身冷痛、麻木、肢困乏力，恶风寒，受凉后枕部胀痛不适，阴道少量褐色分泌物，无异味，偶有下腹痛，纳眠可，二便正常；舌淡红，苔薄白，脉沉细无力。既往体健。孕产史：$G_2P_1A_1$（2015年自然流产一次）。

证候：气血亏虚，兼感风寒证。

治法：益气养血，祛风散寒，通络止痛。

方药：自拟变通三痹汤加减：黄芪30g，桂枝10g，白芍10g，独活10g，桑寄生30g，秦艽10g，防风10g，细辛3g，当归15g，川芎10g，茯苓15g，羌活10g，益母草30g，泽兰15g，太子参10g，熟地18g，伸筋草30g，怀牛膝15g，制附子（先煎）6g，生姜9g，大枣15g，以黄酒1两为引。取7剂，日 1 剂，水煎服。

二诊（2017 年 1 月 3 日）：左半身疼痛、麻木消失，右半身冷痛、怕风症状较前减轻，右手及右足关节处仍有麻木不适，少量阴道出血，乳汁量可，质偏稀，纳眠可，二便调；舌脉如前。守上方加桑枝 15g，川断 30g，白芍增至 20g。14 剂，服法同前。

三诊（2017 年 1 月 17 日）：右半身隐痛偶有发作，无阴道出血及腹痛，乳汁不足，纳眠可，二便正常；舌淡红，苔薄白，脉沉细。守上方减去益母草、泽兰加穿山甲粉（另冲）3g，王不留 15g，漏芦 15g，7 剂，服法同前。

药后乳量可，身痛未再发作。

【按语】产后身痛是指产妇在产褥期内，出现肢体或关节酸楚、疼痛、麻木、重着者。产后身痛日久不愈，迁延至产褥期后，则不属本病，当作痹症论治。本病发生与产时产后的生理特点有关。产时创伤，用力耗气，出血伤津，致产妇气血骤虚，四肢百骸及经脉失养；元气受损，卫表不固，风、寒、湿邪乘虚而入，气血凝滞，经络不畅，身痛而发。如《诸病源候论》曰："产则伤动血气，劳损脏腑，其后未平复，起早劳动，气虚而风邪乘虚伤之，致发病者，故曰中风。若风邪冷气，初客皮肤经络，疼痹不仁，苦乏少气。"褚老认为本病的病机核心在于气血不足，风寒湿瘀为致病之标，虚实兼夹，以虚为主。治疗以补养气血、滋益肝肾为主，兼以祛风、散寒、除湿、通络，以黄芪桂枝五物汤、独活寄生汤化裁，创制变通三痹汤。本案即以此为主方加减。方中黄芪桂枝五物汤为张仲景《金匮要略》中治疗"血痹"之方。《金匮要略·方论本义》中论述该方："在风痹可治，在血痹亦可治也。以黄芪为主固表补中，佐以大枣；以桂枝治卫升阳，佐以生姜；以芍药入营理血，共成厥美。五物而营卫兼理，且表营卫里胃肠亦兼理矣。推之中风于皮肤肌肉者，亦兼理矣。"选独活寄生汤中的四物汤养血活血；参、苓、姜、枣、草益气健脾和中；独活、细辛、秦艽、防风，加羌活可祛全身上下、经络、筋骨之风寒湿邪，舒筋骨，利关节，止疼痛；桑寄生、牛膝补益肝肾，兼祛风湿；加辛热之附子温补元阳；伸筋草加强祛风散寒，舒筋活络之力；益母草、泽兰活血化瘀，祛瘀生新；并以黄酒为引，温经散寒活血，使药力通达经络，发散肌肤。药后症状明显减轻，手足关节处麻木较为明显，加桑枝、川断，白芍增量，以助行气通络、补益肝肾、养血柔筋之效。本案之治，补虚为先，纵有风寒之邪，也不峻投攻伐之品，寓攻于补之中，产后身痛得以及时痊愈。

案 2：王某，女，30 岁。2016 年 6 月 7 日初诊。

主诉：产后 20 天，伴腰腿疼痛 7 天。

病史：患者于 2016 年 5 月 18 日自娩一男婴，产后劳累后出现腰部、双下肢、双足疼痛，足心发凉，劳累后及感寒加重，畏风，泌乳可，恶露已净 3 天，纳眠可，二便调；舌淡红，苔薄白，脉沉细。孕产史：G_2P_2（2013 年顺娩一男婴）。

证候：肾虚兼感风寒证。

治法：补肾益气，养血柔筋，强腰壮骨，佐以祛风散寒。

方药：黄芪 30g，桂枝 10g，白芍 20g，独活 10g，桑寄生 30g，秦艽 10g，防风 10g，细辛 3g，杜仲 20g，当归 15g，川芎 10g，熟地 18g，威灵仙 30g，伸筋草 30g，怀牛膝 15g，制附子（先煎）9g，炙甘草 6g，生姜 9g，大枣 15g，黄酒 1 两为引。取 15 剂，日 1 剂，水煎服。

二诊（2016 年 6 月 21 日）：双下肢，腰部疼痛较前缓解，久站后有所加重，吹空调后上肢关节疼痛，纳眠可，二便调；舌脉如前。方药：守上方加片姜黄 10g，15 剂，服法同前。

药后诸症明显减轻，再续 14 剂后，以此为丸药，连服半个月后告愈。

【按语】 隋·巢元方《诸病源候论》曰：“肾主腰脚，而妇人以肾系胞，产则劳伤肾气，损伤胞络，虚未平复，而风冷客之”“肾主腰脚，肾经虚损，风冷乘之，故腰痛”，指出了该病发生与产劳伤肾、虚损未愈、风寒邪客有关。因发病于产褥这一特殊时期，势必兼有气血之不足，故而治疗应补肾与调养气血同施，佐以祛风散寒宣络之品，投以自拟的变通三痹汤加减。方中重用桑寄生、杜仲、怀牛膝补肾益肝，强腰健骨，兼除风湿；芪、草、姜、枣合四物汤益气健脾，养血活血；桂枝温经通络，制附子补火助阳以抵寒邪；独活、秦艽、防风、细辛、威灵仙、伸筋草除风散寒，舒经活络；以黄酒为引以助药力发挥。肾虚平复非数日之功而就，始以汤剂速见成效，继以丸药缓补慢图，终得痊愈。

五、产后恶露不绝案

案1：李某，女，25岁。2016年12月27日初诊。

主诉：剖宫产术后52天，伴阴道出血。

病史：患者剖宫术52天后，阴道出血至今未止，故来诊。现症见：阴道少量出血，色暗，无异味，偶有腹痛，伴腰酸痛，双膝发凉怕冷，乏力，纳可，眠差，不易入睡，大便稀，小便正常；舌淡暗，苔白腻，脉沉涩。既往体健，2006年因甲亢行部分甲状腺切除术，现患者甲状腺功能减退，口服优甲乐，2016年12月23日查彩超示：子宫附件未见明显异常。孕产史：G_2P_2（2015年剖娩一女活婴，2016年剖娩一男活婴）。

证候：气虚血瘀证。

治法：益气养血，化瘀固冲。

方药：褚氏生化汤加减。红参（另炖）10g，黄芪30g，当归15g，川芎10g，桃仁6g，红花15g，炮姜6g，泽兰15g，益母草30g，荆芥炭10g，元胡12g，佩兰15g，砂仁（后下）6g，川断30g，炙甘草6g，红糖为引，取7剂，日1剂，水煎服。

药后出血停止，余症已消。

【按语】产后血性恶露持续10天以上，仍淋漓不尽者，称为“产后恶露不绝”。患者始患甲亢，手术后转为甲减10余年，素体脾肾不足，加之手术生产，动气耗血，产创脉络受损，离经之血停留胞中、冲任，无力消散，新血不得归经而致恶露不尽、腹痛。如《胎产心法》云：“产后恶露不止……由于产时伤其经血，虚损不足，不能收摄或恶血不尽，则好血难安，相并而下，日久不止。”肾虚温养失司则腰酸痛，双膝发凉怕冷；脾虚气少，则便溏、乏力；血虚心神失养，则眠差、不易入睡；舌脉亦为气虚血瘀之征。病系虚瘀为患，法当补虚、祛瘀并举，然观其脉证，又以虚为甚，应补中祛瘀为宜，投以褚氏生化汤加减。方中参、芪、归、草大补气血；其中生化汤如《成方便读》曰："当归养血，甘草补中，川芎理血中之气，桃仁行血中之瘀，炮姜色黑入营，助归、草以生新，佐芎、桃而化旧，生化之妙，神乎其神"；益母草直达胞宫，祛瘀血而不伤血；荆芥血分之风药，下瘀血入血分，辛以散之，温以行之，炒炭可止血，《本草汇言》谓："凡一切失血之证，已止未止，欲行不行之势，以荆芥之炒黑可以止之"；元胡行气活血止痛；砂仁、佩兰芳香醒脾悦胃，健中化湿；川断为养肝肾之要药。全方补中有化，化中有止，补虚不滞邪，祛瘀不伤正，乃遵古人"勿拘于产后，亦勿忘于产后"之意也。

案2：陈颜，女，25岁。2011年7月11日初诊。

主诉：产后30余天伴阴道出血未止。

病史：患者于2011年6月5日自娩一子，产时胎盘滞留行徒手剥离，产后半月恶露未净，予中药（用药不详）、益母草胶囊治疗无效，故来诊。现症见：阴道出血时多时少，暗红，有小血块，下腹隐痛，膝关节痛，遇冷加重，纳少眠差，二便正常；舌质暗红，脉沉涩。彩超示：子宫大，宫腔内斑点样略强回声。

证候：瘀血内停，血不归经证。

治法：益气温阳，活血逐瘀。

方药：黄芪30g，当归15g，川芎10g，赤芍15g，红花15g，三棱30g，文术30g，坤草30g，官桂6g，泽兰15g，川牛膝15g。3剂，日1剂，水煎服。

二诊（2011年7月14日）：服药后阴道出血有所增加，腹痛未作，膝关节疼痛减轻；舌暗红，脉沉细。方药：黄芪30g，党参15g，当归15g，川芎10g，炮姜6g，桃仁6g，坤草30g，肉桂6g，川牛膝15g，炙甘草5g。7剂，服法同前。

服药3剂阴道出血已止，药尽诸症消退，复查彩超示：子宫、双附件未及明显异常。

【按语】患者产创脉络受损，血不循经，加之分娩耗气伤血，感受寒邪，致离经之血停留于胞中，新血不得归经见恶露不止、下腹痛；心脉不畅，心神失养则眠差；瘀滞于关节则局部冷痛；气虚中焦失于健运则纳差。《医学心悟·恶露不绝》曰："产后恶露不绝……若瘀血停积，阻碍新血，不得归经者……先去其瘀而后补其新，则血归经矣。"朱丹溪则云："产后当大补气血，即有杂证，以末治之"，而张子和指出："产后慎不可作诸虚不足治之"。根据产后的生理特点及多年的临床实践，褚老认为，产后病纯虚或纯实证并不多见，本虚标实者则为常证，但有标本缓急、虚实偏颇之不同，当须谨慎甄别，或治实中寓于补虚，或补虚中寓于治实，或二者并重，且不可妄用攻伐，滥施温补，而犯虚虚实实之戒。如《景岳全书·妇人规》所言："凡产后气血俱去，诚多虚证。然有虚者，有不虚者，有全实者。凡此三者，但当随证、随人，辨其虚实，以常法治疗，不得执有诚心，概行大补，以致助邪。"辨本案之证，主要是以瘀血停积为患，瘀血不祛诸症难消，产后气血之虚虽未及平复，仍应温经散寒、活血逐瘀。如《成方便读》云："夫产后气血大虚，固当培补，然有败血不祛，则新血亦无由而生，故见腹中疼痛等证，又不可不以祛瘀为首务也。"首选自拟逐瘀清宫方加减，方中莪术、三棱对药同用，走气入血，行气活血而破瘀，荡涤瘀血；当归、川芎、红花、赤芍养血活血行气，益母草、泽兰活血化瘀生新；肉桂温经散寒，通利血脉，化瘀止痛；黄芪补气升提，以防伤正；牛膝补益肝肾，引血下行。全方消瘀攻邪中寓于扶正，三剂瘀下即改为参芪生化汤加减，补养气血，化瘀生新，治疗谨遵攻邪不过消导，补虚不可滞邪，"勿拘于产后，亦勿忘于产后"之训。

六、产后汗证案

张某，女，32岁。2009年5月14日初诊。

主诉：产后汗出较多月余。

病史：患者于2009年4月3日剖宫产，产后汗出不止，始未在意，后渐加剧，故来诊。现症见：汗出较多，不分昼夜，粘衣湿巾，进食及活动尤甚，夜间汗出后自醒，醒后难以入睡，口干渴喜饮，体倦乏力，泌乳量少、质稀，纳可，恶露已净，二便正常；舌淡苔薄，脉虚细。

证候：气阴不足证。

治法：益气养阴，生津止汗。

方药：黄芪30g，太子参20g，炒白术10g，防风10g，白芍15g，煅龙、牡各15g，浮小麦30g，熟地20g，当归15g，麦冬15g，通草6g，五味子15g，炙甘草5g。7剂，日1剂，水煎服。

二诊（2009年5月21日）：汗出减轻，夜间自醒次数减少，乳量不足，仍感乏力，脉沉细。上方加王不留行15g，7剂，服法同前。

三诊（2009年5月28日）：时有微汗出，乳量可，仍感乏力，舌脉如前。以八珍汤调理善后。

【按语】产后失血伤阴，以致阴血偏虚，阳气偏旺，通过汗出以损阳，使阴阳调和，是一种正常的生理现象，如《金匮要略·妇人产后病脉证治》所言："产妇喜汗出者，亡阴血虚，阳气独盛，故当汗出，阴阳乃复"。但若汗出量多，持续日久不止者，当作病论。产后汗出常分为气虚自汗、阴虚盗汗两证。观本案脉证，乃气阴俱虚为患。产后耗损元气、失血伤阴，加之素体不足，调护不慎，气血阴液未能平复，则致卫阳不固，腠理不实，阴津外泄而自汗；阴血不足，阴虚阳越，迫津外出而盗汗。如《校注妇人良方·卷十九》云："产后汗不止者，皆由阳气顿虚，腠理不密，而津液妄泄也。"《诸病源候论·妇人产后病诸候》曰："夫汗，由阴气虚而阳气加之……血为阴，产则伤血，是为阴气虚也……阴气虚弱不复者，则汗出不止。"本证气虚而无寒征，阴虚无热象，遣方用药应温和为度，补气不可过于辛热以防耗阴，养阴不能过于寒凉以免伤阳。方中玉屏风散补气固表，党参易太子参去其温燥，增其养阴，加黄芪以助补益元气之力；地、归、芍为四物汤去辛散走串之川芎，养血活血，和营敛阴，“夺血者无汗，夺汗者无血”，治汗亦应治血；麦冬、五味子配太子参有生脉散之意，能益气生津，滋阴敛汗；龙骨、牡蛎、浮小麦固摄止汗，养心安神；通草甘淡下乳。待汗出减少，加走而不守之王不留行活血通络，以增下乳之效。汗止后改用八珍汤益气养血固本善后。

七、缺乳案

李某，女，29 岁。2010 年 10 月 11 日初诊。

主诉：剖宫产后 22 天，乳汁量少 4 天。

病史：患者于 2010 年 9 月 19 日剖腹产一女婴，近 4 天泌乳减少，故来诊。现症见：乳软不胀，乳量稀少，时感疲劳乏力，恶露未净，色淡暗，纳可，睡眠可，二便正常；舌质淡，苔薄白，脉象细弱。

证候：气血亏虚证。

治法：益气养血，佐以通络下乳。

方药：褚氏通乳饮加减：黄芪 30g，当归 15g，白芍 30g，太子参 15g，柴胡 12g，陈皮 12g，穿山甲粉（另冲）6g，漏芦 15g，鹿角霜 15g，路路通 15g，麦冬 15g，炒白术 10g，枸杞 15g，炙甘草 5g。7 剂。嘱：保持心情舒畅，可用七孔猪蹄、鲫鱼炖汤，饮食最宜清淡，不可过咸，忌寒凉、辛辣刺激性食物，让婴儿经常吮吸乳头，刺激乳汁分泌。

服药后，乳量明显增加，再进 3 剂以资巩固。

【按语】陈无择曰：“产妇有二种乳脉不行，有气血盛而壅闭不行，有血气少弱涩而不行”，说明缺乳分虚、实两端。本案患者乳软不胀，乳量稀少，恶露未净，时感疲劳乏力，结合舌脉为一派气血不足之象。《景岳全书·妇人规》云：“妇人乳汁，乃冲任气血所化，故下则为经，上则为乳。若产后乳迟乳少者，由气血之不足。而犹或无乳者，其为冲任之虚弱无疑也。”虚者补之，选褚氏通乳饮加减，方中参、芪、术、草、陈益气健脾，资气血生化之源；归、芍、枸杞、麦冬滋养阴血，兼可活血；鹿角霜温督益阳，充养奇经，补先天以助后天；柴胡、路路通、穿山甲漏芦疏肝行气，通络下乳。全方补中寓通，并配合食疗，则气血充，经络通而乳汁自足。

八、产后抑郁案

王某，女，37岁，无业。2016年6月28日初诊。

主诉：产后精神抑郁伴乏力1月余。

病史：患者于2016年5月3日足月分娩一男活婴，产程偏长，产时产后出血不多。产后出现情绪低落，不喜言语，对多种事情缺乏兴趣，始未引起家人注意，后症状逐渐加重，故来诊。现症见：精神抑郁，面部表情呆滞，乏力困倦，周身疼痛不适，后背发凉，胸闷纳呆，少言寡欢，烦躁易怒，自汗，眠差，二便正常；舌质淡暗有齿痕，苔薄白，脉弦细。彩超示：子宫、附件未见异常。平素月经规律，量色质正常。孕产史：G_1P_1。

证候：肝郁脾虚，心神失养证。

治法：补益心脾，疏肝解郁。

方药：归脾汤合逍遥散加减：黄芪30g，当归15g，太子参15g，炒白术10g，茯神15g，陈皮12g，柴胡12g，白芍20g，乌梅10g，天花粉30g，砂仁（后下）6g，藿香10g，木香6g，附子9g，郁金12g，炙甘草6g。取15剂，日1剂，水煎服，分早晚温服。配合心理疏导，并嘱患者注意避风，多食高蛋白食品，多饮汤水。

二诊（2016年7月12日）：望其精神已明显好转，周身乏力疼痛不适、胸闷烦躁减轻，自觉饮食、睡眠均见好转，大便稍干，守上方减木香加枳实10g，生姜3片为引，取15剂，日1剂，水煎服，分早晚温服。炒决明子150g，10g/d，便干时泡水服。

三诊（2016年07月28日）：患者精神明显好转，仍有膝关节轻微疼痛，偶有头晕，效不更方，守首诊方加怀牛膝15g，取15剂，用法同前。

后回访患者痊愈。

【按语】 产后抑郁是指产妇在分娩后出现以情绪低落、精神抑郁为主要症状的病症，是产褥期精神综合征中最为常见的一种类型。临床上以焦虑烦躁、失眠多梦、乏力困倦、默默不语、悲伤恐惧、消极厌世等为主要表现，一般于产后1周出现症状，产后4~6周逐渐明显，平均持续6~8周，甚至长达数年。若不能及时治疗，产妇会出现伤害胎儿或自杀的倾向，故应对本病给予重视，尽早发现，尽快治疗。西医学将其称为“产褥期抑郁症”，但目前缺乏安全有效的治疗手段，主要以抗抑郁类药物应用为主，而此类药物多易在母乳中蓄积，哺乳时影响婴幼儿健康，而传统中医药在数千年的医疗实践中积累了丰富的临床经验，治疗本病疗效好、起效快、毒副作用小。产时产后失血伤津耗气，故产后处于气血俱虚的特殊生理状态，心神、肌体濡养不足，加之情志不舒，以致产后郁证的发生。如傅氏所云：“凡病起于血气之衰，脾胃气虚，而产后尤甚。”故治疗时褚老采用健脾益气养血、疏肝行气解郁、宁心安神除烦之法，同时根据不同患者的病因病机进行辨证论治，常用归脾汤、逍遥散、桂枝汤、甘麦大枣汤加减。本方中太子参、黄芪、炒白术、茯神、炙甘草健脾益气安神，脾旺则气血自生，心神得养；柴胡、郁金、白芍、当归可疏肝行气解郁，滋阴养血柔肝；附子辛热，鼓舞元阳，振奋心阳，温经散寒；陈皮、木香、砂仁、藿香芳香化湿行气，醒脾悦胃运中；乌梅、花粉养阴生津敛汗，并制附子之辛热燥烈之性。褚老治疗时谨守病机以补益心脾、疏肝解郁为治疗法则，临床常能取得良好的疗效。同时亦重视本病的精神治疗与日常调护，正如《临证指南医案·郁证》所云“郁证全在病者能移情易性”。故常嘱患者主动与家人、朋友沟通，适当表达与发泄情绪，保持心情舒畅，培养个人兴趣爱好。同时保持居住环境安静，温度适宜，饮食清淡，易消化而富有营养，忌食生冷寒凉之品。配合适当锻炼，以增强体质，利于产后恢复。

第五节　妇科杂病

一、不孕症案

案1：刘某，女，34岁。2014年6月12日初诊。

主诉：人流术后未避孕4年未孕。

病史：患者于2010年4月早孕行人工流产术后，至今未避孕，未孕。曾在外院治疗3年余，效果不佳。月经初潮13岁，月经周期为25~28天，行经5天，色红，量中等，夹少量血块，经前感腰酸。末次月经：2014年6月2日，量色如前，有小血块，经前腰酸；舌质红，苔黄腻，脉滑数。妇科检查无明显异常。盆腔彩超示：子宫、附件未见明显异常。子宫输卵管造影示双侧输卵管通畅，盆腔造影剂弥散均匀。内分泌检查未见明显异常。女方查血清抗精子抗体及抗子宫内膜抗体均阳性，男方诸项检查均无异常。

证候：肾虚血瘀证。

治法：益肾补气，活血化瘀。

方药：二紫方加减：紫石英30g，紫河车粉（另包）6g，菟丝子30g，枸杞子20g，淫羊藿15g，熟地18g，山萸肉15g，香附15g，丹参30g，砂仁（后下）6g，川牛膝15g，黄芪30g，黄柏10g，金银花15g，赤芍药15g。15剂，日1剂，水煎服。肠溶阿司匹林片25mg，每日2次，口服。

二诊（2014年7月1日）：月经于2014年6月30日来潮，现月经期第2天，量色如前，无血块，经前未感腰酸；舌质红，苔稍黄腻，脉稍滑数。守此方取15剂。嘱患者服药1个月后复查，并在2014年7月11~14日排卵期同房试孕。

三诊（2014年7月15日）：患者2014年7月14日复查血清抗精子抗体及抗子宫内膜抗体均阴性。患者告知本周期已在排卵期同房试孕。上方减去香附、丹参、川牛膝取15剂，日1剂，水煎服。肠溶阿司匹林片25mg，每日2次，继续口服。

四诊（2014年8月18日）：2014年7月月经未潮，查尿

HCG 阳性。今日彩超示宫内见孕囊，可见胎芽及胎心管搏动。嘱其注意休息，禁剧烈活动，禁房事。

五诊（2014 年 10 月 10 日）：2014 年 10 月 10 日复查彩超示：双顶径 3.3cm，胎心胎动可见，胎盘附着于宫体前壁，厚约 1.9cm，羊水最大暗区厚约 4.6cm。提示：宫内孕，单活胎。

【按语】 不孕症是妇科的疑难病之一。引起不孕症的病因病机相当复杂，据统计，近年发现的不孕症中，20%~40%是由于免疫原因引起的。免疫性不孕症患者，夫妇双方各项不孕症检查指标均正常，但有抗生育免疫证据存在。目前已发现的免疫因素主要有抗精子抗体、抗子宫内膜抗体、抗卵巢抗体、抗心磷脂抗体、抗绒毛膜促性腺激素抗体等。免疫性不孕症的治疗现代医学多采用隔绝疗法、免疫抑制剂及辅助生殖技术等，妊娠率低，副作用大，费用高。中医学并无有关本病的专项记载，大都归属于“月经不调”“无嗣”等范畴。褚老认为本病肾虚为本，湿热为标，血瘀为变。多由房事不节、经期、产后、人流术后等感染湿热邪气，导致冲任损伤。冲任之本在肾，肾虚是免疫性不孕症的主要病因，正如《素问·六节藏象论》曰：“肾者，主蛰，封藏之本，精之处也”。肾精为生殖发育之源泉，肾精化生肾气，内寓元阴元阳，是维持人体阴阳的本源。肾中精气的盛衰主宰着人体的生长发育及生殖功能的成熟与衰退。《内经》曰：“肾生骨髓”“其充在骨”。中医学中“髓”包括了骨髓和脊髓等。现代医学认为骨髓是免疫系统的中枢免疫器官，是免疫活性细胞的发源地及分化成熟的微环境，在免疫应答及免疫调节过程中起重要作用，因而认为肾为免疫之本。若先天肾气不足，或房劳过度，耗伤肾气，精血亏虚，则可导致肾虚难以受孕；肾为气血之根，若机体肾虚，湿热邪毒则乘机内侵胞宫冲任，影响气血畅行，血随气结，以致气滞血瘀，瘀阻冲任胞脉，则瘀血湿热内阻，冲任不得相资，则不能摄精成孕。诚如《医宗金鉴·妇科心法要诀白话解》云：“妇人不孕之故”乃“血积在胞宫，影响新血的化生，新血不生就不能成孕”。褚老提出治疗以补肾滋肾为主，佐以化瘀利湿、清热解毒之品。褚老经验方二紫方，主要组成为紫石英、紫河车粉、菟丝子、枸杞子、淫羊藿、熟地、山萸肉、香附、丹参、砂仁、川牛膝。方中紫河车为血肉有情之品，既可大补元气元阴，又可生精益血；紫石英和紫河车同补督脉，温肾阳，填精益髓；仙灵脾、熟地黄、枸杞子补肾滋肾，调理冲任；菟丝子具有补肾益精，调补肝脾之效，为平补肝肾之良药；黄芪扶助正气，托邪外出；黄柏、金银花清热燥湿，泻火解毒；丹参味苦，性微寒，养血活血，行血中之滞，静中有动；赤芍药、香附活血化瘀，理气开郁；砂仁性辛散温通，其芳香健脾，可健胃，防补药滋腻；川牛膝性善下行，有引血下行及引药直达病所之功。褚老在中药施治的同时，又适时酌用小剂量的肠溶阿司匹林和维生素 E。肠溶阿司匹林具有抗凝和免疫调节作用；维生素 E 为抗氧化剂，能保护细胞和细胞器的稳定性，减少抗原的产生，加速抗体的消除。褚老认为在中西医结合治疗中，中药的应用不仅在一定程度上控制了西药的不良反应，且提高了疗效。

案 2：胡某，女，27 岁。2013 年 3 月 30 日初诊。

主诉：月经后期 12 年，未避孕未孕 5 年。

病史：15 岁初潮，初潮后月经即不规律，30 天~3 个月一行，经行 3~4 天。末次月经：2013 年 3 月 23 日，持续 3 天净，量少，色淡，少量血块，伴小腹坠痛喜按，腰酸，形体肥胖，头晕耳鸣，纳眠可，二便正常；舌质淡，苔白腻，脉沉滑。彩超示：双侧卵巢呈多囊样改变（双侧卵巢内均可见多个卵泡回声，最大直径 6mm，同一切面大于 12 个）；内分泌检查：FSH 5. 43IU/L，LH 17. 7IU/L，LH/FSH>3。

证候：肾虚痰湿证。

治法：化痰除湿，理气化瘀，补肾养血。

方药：非月经期用褚老自拟方橘黄汤加减：化橘红 15g，炒白术 10g，天竺黄 10g，姜半夏 10g，大贝 10g，茯苓 15g，丹参 30g，大腹皮 30g，香附 15g，枳壳 12g，山药 30g，甘草 6g。20 剂，水煎服，每日 1 剂，月经期停服。经期给予褚老自拟方潮舒煎加减：当归 15g，川芎 10g，赤芍 10g，红花

15g，丹参 30g，泽兰 15g，香附 15g，元胡 15g，乌药 12g，全蝎 6g，川牛膝 15g。5 剂，水煎服，日 1 剂，以活血化瘀，引血下行。嘱患者于 2013 年 4 月 13 日开始黄体酮胶囊 100mg，每日 2 次，口服 5 天。撤药出血第 5 天给予炔雌醇环丙孕酮片，每日 1 片，口服 21 天；二甲双胍片，0.5g，每次 1 片，每日 2 次，口服，并嘱其用药的同时清淡饮食并结合适当的运动以减轻体重。

二诊（2013 年 4 月 26 日）：月经于 2013 年 4 月 21 日来潮，5 天净，经量稍增，色转红，有血块，余症同前。白带正常，纳眠可，二便调。服药后无特殊不适，现服用炔雌醇环丙孕酮片。舌质淡，苔白腻，脉沉滑。守橘黄汤加补肾药紫石英 30g，紫河车粉（另包）6g，菟丝子 30g，枸杞子 20g，淫羊藿 15g，熟地 18g，山萸肉 15g。20 剂，水煎服，日 1 剂。经期守潮舒煎方 5 剂，水煎服，日 1 剂。

三诊（2013 年 5 月 24 日）：月经于 2013 年 5 月 19 日来潮，5 天净，经量正常，色红，无血块，未感小腹坠痛及腰酸，无头晕耳鸣，纳眠可，二便正常。自诉体重已减 10kg，舌质淡，苔白腻，脉沉滑。服药后无不适，现服用第 2 盒炔雌醇环丙孕酮片。守橘黄汤加补肾药紫石英 30g，紫河车粉（另包）6g，菟丝子 30g，枸杞子 20g，淫羊藿 15g，熟地 18g，山萸肉 15g。20 剂，水煎服，日 1 剂。经期守潮舒煎方 5 剂，水煎服，每日 1 剂。嘱患者月经期 2~4 天复查内分泌。

四诊（2013 年 6 月 19 日）：月经于 2013 年 6 月 17 日来潮，现月经期第 3 天，量色质正常，无不适，纳眠可，二便正常；舌质淡，苔薄白，脉沉细。今日检查性激素六项均正常。嘱停服炔雌醇环丙孕酮片，继续原方法服用二甲双胍片。二紫方合橘黄汤加减：紫石英 30g，紫河车粉（另包）6g，菟丝子 30g，枸杞子 20g，淫羊藿 15g，熟地 18g，山萸肉 15g，化橘红 15g，炒白术 10g，山药 30g，茯苓 15g，天竺黄 10g，姜半夏 10g，大贝 10g，大腹皮 30g，枳壳 12g，香附 15g，砂仁（后下）6g，丹参 30g，川牛膝 15g，甘草 6g。15 剂，水煎服，日 1 剂。经期守潮舒煎方 5 剂，水煎服，日 1 剂。

五诊（2013年8月10日）：月经于2013年6月17日来潮，现停经54天，患者自测尿妊娠试验阳性。今日来诊要求彩超检查。彩超示：宫内早孕，可见胚胎回声及胎心管搏动。嘱患者注意休息，合理营养，定期复查彩超筛查胎儿畸形。后经随访，分娩一健康男婴。

【按语】本案不孕症是由多囊卵巢综合征排卵障碍导致的。多囊卵巢综合征是一种生殖功能障碍与糖代谢异常并存的内分泌紊乱综合征，以持续性无排卵、高雄激素血症和胰岛素抵抗为主要特征。多表现为月经稀发、闭经、不孕、多毛、痤疮、肥胖、黑棘皮症等。中医学中并无多囊卵巢综合征的病名，根据该病的临床表现，当属“月经后期”“月经过少”“闭经”“不孕症”“崩漏”等病的范畴，从卵巢多囊性增大改变来看又可属于“癥瘕”的范畴。本病的发病始于青春期，各种症状持续至绝经前后，严重影响患者的生存质量。褚老认为本病的病因病机为脾肾阳虚为本，气滞湿阻、痰瘀互结为标。月经的产生是肾、天癸、冲任、气血共同作用于胞宫的结果，其中肾在月经的产生过程中起主导作用，《傅青主女科》谓：“经本于肾”“经水出诸肾”。肾藏精，主生殖，肾中精气的盛衰主宰着人体的生长发育生殖，《素问・六节藏象论》：“肾者主蛰，封藏之本，精之处也”。若肾精不足，影响肾气的生化，则不能化生精血为天癸，冲任之本在肾，冲为血海，任主胞胎，天癸乏源则冲任失充，血海空虚，诸经之血不能汇聚冲任下注胞宫则月经不调。肾主水液，肾阳虚气化不利，不能蒸腾津液，脾为后天之本，脾主运化，脾阳虚运化不利，则水湿内停，水精不能四布则为饮，饮聚成痰，痰湿互结成瘀，则肥胖、多毛；痰湿阻滞冲任二脉，瘀滞胞宫则不孕。元代《丹溪心法》云：“肥盛妇人，禀受甚厚，恣于浊食，经水不调，不能成孕，以躯脂满溢，湿痰闭塞子宫故也”，痰湿最易阻遏气机，损伤阳气，由虚致瘀，因瘀重虚，因此本病的病因病机为脾肾阳虚为本，气滞湿阻、痰瘀互结为标。治以补肾健脾治其本，化痰祛瘀利湿治其标。褚老在临证中以中药为主改善全身内分泌状态，结合西药调整月经周期。西药以炔雌醇环丙孕酮片为首选，根据患者不同临床表现选择性用药。炔雌醇环丙孕酮片中的醋酸环丙孕酮具有很强的抗雄激素的作用，可以减少卵巢源性雄激素的产生，炔雌醇可以降低游离的雄激素，从而调整月经周期。对于肥胖或有胰岛素抵抗并生育要求迫切的患者给予胰岛素增敏剂二甲双胍，通过降低胰岛素纠正患者高雄激素状态，改善卵巢排卵功能，提高促排卵治疗效果。在临床中常二者并用，明显地提高了排卵率和妊娠率。治疗中以中药为主结合西药预治疗 2~3 个月经周期，可使患者恢复正常月经周期。褚老针对本病的病因病机，用自拟方二紫方合橘黄汤加减治疗，治以补肾健脾，化痰除湿，理气化瘀，调经助孕。并根据月经不同时期肾阴阳消长、气血盈亏的变化规律，周期用药。行经期子宫泻而不藏，重阳转阴，应因势利导，促进经血排出，用以自拟潮舒煎加减，活血化瘀，理气调经。为提高疗效，褚老在药物治疗本病的同时，还强调身心同治。多囊卵巢综合征的患者多表现为肥胖、痤疮、不孕，平素情绪欠佳，增加了患者就诊时的心理压力，褚老在治疗时首先通过自己的言谈使患者放下沉重的思想包袱，增加患者治病的信心；对于肥胖的患者，每嘱患者清淡饮食，配合适当的体育锻炼以减轻体重，以利于恢复月经周期，成功受孕。

案 3：李某，女，32 岁。2014 年 10 月 16 日初诊。

主诉：未避孕不孕 2 年余。

病史：患者平素时有下腹隐痛，经间期多发，月经周期 28~30 天，行经 5 天。末次月经：2014 年 10 月 7 日，经量中等，轻微痛经，经前乳房胀痛，孕 4 产 1 人工流产 3，末次人工流产为 2012 年 5 月，术后 4 个月解除避孕，未避孕至今 2 年余不孕。曾经 B 超监测卵泡发育排出正常，男方精液分析正常。现症见：时有下腹隐痛，纳食、睡眠可，二便正常；舌淡暗，苔黄腻，脉沉弦。妇科盆腔检查示：双侧附件区压痛，余未及异常。子宫输卵管造影检查示：双侧输卵管通而不畅，伴盆腔粘连。

证候：湿热瘀结证。

治法：清热利湿、祛瘀通络为主，佐以益气扶正。

方药：①非经期给予褚氏消癥饮加减：生薏苡仁30g，败酱草30g，连翘20g，丹皮15g，赤芍15g，香附15g，元胡15g，丹参30g，川牛膝15g，黄芪30g，茯苓15g，路路通15g，皂角刺15g，炮山甲粉（另冲）5g，柴胡12g，桃仁6g。20剂，日1剂，水煎服。②剩余药渣与大青盐炒热敷下腹。③同时配合中药保留灌肠，处方：三棱、莪术、败酱草各30g，皂角刺、连翘、红花、赤芍各15g，土鳖虫、乳香、没药各10g。10剂，日1剂，浓煎药汁至100～150ml，保留灌肠。

经期治宜疏肝理气、活血通经，方予血府逐瘀汤加减。处方：生地黄、赤芍、红花、香附、乌药、川牛膝各15g，川芎、枳壳各10g，柴胡12g，桃仁6g。5剂，日1剂，水煎服。

二诊（2013年11月14日）：患者服药后平素小腹疼痛、经前乳胀消失，月经于2013年11月6日来潮，行经5天，量中等，时便溏，舌淡暗，苔薄、微黄，脉沉细。现月经干净4天，今日行输卵管通液术，术时推进液体45ml，有阻力，患者感觉下腹痛，反流2ml。术后给予头孢西丁钠注射液、奥硝唑注射液联合静脉滴注3天。给予初诊时非经期口服中药方减桃仁，加炒山药30g，炒白术15g，补骨脂15g。20剂，日1剂，水煎服。同时配合外敷及保留灌肠治疗方案同初诊。经期口服中药方同初诊。

三诊（2013年12月14日）：患者无明显不适，大便正常；舌淡暗，苔薄白，脉沉细。月经于2013年12月5日来潮，行经5天，量可。今日月经干净5天行输卵管通液术提示通畅。采用二诊治疗方案继续治疗。嘱患者下周期月经干净后不再避孕。

随访1年，患者末次月经：2014年1月3日，并于2014年10月8日顺产一男活婴。

【按语】本案患者是输卵管炎性不孕症。输卵管性不孕约占女性不孕的1/3，其中输卵管炎性病变导致的输卵管阻塞或通而不畅是造成不孕的主要原因。寻找行之有效的治疗输卵管炎性阻塞的方法是当今生殖医学和妇科学研究的热点和难点之一。中医学无输卵管炎性阻塞之病名，根据其临床特点，可归为“癥瘕”“妇人腹痛”“带下病”“无子”“断绪”等范畴。该病临床主要表现为不孕、下腹隐痛结块、带下量多、腰骶酸困、经行或劳累时加重、经行腹痛、月经不调、常精神不振、身困乏力等，也有患者无明显不适感。褚老认为：本病多由于经期、产后胞脉空虚、摄生不慎或性生活不洁等感受湿浊热毒，或脏腑功能失调，湿热内生，蕴结下焦，气机不畅，瘀血阻滞，湿热瘀血互结冲任、胞宫，胞脉闭阻不通所致。该病缠绵难愈，病程较长，久病伤正，正虚邪恋，形成湿、热、瘀、虚长期并存的病理基础；病多热证，但久病多虚，加之过用寒凉之品损伤阳气，也常兼见寒证，但以虚寒为主；临证时虽有湿热瘀结、气滞血瘀、寒湿凝滞、气虚血瘀等证之分，但虚、瘀贯穿于每一证型。

病机为湿热瘀结，脉络瘀滞。治以清热利湿，祛瘀行滞通络止痛。口服褚老经验方消癥饮加减。该方是褚教授根据仲景的桂枝茯苓丸和薏苡附子败酱散方精心化裁而来，方中黄芪益气扶正，既可助行瘀滞，又防攻破之药物久用伤正；薏苡仁、茯苓健脾益气，利水渗湿，补消兼备，既可绝生湿之源，又可去已成之湿；败酱草、连翘清热解毒，化湿排脓；丹参、赤芍、丹皮养血活血，凉血解毒，化瘀散结；香附、元胡行气止痛；川牛膝补肾活血，引药下行，直达病所。本案方加路路通、皂角刺以通为用，行气通络；穿山甲味咸，性微寒，入肝经血分，性善走窜，能行血分，可通上达下，搜剔经络，破瘀散结，张锡纯谓其“走窜之性，无微不至，故能宣通脏腑，贯彻经络，透达关窍，凡血凝血聚为病，皆能开之”。诸药相合，攻不伤正，补不留瘀，使热清湿化，瘀消结散，胞脉畅通，精卵相合，珠胎乃结。

褚老在采用消癥饮加减治疗的同时，常根据病情配合非经期中药保留灌肠，拟清热解毒、活血破瘀、散结通络之灌肠方内外并治。保留灌肠可使药物通过直肠黏膜直接渗透吸收，能很快发挥作用，达到疏通粘连之效。此外，药渣合大青盐炒热敷下腹、局部微波理疗、双侧子宫穴封闭治疗等多种方法及途径可灵活组合。本案患者输卵管通而不畅配合输卵管通液术改善输卵管功能，提高受孕率。

二、盆腔炎案

案1：冯某，女，25岁。2016年4月7日初诊。

主诉：小腹部隐隐作痛两周伴腰痛低热。

病史：患者13岁月经初潮，平素月经规律28~30天，行经5~6天，量可，色红，无其他不适。末次月经：2016年3月24日，10天净，量少，淋漓，无血块，无痛经。患者于月经来潮第1天开始出现小腹隐隐作痛伴腰痛，低热，体温37.5℃，乳房胀伴刺痛。小腹隐痛持续至今，同房时有性交痛，白带量少，无异味，无阴痒，纳可，眠差，多梦易醒，二便调；舌质红，苔黄，脉弦数。妇科盆腔检查：宫颈举痛、压痛；子宫后位，大小正常，质中，压痛，活动可；双侧附件增厚，压痛明显。彩超（2016年3月30日）示：盆腔积液（25mm×20mm）。孕产史：$G_6P_2A_4$（剖宫产两男婴，4次人流）。

证候：湿热瘀阻证。

治法：清热利湿，祛瘀止痛消癥。

方药：褚氏消癥饮加减：桂枝6g，茯苓15g，丹皮15g，赤芍15g，香附15g，元胡15g，丹参30g，黄芪30g，生薏苡仁30g，败酱草30g，连翘20g，川牛膝15g。14剂，日1剂，水煎服。

二诊（2016年4月21日）：诉双侧少腹疼痛减轻，腰骶部掣痛，体温已正常，白带不多，无阴痒；舌红苔黄滑，脉沉弦。处方：当归9g，川芎9g，白芍15g，白术9g，茯苓9g，泽泻9g，柴胡9g，枳实9g，赤芍15g，甘草6g，玄胡12g，川楝子12g，威灵仙15g。7剂，服法同前。

三诊（2016年5月5日）：服上方后症状明显减轻，月经2016年4月23日来潮，量同常，无痛经。但仍感腰骶部掣痛，守上方加川续断20g，黄柏9g，郁金9g。7剂，服法同前。

四诊（2016 年 5 月 20 日）：已无腰腹痛，舌红苔黄，脉缓。守上方，7 剂告愈。

【按语】本案盆腔炎性疾病在中医学属于“盆腔炎”范畴，病因病机为湿热入侵，与瘀血相结，蕴结于胞宫，阻滞胞脉，不通而痛。治宜清热利湿，化瘀止痛，湿热瘀阻型盆腔炎，褚老经验方褚氏消癥饮治疗疗效显著。服药后热邪渐退，虚象显露，故改用除湿化瘀方加味治疗。因湿邪留滞体内，最易阻遏气机，使气机升降失常，故方中加入行气药，使气机通畅，以促湿邪外泻，并加用威灵仙通络止痛。三诊时症状明显好转，仍感腰疼，故于原方基础上加补骨脂补肾壮腰，白带偏多加黄柏燥湿止带，加郁金以理气活血调经。服药后月经来潮，腹痛消失，继服 7 剂以巩固疗效。本案患者新感不久，就诊及时，尚未迁延形成“癥瘕”“不孕”“痛经”等一系列后遗症。

案 2：张某，女，37 岁，已婚。2016 年 7 月 7 日初诊。

主诉：下腹坠胀疼痛，伴腰骶酸痛 1 年，加重 2 周。

病史：患者分别于 2014 年 7 月、2015 年 6 月早孕行人工流产术。2015 年 6 月术后即出现下腹坠痛，腰骶酸痛，在当地医院诊为盆腔炎，给予抗生素治疗，症状稍有好转患者即停止治疗。此后常感下腹坠胀疼痛，腰骶酸痛，时轻时重，间断服中西药物治疗，效果不佳。末次月经：2016 年 6 月 28 日，行经 7 天，量少，色暗。患者月经前 3 天下腹坠胀疼痛、腰骶酸痛较前明显加重，遂来就诊。经净后带下量多、黄色如脓样、有臭味；舌暗红，苔黄腻，脉滑数。妇科检查：阴道分泌物量多，色黄，如脓样，有臭味；宫颈举痛明显，颈口黄脓样分泌物、量多；子宫后位，大小正常，质中，压痛明显，活动可；双侧附件增厚增粗，压痛明显。B 超示：双侧附件区出现纺锤形肿块图像，边缘较清晰呈薄壁状，内部呈明显的无回声区；盆腔积液 13mm。

证候：湿热瘀结证。

治法：清热除湿，活血化瘀，散结消癥。

方药：褚氏消癥饮加减：生薏仁 30g，败酱草 30g，连翘

20g，黄芪 30g，茯苓 15g，丹皮 15g，赤芍 15g，元胡 15g，香附 15g，川牛膝 15g，丹参 30g，二花 30g，蒲公英 30g。14 剂，日 1 剂，水煎服。每日浓煎 1 剂灌肠用，药渣外敷小腹。嘱：保持心情舒畅，注意生活调理。

二诊（2016 年 7 月 21 日）：服药后仍感下腹坠胀、疼痛，腰骶酸痛稍有缓解，带下仍较多，色黄，有臭味；舌暗红，苔薄黄，脉滑数。守上方加苍术 10g，黄柏 10g，白芷 10g，皂刺 10g，路路通 10g。取 14 剂，用法同上。

三诊（2016 年 8 月 4 日）：服药后症状缓解，带下量减少，色清，大便稍稀。月经于 2016 年 7 月 28 日来潮，月经前及月经期未感特殊不适。舌淡红，苔薄黄，脉数。守上方减黄柏，取 14 付，用法同上。

四诊（2016 年 8 月 25 日）：服药后腹痛腰酸消失，现月经将至，带下稍多，色白，无异味，二便调；舌淡红，苔薄黄，脉滑。守上方减二花、蒲公英、败酱草、连翘，加车前子（包煎）30g，益母草 30g。取 14 剂，日 1 剂，水煎服。

五诊（2016 年 9 月 8 日）：月经于 2016 年 8 月 28 日来潮，月经量多，色暗，有大血块，现月经已干净，复查 B 超：双侧输卵管稍增粗，盆腔积液 12mm。守首诊方加黄药子 10g，皂刺 10g，穿山甲 9g。取 30 剂，日 1 剂，水煎服，仍配合消癥饮灌肠敷腹。

经过系统治疗 3 个月后，2016 年 12 月 8 日复诊：下腹坠胀、腰酸痛症状完全消失，白带减少，排卵期稍增多，清稀，无异味。妇科检查：子宫活动度可，宫体及双侧附件无压痛。复查 B 超：子宫及双侧附件未触及明显异常。

【按语】本例患者为盆腔炎性疾病，迁延日久，形成癥瘕。盆腔炎性疾病（Pelvic Inflammatory Disease，PID）是妇科常见多发病，盆腔炎性疾病以小腹痛、带下量多、月经紊乱为主要临床表现，隶属于中医学“盆腔炎”“带下病”“月经不调”“癥瘕”等范畴。该病顽固，易反复发作，久治不愈，导致长期慢性盆腔痛、不孕不育或宫外孕等一系列盆腔炎性疾病后遗症。该案患者宫腔术后，血室开放，胞脉空虚，湿邪易乘虚而入，形成盆腔炎性疾病，患者未及时治愈致损伤冲任胞宫，血瘀湿滞，蕴结于下焦，影响冲任胞宫，伤及带脉，阻遏气血运行致瘀，瘀而作痛。湿郁日久出现化热之象，如带下量多、色黄秽臭。病因长期存在，遇到免疫力低下或者外邪侵袭即容易发作，未得到系统治疗，形成炎性包块。妇科检查和 B 超都已经明确见到实质性包块。初诊时病人疼痛较重，热象较为明显，治疗以清热除湿、活血化瘀、散结消癥为法，选用褚氏消癥饮加减。在辨证立法上，除活血化瘀外，重用败酱草、二花、蒲公英、连翘清热解毒之品；方中黄芪为补气，张锡纯曰："黄芪能补气，得三棱莪术以疏通之，则补而不滞，使元气愈旺，则愈鼓舞三棱、莪术消癥之功，为药物使用上的绝妙之处"。二诊时热象稍减，症状稍见缓解，给予苍术、黄柏，即二妙散治疗黄带，立竿见影；白芷、皂刺、路路通等清热除湿，消肿排脓止痛；皂刺，路路通还可畅通输卵管，使邪有去处。四诊适逢经期禁用寒凉之品，酌加活血化瘀利水药物，使瘀热之邪随经血排出。经后复诊即觉症状缓解，仍有包块，此时可以缓攻慢图。给予消癥饮加入黄药子，有散结消瘿化痰、清热解毒之效；穿山甲，皂刺二药伍用，走窜行散，透达攻通，直达病所，疏通经络，消散瘀滞，开塞通管。采用内外同治，内服加灌肠、外敷，整体与局部同调，经治疗 4 个月后，患者症状完全消失，复查 B 超无异常。褚老治疗盆腔炎，主张辨证施治，大原则虽为活血化瘀，但必须灵活应用，用药关键在"变"与"通"，既要守旧又要创新，守中有变。复诊时根据病人不同反应，作适当增删与改动。

三、癥瘕案

案 1：廖某，35 岁，已婚。2005 年 9 月 30 日初诊。

主诉：双侧卵巢子宫内膜异位囊肿剥除术后 7 个月，伴经行腹痛 2 个月。

病史：患者平素月经规律，6~7/25~32，今年 2 月因子宫内膜异位症痛经进行性加重 2 年，行双侧子宫内膜异位囊肿剥离术，术后未用药物治疗，近 2 个月痛经复发，用阿托品、去痛片不能缓解，故来诊。现症见：月经第1天，小腹胀痛难忍，痛时肛门坠胀，欲解大便，经量中等，色暗红，有小血块；舌质暗红，苔白，脉弦细涩。2005年8月22日复查B超示：左侧卵巢囊肿，大小40mm×35mm，内可见密集点状回声（子宫内膜异位囊肿?）。孕产史：G_4P_1（5年前剖宫产一子），人流3次。

证候：气滞血瘀证。

治法；经期治以活血化瘀，理气通经止痛；非经期活血化瘀，软坚散结消癥，佐以扶正。

方药：当归15g，川芎10g，赤芍15g，桃仁6g，红花15g，丹参30g，水蛭6g，全虫6g，香附15g，元胡15g，乌药12g，川牛膝15g。6剂，日1剂，水煎服。

二诊（2005年10月8日）：服上药4剂后，疼痛明显好转，已无欲解大便感，现月经已净，舌脉同前。药用丹莪化癥方加减：黄芪30g，桂枝6g，茯苓15g，丹皮15g，赤芍15g，桃仁6g，三棱30g，莪术30g，生牡蛎（先煎）30g，鸡内金15g，枳壳12g，柴胡12g，水蛭6g，乌药12g，续断30g，川牛膝15g。24剂，用法同前。经期守首诊方6剂。

依上方案加减治疗3个月经周期，痛经明显减轻，复查B超示：左侧卵巢囊性包块（30mm×20mm），较前明显缩小，再续2个周期，经期无不适，复查B超囊肿消失。

【按语】《素问·骨空论》言："任脉为病，女子带下瘕聚。"癥瘕积聚虽为男女所共有，但由于女子特殊的生理、病理，其较男子更为多见，如王肯堂《女科准绳》云："若夫七癥八瘕，则妇女居多"。卵巢子宫内膜异位囊肿是子宫内膜异位症的一种病变，囊肿、经行腹痛及疼痛进行性加重是本病的主要特点，属中医"癥瘕""痛经"等范畴。患者数孕多产，耗伤正气，宿瘀留滞于冲任、胞宫胞脉，积聚日久无力消散，渐而成癥，如《医学衷中参西录》曰："女子癥瘕多因产后恶露未净凝结于冲任之中，而流走之新血又日凝滞其上以附益之，遂渐积而为癥瘕矣"。手术虽暂时去除有形之癥，但其经脉瘀滞的病理状态未有改善，日后复发在所难免。治疗上经期以预防痛经的发生，祛瘀止痛为主，褚老选自拟潮舒煎化裁。方中桃红四物汤去滋腻黏滞之性的生地加丹参以养血活血，祛瘀通经；香附、乌药、元胡温通行气、化瘀止痛；水蛭“治恶血，瘀血，月闭，破血瘕积聚……”（《神农本草经》）；全虫性善走窜，攻毒散结，解痉止痛；川牛膝活血补肾，引血下行。诸药相合行气活血，逐瘀止痛，荡涤瘀滞使其随经而下，功专祛邪，稍佐补肾养血防其攻伐太过。非经期活血化瘀，软坚散结兼以补肾固元，投丹莪化癥方。“气血不和，百病乃生”，治血必治气，活血必行气，方中柴胡、枳壳、乌药疏肝行气，以助血行；桂枝辛温，温经络，通血脉；芍、丹、桃专入血分，活血化瘀；茯苓健脾渗湿，防血水互结；棱、莪对药为用，相辅相成，行气破血散结之力更著，张锡纯谓之“三棱气味俱淡，微有辛意；莪术味微苦，气微香，亦微有辛意，性皆微温，为化瘀血之要药。以治男子痃癖，女子癥瘕，月闭不通，性非猛烈而建功甚速”。水蛭逐瘀消癥，牡蛎软坚散结；“鸡内金为鸡之脾，胃中有瓦石铜铁皆能消化，其善化有形瘀积可知也”，可“直入脾中，以消回血管之瘀滞”；黄芪、续断、牛膝益气扶元，温养肝肾，并兼导血下行，引药归达病所。全方寓补于攻，攻不伤正，补不留瘀，而达正复癥消之效。

案2：林某，女，28岁。2012年3月29日初诊。

主诉：右侧少腹胀坠、疼痛7天，发现卵巢囊肿2天。

病史：患者平素月经规律，13岁初潮，经期3~5天，周期30天，末次月经：2012年3月5日，5天干净，量少（用护垫即可），色暗，有血块。经期腹痛腰酸，经前乳房胀痛。7天前无明显诱因患者出现右侧少腹胀坠、疼痛难忍，拒按，在私人诊所予抗生素静滴5天，疼痛稍有减轻，但仍缠绵不休，故来诊。现症见：右侧少腹胀坠、隐痛，带下黄稠，量多，纳眠可，二便正常；舌暗苔黄腻，脉弦滑。HCG 1.2mIU/ml，彩超示：右侧附件区囊性包块50mm×38mm，透声差，中有较多分隔，呈“网络状”，盆腔少量积液。白带常规：清洁度Ⅲ度，BV+。孕产史：$G_3P_1A_1$，药流不全清宫

1次。

证候：湿热瘀结证。

治法：利湿清热，祛瘀散结。

方药：消癥饮加减：连翘20g，茯苓15g，丹皮20g，赤芍15g，丹参30g，土元6g，薏苡仁30g，生牡蛎（先煎）30g，香附15g，枳壳12g，元胡15g，败酱草30g，车前子（包煎）15g，川牛膝15g。10剂，日1剂，水煎服。复方甲硝唑阴道栓每日1枚，阴道放置，连续7天。

二诊（2012年4月12日）：右侧少腹疼痛明显减轻，月经于2012年4月4日来潮，至今未净，量少，色暗，有血块，伴少腹隐痛腰部酸困，余无不适；舌淡暗，脉弦滑。方药：上方加益母草30g，续断30g。3剂，服法同前。

三诊（2012年4月16日）：服药后出血已经停止，右侧少腹隐痛，余无不适；舌淡红，苔薄，脉弦细。守上方减益母草，加黄芪30g，桂枝6g。10剂，服法同前。

四诊（2012年4月26日）：右侧少腹仅偶尔隐痛，余无不适，舌脉如前。守方7剂。

月经于2012年5月5日来潮，5天干净，量少，无腹痛，2012年5月9日复查彩超示：子宫附件未见明显异常。

【按语】患者数孕多产，不慎调护，易感湿热，湿热之邪久居冲任、胞脉，与气血相搏，气滞血瘀，为癥为痛；湿热伤及任带，经脉失约则带下量多、黄稠，舌脉也为湿热瘀结之象。治以利湿清热，行气祛瘀，散结止痛，以消癥饮加减。方中薏苡仁、败酱草、连翘、车前子清热解毒，排脓散结，利湿止带；丹参、丹皮、赤芍活血消痈，凉血解毒，土元增破瘀逐瘀之力；香附、枳壳、元胡疏肝行气，活血止痛；茯苓健脾运中，淡渗利湿；牛膝活血下行，使药达病所。配合外用药治疗阴道炎症。二诊时湿热之象明显减退，因瘀血内阻，新血不能归经，月经淋漓，加益母草祛瘀生新，续断补肾壮腰。三诊邪已祛其大半，增黄芪扶元固本以防伤正，加桂枝以防寒凉之品冰伏脉络。本案治疗层次分明，攻邪扶正遥相呼应，达邪尽除而正未伤之功。

案3：李某，女，42岁。2007年9月20日初诊。

主诉：发现子宫肌瘤2年，伴月经量多、经期延长4个月。

病史：2年前体检时发现子宫多发肌瘤，最大者30mm×25mm，无明显不适，建议观察。半年前人流1次，其后月经量多，持续8~9天，故来诊。现症见：正值月经第2天，量多有块，下腹胀坠疼痛连及腰骶，纳差，乏力，头晕，大便溏，小便正常；舌质淡暗，苔薄白，脉沉弦。B超：子宫大，肌层回声不均，可见多个不均质低回声结节，较大居于后壁，约35cm×32cm，提示：多发性子宫肌瘤，子宫腺肌瘤？血Hb 90g/L，HCT 26.8%。孕产史：$G_3P_1A_2$。

证候：气虚血瘀证。

治法：益气升提，祛瘀调经。

处方：黄芪30g，党参10g，炒白术10g，升麻3g，贯众炭15g，茜草12g，益母草30g，炒蒲黄10g，续断30g，煅牡蛎30g，炒五灵脂10g，炙甘草5g，三七粉（冲服）3g。7剂，日1剂，水煎服。配合琥珀酸亚铁、维生素C等补血药物治疗。

二诊（2007年9月27日）：药进2剂，出血量明显减少，现出血已停2天，仍感乏力、腰酸，二便正常；舌淡暗，脉沉细。方药：黄芪30g，桂枝6g，牡丹皮20g，茯苓15g，白术10g，三棱30g，莪术30g，制鳖甲（先煎）10g，生牡蛎（先煎）30g，鸡内金15g，党参15g，当归15g，杜仲15g，炙甘草5g。15剂，服法同前。继续服用补血药物。

三诊（2007年10月12日）：乏力减轻，时有腰酸，乳房胀，心烦，舌脉如前。上方加柴胡12g，莲子心6g。经期改用首诊方加炒红花15g，7剂，服法同前。

四诊（2007年11月1日）：月经于2007年10月18日来潮，量中，下腹痛减轻，伴腰酸，月经期持续6天，现乏力消失，纳眠可，二便调，舌脉如前。二诊方加土元6g，15剂；经期首诊方贯众炭改为贯众12g，5剂，服法同前。

依上方案随症加减治疗1个月经周期后，用非经期方为主配制成丸药继续坚持服药 3 个月经周期，患者诸症悉除。复查 B 超提示：子宫增大，肌层回声不均，后壁较厚，可见多个不均质低回声结节，较大居于后壁，约 20mm×18mm。

【按语】明·王肯堂曰：“妇人寒热失节，脏腑气虚，风冷在内，饮食不消，与血气相结，又兼七情过激，五脏气血乖违，瘀血日久，渐生颗块。”故寒热、风冷、脏虚、伤食、情志失调均可导致癥瘕。褚老认为病之本在脏虚，病之标为血瘀。胞宫瘀滞，新血难安，故而经量多、经期长，经行痛。“坚者削之”“结者散之”“留者攻之”，然患者诊时恰逢经期，当以益气固冲调经为要，如《医宗金鉴·妇科心法要诀》言：“凡治诸癥积，宜先审身形之壮弱，病势之缓急而治之”。故用芪、参、术、草、升麻、续断益气升提，补肾固冲；茜草、益母草、炒蒲黄、炒五灵脂、三七粉化瘀生新，活血止血；贯众炭缩宫止血，煅牡蛎收敛固涩兼软坚散结。诸药合用扶正而不留瘀，谨慎选用祛瘀又兼止血之品，月经得以及时控制。经后祛瘀消癥、益气补肾并举，以自拟丹桂消癥方加减。方中参、芪、术、苓、归、草益气养血，健脾运中，助气血生化之源；杜仲补肾固冲，以强先天；桂枝温经通络，疏畅血脉；牡丹皮、三棱、莪术行气活血，破瘀消癥；制鳖甲、生牡蛎、鸡内金软坚散结；待正气渐复，加土元以增破瘀消癥之力。但有形之癥的治疗非数日可愈，后改用丸药，缓攻慢图，并遵《内经》“大积大聚，衰其大半而止”之训，以防攻伐太过再伤正气。

四、阴痒案

案 1：章某，女，30 岁。2016 年 12 月 9 日初诊。

主诉：外阴瘙痒 10 个月。

病史：10 个月前无诱因出现外阴瘙痒，纸擦后加重，甚则搔抓不停。曾口服“谷维素加氯雷他定片”及外涂“舒肤止痒酊”，症状暂缓解，停药后瘙痒更甚，故来诊。现症见：外阴瘙痒，心烦不宁，白带量可，色白，无异味，二便可；舌淡红，苔黄腻，脉沉弦。1 年前剖宫产，其后出现经期延长，

30天一至，淋漓不尽可至9~10天方净，量可，色暗，有血块，经行无特殊不适。末次月经2016年11月28日。妇科检查：外阴阴阜毛际处脱屑，无色变及红斑，余未见异常。阴道炎六联检正常。

证候：脾虚肝郁，湿热瘀结证。

治法：健脾疏肝，清热燥湿，活血止痒，化瘀固冲。

方药：党参10g，苦参15g，地肤子10g，白鲜皮30g，炒白术10g，茯苓15g，柴胡12g，陈皮12g，白芍20g，当归15g，白蒺藜30g，合欢皮15g，炙甘草6g，黄柏10g。18剂，日1剂，水煎服。苦参30g，黄柏15g，艾叶15g，川椒10g，生百部15g，二花30g，公英30g，蛇床子30g，野菊花30g，枯矾5g，生甘草10g。7剂，日1剂，煎汤熏洗。经期给予自拟方宫血立停加三七粉（另冲）3g。7剂，日1剂，水煎服。

二诊（2016年1月10日）：外阴瘙痒减轻，月经于2016年12月27日来潮，量中，持续8天；苔腻微黄，脉沉弦。继续治疗1个月经周期，诸症尽除。

【按语】清代《女科经纶》曰："妇人阴痒属脏虚虫蚀。妇人阴痒属欲事不遂积成湿热"。患者"欲事不遂"，情怀不畅，肝气郁结，横克脾土，脾虚失运，湿邪内生，积久生热，湿热蕴结于外阴，日久入络生风，故而瘙痒不休；脾虚，湿热瘀结于冲任、胞中，冲任不固则经期延长。病机之本为"脏虚"，之标为湿热瘀结，治疗应补虚、祛邪并举。以参、术、苓、陈、草健脾益气，运中化湿；苦参、黄柏、地肤子、白鲜皮、白蒺藜清热燥湿，祛风止痒；柴胡、合欢皮疏肝行气，解郁宁心；当归、白芍滋阴柔肝，养血活血。全方共奏健脾疏肝、燥湿清热、养血活血、祛风止痒之功。同时配合外治，局部熏洗，用褚老自拟洗阴煎加二花、野菊花、艾叶以清热解毒、燥湿止痒，重在治标，使药力直达病所。经期应以健脾益气、清热化瘀、止血固冲为要，改投褚老自拟宫血立停煎剂加三七粉。本案阴痒、月经不调同时并见，病虽不同，病位有异，但病机则一，褚老循经用药，内外同治，而收全功。

案2：杨某，女，34岁。2016年8月2日初诊。

主诉：反复性外阴瘙痒 3 年余。

病史：3 年前出现外阴瘙痒，后反复发作，曾用中西药显效甚微，2 个月前当地医院外阴活检示：符合萎缩性营养障碍伴炎性反应，给予维生素 AD 滴剂及丙酸睾酮注射液外用后未见好转，故来诊。现症见：外阴瘙痒、疼痛，纳眠可，二便正常；舌红苔薄，脉沉细。素月经 7 天/25～28 天，末次月经：2016 年 7 月 12 日，量色可。妇科检查：小阴唇上段及阴蒂皮肤粗糙、增厚，色素减退，皮肤、黏膜散在皲裂、潮红。孕产史：G_1P_1。

证候：肝肾阴虚，湿热蕴结证。

治法：滋补肝肾，清热燥湿，祛风止痒。

方药：山药 30g，山萸肉 20g，生地 18g，泽泻 15g，茯苓 15g，丹皮 15g，知母 20g，黄柏 12g，白鲜皮 15g，蝉蜕 6g，苦参 20g，生甘草 6g。7 剂，日 1 剂，水煎服。苦参 30g，黄柏 15g，蛇床子 30g，地肤子 30g，补骨脂 30g，片姜黄 15g，丹参 30g，马鞭草 30g，川椒 10g，百部 15g，艾叶 10g，生甘草 10g。4 剂，水煎外洗患处。配合蛋黄油外涂。

二诊（2016 年 8 月 16 日）：外阴瘙痒减轻，疼痛消失，阴部干涩缓解；舌脉如前。月经于 2016 年 8 月 6 日来潮。守上方加减，与知柏地黄丸交替应用；外用药经期停用。

治疗 2 个月复诊，瘙痒消失，查外阴白色区域消退大半，局部皮肤弹性恢复。嘱间断性熏洗治疗，巩固疗效。随访 3 个月阴痒未再发作。

【按语】《灵枢·经脉》谓："肝足厥阴之脉…过阴器"，《诸病源候论》中谓"肾荣于阴器"。患者因肝肾阴血不足，不能滋养阴器，血虚生风化燥，兼感湿热而致阴部瘙痒、疼痛。本证病机重在肝肾之虚，治疗以生地、山药、山萸肉滋肾填精，养阴润燥，知母配生地加强滋阴清热之力；茯苓、泽泻健脾运中、利湿清热，配黄柏、苦参增强燥湿清热之效；丹皮清热凉血，又可活血化瘀，寓"治风先治血，血行风自灭"之意；蝉蜕、白鲜皮燥湿清热，祛风止痒；甘草清热解毒，调和诸药。全方寓祛邪于扶正之中，补虚不留邪，祛邪不伤正。

外用方以燥湿清热、祛风止痒药中加入姜黄、丹参养血活血，补骨脂、艾叶补肾扶阳，温经通络，以防寒凉冰伏脉络。本病系妇科疑难病之一，且容易复发，极少能得到根治，因此，褚老强调注重日常饮食、起居，调畅情志，间断性用药，防止再发。

五、妇人脏躁案

朱某，49岁，已婚。2008年12月8日初诊。

主诉：时悲伤欲哭、失眠2年，加重7天。

病史：患者近2年时而悲伤欲哭、失眠，多次求医，收效甚微，近7天有所加重，故来诊。现症见：悲伤欲哭烦躁不安，失眠，重则彻夜难眠，渐至精神异常，喜怒无常，面部及前胸常阵发性烘热汗出，月经量时多时少，末次月经2008年11月23日，经前乳房胀痛；舌红，苔薄黄而燥，脉弦细。

证候：肝郁化火，心阴不足证。

治法：疏肝解郁清热，滋阴养血安神。

方药：丹皮15g，栀子12g，柴胡12g，青皮12g，郁金15g，当归15g，白芍10g，五味子15g，石菖蒲30g，桂枝10g，淮小麦30g，炙甘草5g，生姜3片，大枣5枚为引。7剂，日1剂。嘱其配合心理疏导。

二诊（2008年12月15日）：烘热汗出症状改善，夜寐渐安，精神好转，舌红，苔薄黄，脉弦细。上方去青皮，加炙百合30g，7剂。药后症消，嘱用甘、麦、大枣加百合煮粥常服。

【按语】《金匮要略·妇人杂病脉证并治》云：“妇人脏躁，喜悲伤欲哭，象如神灵所作，数欠伸。”指出了本病的症状特点，脏躁之名则概括出该病的病机要点，即为脏阴之虚。本案患者还兼有烦躁不安、失眠、喜怒无常、面部及前胸常阵发性烘热汗出等肝郁火旺之象，因而褚老选用甘麦大枣汤合丹栀逍遥散化裁。方中甘草补中缓急、清泻心火，小麦养心血、安心神，大枣养血生津润燥，唐容川云：“甘麦大枣汤三药平和，养胃生津化血，津水血液下达于脏，则脏不躁，而悲伤太息诸症自去”。归、芍、五味子养血柔肝，敛阴生津；柴胡、青皮、郁金疏肝行气，解郁安神；丹皮、栀子清肝泻火，除烦宁心；久病多痰，石菖蒲可化痰开窍，宁心安神；“心气虚则悲”加桂枝振奋心阳，与芍药、姜、枣相伍，敛阴和阳。二诊时去辛温破气之青皮，以防伤阴耗气，加百合养阴润肺，清心安神，《本草纲目拾遗》谓之“清痰火，补虚损。”全方清中有温，收中有散，补而不留邪，清热不伤阴。同时，褚老强调治疗本病应配合心理疏导，吴尚先在《理瀹骈文》中曰：“七情之病，看花解闷，听曲消愁，有胜于服药也”，指出了心理治疗的重要作用，只有身心同治，才可达到五脏安和，阴平阳秘的最佳生理状态。

六、梦交案

郭某，女，44岁，已婚。2009年11月10日初诊。

主诉：梦交2年余。

病史：2年多来患梦交，曾就诊于多家医院，疗效欠佳，随来求治。现症见：梦交，尿频于经期、性生活及梦交后加重，尿量偏多，色、质正常，平素腰疼，畏寒，精神萎靡，善疑多虑，纳可，失眠多梦，大便正常；末次月经：2008年11月7日，现月经第4天，经量中等，色暗，有小血块，小腹隐痛；舌体胖大，舌质淡红，苔白腻，脉沉细无力。14岁月经初潮，10/30～36。

证候：肾阳虚兼血瘀证。

治法：补肾温阳，化瘀固冲。

方药：非经期：制附子（先煎）10g，官桂6g，熟地20g，山萸肉20g，黄柏10g，茯神15g，泽泻15g，五味子15g，覆盆子15g，黄芪30g，益智仁30g，石菖蒲30g，炙甘草5g。10剂，日1剂，水煎分两次服。经期：①逐瘀清宫胶囊（褚老自拟方：黄芪、当归、赤芍、官桂、益母草、川牛膝等）60粒×2盒，用法：4粒，日3次，口服。②三七粉9g，用法：1.5g，日2次，冲服。

二诊（2009年12月10日）：月经于2009年12月1日来潮，经期8天，经量色可。服上药后，梦交、尿频症状消失，腰疼、畏寒、精神萎靡及情志异常等症减轻。现纳可，睡眠好转，二便正常；舌淡红，苔薄润，脉沉缓。药用：非经期原方减益智仁、泽泻，加川断30g；经期用药不变。

三诊（2010年1月7日）：月经于2009年12月26日来潮，经期6天，经量色可，诸症消失。金匮肾气丸8粒，日3次，口服1个月以巩固治疗。

【按语】梦交，指梦里交合，见于《金匮要略·血痹虚劳病脉证并治》。性成熟期的女性偶然的梦交为正常的生理现象，不做病论；若梦交频发，常合并身心不适则视为病态。早在《灵枢·淫邪发梦》就有“客于阴器，则梦接内”的记载。综合本例患者症状、舌脉，乃系元阳不足，上不能温心神，下不得暖肾府、司膀胱气化所致，遂以温补肾阳的金匮肾气丸增损。方中附子、官桂温补元阳；熟地、山萸肉滋补肝肾，意在“阴中求阳”；茯神、五味子、石菖蒲养心安神开窍；黄芪、益智仁、覆盆子温肾益气缩泉；泽泻、黄柏清热利湿，寓清泻于温补之中，使补而不腻，又可防温补太过而引发相火妄动。诸药合方与证相应，攻补寒热，配伍巧妙，使命火旺盛，阴阳协调，心神守舍，则无妄梦之作。因阳气不足，失于推动、温煦，因虚而瘀，阻于冲任、胞宫，新血不得归经则经期延长，故经期以逐瘀清宫胶囊合三七粉温阳益气，化瘀止血。本案治病、调经并施，配合默契，相互呼应，则病愈经调。

七、黄褐斑案

肖某，女，37岁。2015年4月3日初诊。

主诉：颜面部褐色斑片1年余，加重3个月。

病史：患者1年前发现面部开始出现淡褐色斑片，分布于两面颊部，常用祛斑、美白类的化妆品，无明显效果，近3个月发现色斑加重，面积扩大，并又出现在前额部，故来诊。现症见：两面颊及前额部褐色斑，面色萎黄，急躁易怒，时感乏力，梦多失眠，纳食正常，小便可，大便时干时溏；舌边有瘀点、尖红，苔薄黄，脉弦细。月经6～7/25～28，量中，痛经(－)，经前乳房作胀。末次月经2015年3月15日，$G_3P_2A_1$。

证候：肝郁脾虚，瘀热蕴结证。

治法：疏肝健脾，凉血化瘀。

方药：当归 15g，川芎 10g，赤芍 15g，桃仁 6g，红花 15g，生地 18g，丹皮 15g，柴胡 12g，党参 15g，炒白术 10g，茯苓 15g，炙桑皮 10g，僵蚕 6g，栀子 12g，甘草 6g。7 剂。日 1 剂，水煎服。

二诊（2015 年 4 月 14 日）：乏力、急躁减轻，夜梦减少，乳房略胀，二便正常；舌淡红，苔薄白，脉弦细。上方减栀子，加香附 15g，川牛膝 15g，取 7 剂，用法同上。

三诊（2012 年 4 月 21 日）：面颊及额部色斑较前变浅，时而急躁，睡眠正常，月经 4 月 15 日来潮，量中，持续 6 天，无明显不适：舌边瘀点，脉弦细。以首诊方减去栀子，加白芷 10g，取 14 剂，用法同前。

随症加减治疗 2 个月后，褐色斑基本消退。

【按语】黄褐斑是发生于面部的一种色素沉着性皮肤病，皮损为淡褐色至深褐色、界限清楚的斑片，常对称分布于面部，无炎症表现及鳞屑，无明显自觉症状。《素问·至真要大论》称黄褐斑为“面尘”，历代医家又有“肝斑”“黧黑斑”“褐黄斑”“蝴蝶斑”等称谓。虽无明显不适，但有碍美观，对患者精神、心理造成较大负面影响，从而降低其生活质量。本病多发于女性，与女性经、孕、产、乳数伤气血，易致气血亏虚的生理病理特点密切相关，亦与女性易忧思忿恚，情志失调直接相连。经云：“十二经脉，三百六十五络，其血气皆上于面而走空窍”，可见，气血是濡养颜面的物质基础。《素问·上古天真论》曰：女子“五七阳明脉衰，面始焦，发始堕；六七三阳脉衰于上，面皆焦，发始白。”阳明经乃多气多血之经，进入中年后，阳明经气血衰少，面部开始暗淡无泽，加之情志失调，肝气郁结，郁久化热，血行滞涩，蕴结于面而为色斑。如《医宗金鉴·外科心法要诀》云：“此证一名黧黑斑……忧思抑郁，血弱不华，火燥结滞而生于面上，妇女多有之。”中医有“无瘀不成斑”之说，瘀乃脏腑虚亏，气血失调所致，故褚老认为本病多属虚实夹杂之证，肝脾肾、气血不足为其本，火热、血瘀为其标。观本案之证，当为脾虚不运，气血不足，肝郁化热，热灼血瘀而致，治当健脾益气、养血活血、凉血散瘀消斑，选用其自拟化瘀消斑汤加减。方中桃红四物汤，乃养血活血调经之经典方剂，其中川芎为血中之气药，辛散走窜，能上达头目，下行血海；地黄用生地取其滋阴养血、凉血清热之效；参、苓、术、草，即四君子汤，益气健脾，助气血生化之源；柴胡疏肝解郁，栀子可清三焦之火，合柴胡清气分之热；丹皮凉血散瘀，走血分，泄血分之热；肺主皮毛，木火易刑金，桑白皮可清宣肺热；“久病入络”，加僵蚕通经活络，清热散结，《神农本草经》曰“僵蚕……灭黑，令人面色好”。二诊时热邪减退过半，经期将至，去苦寒之栀子，加香附、川牛膝，疏肝行气，导血下行。经后仍以首诊方增损，以竟全功。

八、尖锐湿疣案

樊某，女，35 岁。2016 年 8 月 11 日初诊。

主诉：尖锐湿疣术后 10 天，现复发 2 天。

病史：患者 10 天前发现外阴赘生物，就诊于当地市妇幼保健院，妇检见右侧大小阴唇间有 2 个直径约 1.3cm 的乳头样突起赘生物，HPV6、HPV53 阳性，TCT 中度炎症。予以激光去除。病理提示：上皮细胞角化不良，棘皮细胞增生，上皮的浅层内见空泡细胞。诊断为外阴尖锐湿疣，术后给予干扰素肌注。2 天前复查，发现有小的湿疣，求药物治疗，故来诊。现症见：时阴痒，带下黄，纳眠可，二便正常；舌质偏暗，苔黄腻，脉沉滑。查：外阴处女膜及小阴唇内侧散在数个如米粒大小乳头样突起疣状赘生物。素月经正常，末次月经 2016 年 7 月 20 日。

证候：湿毒瘀结证。

治法：清热解毒，化瘀散结。

方药：消疣汤加减。金银花 20g，蒲公英 30g，土茯苓 30g，红花 15g，紫草 15g，板蓝根 30g，木贼 10g，香附 15g，生牡蛎 30g，黄柏 10g，白蒺藜 30g，黄芪 30g，生甘草 6g。

7剂，日1剂，水煎服。并配合该药水煎外洗，日1次。

以此为主方随症加减，2周后疣体消失。后隔日1剂，持续服用3个月，复查无复发，HPV转阴。

【按语】尖锐湿疣是感染人乳头瘤病毒（HPV）引起的，好发于外生殖器及肛周附近皮肤黏膜处的形态多样赘生物，属中医学“臊疣”“瘙瘊”的范畴，主要通过性接触传播，感染后部分可继发癌变。尖锐湿疣的治疗多以局部治疗为主，如电灼、冷冻、化学治疗，局部治疗存在治疗后复发的问题。复发可能由多种因素引起，除了患者免疫功能低下易受HPV感染外，局部治疗无法彻底消灭病毒而致潜伏或复发。褚老认为本病多由气血失调，腠理不密，房事不洁，复感湿热淫毒，外邪凝聚肌肤之间而成，以自拟消疣汤加减。方中金银花、蒲公英、土茯苓、板蓝根、黄柏可清热、燥湿、解毒，搜剔体内湿热蕴毒，有抑菌抗菌、抗病毒、抗炎等作用；紫草清热凉血，活血解毒；红花活血化瘀，生牡蛎软坚散结；木贼善消疣，《本草正义》曰其“去风湿，散火邪”，《王楸药解》言其“治痈疽瘰疬，疔毒，疖肿”；白蒺藜祛风散热，胜湿止痒；黄芪具有益气扶正，免疫调节作用。诸药合用有清热利湿、解毒散结消疣之功。临床中内服外用结合使药物直达病所，更有利于发挥药物之作用。目前，仍无特效的抗病毒药物，中医中药在防治病毒感染、提高机体免疫力方面具有显著优势。本患者不仅存在HPV6的感染，同时还有高危HPV53的感染，经3月余的治疗，两者均得以清除，从根本上达到预防尖锐湿疣复发的目的，对宫颈癌的防治也具积极意义。

第三章

医家良方

一、二至清经方

【药物组成】生地黄18g，白芍药15g，牡丹皮12g，黄芩12g，栀子12g，茯苓15g，女贞子15g，墨旱莲15g，续断30g，山药30g。

【功用】清热凉血，养阴调经。

【主治】主要用于月经先期、经间期出血之血热证。症见月经周期提前，或2次月经中间阴道出血，量或多或少，色红，质稠；伴心烦、面红，口燥咽干、手足心热；舌质红，苔黄，脉数。

【用法】非经期服用，经间期出血者提前2~3天服用。加水浸泡30分钟，武火烧开，改文火煎30分钟，滤出药汁，再加水煎，混合两次药汁约400ml，分早晚2次饭后温服。

【加减】若见出血量多、倦怠乏力、气短懒言等症，为失血伤气，加黄芪30g，党参15g；若伴经行腹痛、经血夹瘀血块者，加益母草15g；伴小便黄、大便燥结之热盛者，加黄柏10g；伴烦躁易怒、经前乳房胀痛者，加柴胡12g，钩藤10g。

【方义分析】月经先期是以周期异常为主的月经病，常与月经量多并见，拖延日久甚至发展为崩漏，其病因病机主要为血热和气虚。气虚者，一般周期提前，或兼量多，色淡，质清稀；血热者，量多，色深红，质黏稠，舌红脉数有力者为实热；量少，色红，质稠，脉虚数者为虚热；经量或多或少，经色紫红，质稠，或有血块，胸闷，胁痛者为肝郁血热。《傅青主女科》曰："先期而来多者，血热而水有余；先期而来少者，火热而水不足。"褚老认为，血热非实热，亦非虚热，常乃虚中有实，实中有虚，治疗亦应补虚泻实，滋阴润燥，柔肝助脾，清热止血，使阴血得育，郁火清透，气机和顺，血行归经。

经间期出血，西医称排卵期出血，多发生于月经周期的第13~16天，出血量不多，持续时间为2~7天，西医认为出血的原因是排卵后雌激素水平的短暂下降，不能维持子宫内膜的生长，导致部分子宫内膜剥脱而出血，也与患者子宫内膜对排卵期雌激素的波动过于敏感有关。中医称经间期为“氤氲期”，是继经后期由阴转阳，由虚至盛之时期，经间期出血的主因为肾阴不足，癸水欠实，以至氤氲转化之时阴长不能达到重阴的水平，再加上湿热、血瘀、肝郁化火，导致冲任损伤、血海不固，血溢于外。褚老认为，阴阳转化不协调是本病之本，在诊治之时，要首先排除宫颈息肉、子宫内膜炎、子宫内膜息肉等生殖器官炎症，并与激经和胎漏相鉴别，明确诊断。注重出血时间和血质的鉴别，可根据月经周期和基础体温大致区分为经间前期（经净后3~5天，基础体温仍维持在低相）、经间中期（经净后第7天左右，基础体温高低相交替）和经间后期（经净后10天左右，基础体温高温相时）。经间前期和中期的出血与肾阴虚有关，经后期出血与阴损及阳，阳气不足有关。而湿热为重者，赤白带下，阴道出血与白带并存；血瘀为主者，出血时少腹疼痛，血色较暗。

本方是褚老根据月经先期和经间期出血中血热证的发病机制，以滋补肾阴、清热凉血、补水制火为原则拟定的经验方。方中生地性凉而滑利流通，味苦而凉血止血，有润燥之功，而无滋腻之患，专于清热凉血，滋阴养血，是为君药。女贞子与墨旱莲是补益肝肾阴虚的对药，女贞子采在冬至，旱莲草收在夏至，故称二至丸。女贞甘平，少阴之精，隆冬不凋，其色青黑，益肝补肾，旱莲甘寒汁黑，入肾补精，益下而荣上。栀子清热凉血，善清下焦湿热。续断甘温助阳，补肾阳之不足，兼有补益肝肾、强筋健骨、通调血脉之功，于本方中是谓阳中求阴。以上四味清热凉血，补益肝肾，为臣。白芍温润甘平，养血敛阴，平抑肝阳，养血柔肝；丹皮凉血活血，活血化瘀，行而不破；黄芩清热泻火，逐水、下血闭、止失血；茯苓利水清热而不伤阴；山药益气养阴，补益肝肾；上五味共为佐。全方清热凉血，养阴调经，使阴阳平和，气血和调。

二、二紫方

【药物组成】紫石英30g，紫河车粉（另包）6g，菟丝子30g，枸杞子20g，淫羊藿15g，熟地黄18g，山萸肉15g，香附15g，丹参30g，砂仁（后下）6g，川牛膝15g。

【功用】补肾填精，调经助孕。

【主治】治疗肾虚所致月经不调、崩漏、闭经、痛经、不孕症等病。见月经迟发，月经量少，月经后期，甚至月经停闭不行，不孕；经血色淡，精神疲倦，性欲淡漠，或伴头晕耳鸣，腰膝酸软，眼眶暗，面部生斑，小便清长；舌淡或暗，苔白，脉沉迟细弱。

【用法】非经期服用，崩漏患者在止血后服用，帮助恢复机体自身的功能，建立正常的月经周期。每日1剂，加水浸泡30分钟，武火烧开，改文火煎40分钟，滤出药汁，再加水煎，混合2次药汁约400ml，分早晚2次饭后温服。

【加减】兼肝经郁热者，加柴胡12g，栀子12g，菊花10g；五心烦热，心悸失眠者，加知母10g，首乌藤15g；卵泡期加当归15g，山萸肉15g，黄精15g，加强滋阴养血之功；排卵期加川芎10g，桃仁6g，茺蔚子15g，以活血助卵排出；排卵后加鹿角霜10g，续断30g补肾温阳，苏梗15g理气健脾，培补固胎。

【方义分析】中医认为不孕症病因病机复杂，褚老根据自己多年的临床经验，认为“种子必先调经”，不孕症的治疗应着重从肾和冲任入手。所谓“经水出诸肾”“肾主生殖”，如禀赋不足、多产房劳、大病久病等均易导致肾气亏虚，肾精不足，冲任脉虚，从而导致经血失调，孕育无能。此外，肝藏血，主疏泄，调气机，且冲脉附于肝，与女子月经关系密切，若情志不畅，肝气郁结，气血不调，冲任不能相资也可导致不孕。另外月经的主要成分是血，脾为气血生化之源，先后天相互滋养，若脾虚血少，或脾虚湿聚，或脾肾阳虚，可导致胞宫、胞脉失养而致不孕。故在治疗时，应着重治肾，亦要调理肝脾，在补肾之剂中，加以疏肝健脾之品，使肾肝脾功能协调，共同作用于胞宫，完善其主月经和孕育之功能。

二紫方为褚玉霞教授治疗月经不调、不孕、不育的经验方。方中二紫为君，紫河车为血肉有情之品，性温而不燥，药性缓和，既可补肝肾、益精血，又可补阳益气；紫石英暖宫散寒，和紫河车一同补督脉，温肾阳，填精益髓。臣以菟丝子秉气中和，补阳而不燥，补阴而不腻，入肾可补肾益精，入肝则补肝养血，入脾能健脾益气，为平补肝肾之良药；枸杞子药性平和，能补肾养肝以益精；淫羊藿体轻气雄，可壮阳益精；熟地黄为补益肝肾之品，质地柔润，温而不燥，故有补血滋阴、生精补髓之效；山茱萸酸温质润，补益肝肾，既能益精，又可补阳，为平补阴阳之药；上五味协助君药补肾滋肾，调补冲任，共为臣药。香附入肝经气分，味辛以疏散肝气之郁结，味苦以降泄肝气之横逆，味甘能缓肝之急，气味芳香走窜，药性平和，为疏肝调经要药；丹参味苦降泄，入肝经血分而善活血调经，为妇科要药；二药相伍，可活血理气调经，取其“气行血行”“静中有动”之义。砂仁辛散温通，芳香化湿行气，善理脾胃气滞，芳香健胃，既防补药碍胃，又可养后天以补先天，有健胃调经助孕之功。上三味为佐。使药川牛膝味苦降泄，性善下行，投之以活血通经，引血下行。诸药共奏补肾填精、调经助孕之功。

三、橘黄汤

【药物组成】化橘红 15g，炒白术 10g，天竺黄 10g，姜半夏 10g，浙贝母 10g，茯苓 15g，丹参 30g，大腹皮 30g，香附 15g，枳壳 12g，山药 30g，甘草 6g。

【功用】化痰除湿，理气化瘀，调理冲任。

【主治】用于痰湿阻滞所致的月经后期、闭经等。可见月经延后，经量少，色淡质黏腻，甚则月经停闭；或伴形体肥胖，胸闷泛恶，神疲倦怠，纳少痰多；或带下量多，色白；苔腻，脉滑。

【用法】非经期服用，每日1剂，加水浸泡30分钟，武火烧开，改文火煎30分钟，滤出药汁，再加水煎，混合2次药汁约400ml，分早晚2次饭后温服。

【加减】痰多痰稠、咳吐不畅者，加白芥子6g，海浮石10g；带多者加白扁豆15g，苍术10g；肢体浮肿者，加泽泻15g，椒目5g；腹胀腹痛者，加元胡15g，泽兰15g；腰酸者，加杜仲15g；闭经日久，舌质紫暗者，加三棱15g，莪术15g。

【方义分析】月经的产生是脏腑、天癸、气血、冲任协调作用于胞宫的结果，而闭经的病因多责之于肝、脾、肾三脏，最终导致肾—天癸—冲任—胞宫轴功能失调，辨证分虚实两端。虚者血枯经闭，多因肾气不足，或肝肾亏虚，或脾胃虚弱，或阴虚血燥；实者血隔经闭，多因气血阻滞，或痰湿壅阻。

褚老指出，痰湿者，素体脾虚或饮食不节伤于脾胃，脾虚运化失司，肾虚不能化气行水，水湿内停，聚湿成痰，痰湿阻滞冲任二脉，或结块，使血不能下行而经闭。《丹溪心法》中就有论述："若是肥盛妇人，享受甚厚，恣于酒食之人，经水不调，不能成胎，谓之躯脂满溢，闭塞子宫，宜行湿燥。"痰湿阻滞于胞脉胞络，血行瘀滞，导致月经后期、闭经或不孕，并为治疗"痰湿不孕""痰湿闭经"创制了丹溪痰湿方。《女科切要》亦云："肥白妇人，经闭而不通者，必是湿痰与脂膜壅塞之故也。"《陈素庵妇科补解》中对痰湿阻滞型闭经也有较为详尽的论述："经水不通有属积痰者，大率脾气虚，土不能制水，水谷不化精，生痰不生血，痰久则下流胞门，闭塞不通，或积久成块，占住血海，经水闭绝；亦有妇人体胖脑满，积痰生热，热结则血不通。"

褚老根据本病脾虚肾亏、痰湿互结的病机特点，以健脾补肾、化痰祛瘀立法，自拟橘黄汤。方中化橘红燥湿化痰，又可理气宽中；天竺黄清热化痰，二者共为君药。炒白术、姜半夏、茯苓，燥湿化痰，淡渗利湿，健脾和胃，以绝生痰之源，此即所谓："痰之本水也，源于肾；痰之动湿也，主于脾"。

痰湿既是脾虚健运失司的病理产物，又是阻滞气机的病理因素，痰湿停滞，阻碍气机，则气机不畅。故用香附疏肝理气，香附为气中血药，理气行滞，气行则血行；丹参活血祛瘀散结，善调经水，与香附配合疏肝理气，行气活血，气行则痰满消；上五味为臣，助化橘红、天竺黄祛湿化痰之效。浙贝母化痰散结；枳壳行气消积，化痰除痞；大腹皮能行气导滞，又能行水消肿；山药益肾气，健脾胃；上四味为佐。甘草甘平补脾益气，调和诸药，为使。诸药合用，补脾土以制湿，利气则痰无能滞留，益脾治其本，利气治其标。

特别指出，闭经治疗的目的不单是月经来潮，不可见经行即停药，而应当恢复或建立规律的月经周期，或正常连续的自主有排卵的月经，一般以 3 个月经周期为准。

四、潮舒煎剂

【药物组成】当归 15g，川芎 10g，赤芍药 10g，红花 15g，丹参 30g，泽兰 15g，香附 15g，延胡索 15g，乌药 12g，肉桂 6g，全蝎 6g，川牛膝 15g。

【功用】活血化瘀，温经止痛。

【主治】用于治疗寒凝血瘀之痛经。经前或经期小腹冷痛拒按，得热则舒，月经量少，或见后期，经色紫暗有块，伴畏寒喜暖，形寒肢冷；舌暗苔白，脉沉紧。

【用法】月经前 3 天开始服用（既往疼痛重者于经前 5~7 天开始服用），每日 1 剂，加水浸泡 30 分钟，武火烧开，改文火煎 30 分钟，滤出药汁，再加水煎，混合 2 次药汁约 400ml，分早晚 2 次饭后温服，月经第 3 天停服。

【加减】疼痛剧烈，月经后期，经量少，伴见面色青白、手足不温甚则冷汗淋漓者，为寒邪凝闭阳气，加吴茱萸 5g，小茴香 10g（或加制附子、细辛）；若痛而胀者，加木香 5g，枳壳 10g；伴腰骶酸痛、头晕耳鸣者，加续断 30g，杜仲 15g；伴肢体困重、苔厚腻者，加苍术 12g，茯苓 15g。

【方义分析】血贵周流，痛经的主要机理是气血运行不畅，不通则痛。中医认为胞宫和冲任是痛经的发病部位，常见的病因有气滞、寒凝、血瘀、湿热、气虚、血虚、肾虚等，主要病机为“不通则痛”“不荣则痛”。经期前后，血海由满盈而泄泻，气血由盛实而骤虚，子宫、冲任气血变化较平时急剧，易受致病因素的干扰，加之体质因素的影响，导致气滞血瘀、寒凝血瘀、湿热瘀阻，冲任、胞宫气血阻滞或气血虚弱、肾气亏虚，冲任、胞宫失于濡养，发为痛经。待月经干净，子宫、冲任气血逐渐恢复平和则疼痛停止。但若病因未除，身体状况未得到改善，下次月经来潮，疼痛仍会复发。其中寒凝血瘀证为痛经常见证型，患者于经期产后，感受寒邪；或平素长期嗜食寒凉生冷，尤其在经期食冷饮导致寒凝胞宫，久而久之，寒凝瘀阻，经血难下，不通则痛。

褚老认为，月经的正常运行，取决于气血的充沛和流畅，但亦不可忽略病邪对气血的影响。痛经一症，从内因来讲，主要归因于气血的凝滞，从外因来看，不外寒邪和气滞，瘀多由气滞导致，气行则血行，气滞则血瘀；寒性收引，血涩而不行，亦形成瘀滞，即通则不痛，痛则不通也。《素问·痹论》云：“痛者，寒气多也，有寒，故痛也。”《素问·举痛论》曰：“寒气入经而稽迟，泣而不行，客于脉外而血少，客于脉中则气不通，故卒然而痛。”寒凝者，多为绞痛、冷痛、得热痛减；瘀滞者多为胀痛、刺痛、持续作痛，或血块排出而痛减；气滞者，病属肝，疼痛多在两侧少腹；血瘀者，疼痛多在小腹正中。在治疗上着重于“寒”和“瘀”，寒散血行，冲任、子宫气血调和流畅，自无疼痛之虞。

潮舒煎为褚玉霞教授的经验方，治疗寒凝血瘀型原发性痛经疗效显著。方中当归补血活血，调经止痛；川芎活血行气，祛风止痛；赤芍清热凉血，祛瘀止痛；上三味取自妇科名方四物汤，为补血调经的基本方。红花活血祛瘀，通经止痛；丹参活血祛瘀，凉血消痈，养血安神；泽兰活血祛瘀，行水消肿；全蝎息风镇痉，通络止痛；上四味助四物汤理气通经止痛。寒凝血瘀之证，需温散以通经止痛，故选用乌药行气止痛，温肾散寒；肉桂补火助阳，散寒止痛，温通经脉；二药助四物汤温经散寒止痛。川牛膝活血祛瘀，补肝肾，强筋骨，引血下行。

全方共奏温经散寒、化瘀止痛之功。

五、逐瘀清宫方

【药物组成】黄芪30g，当归15g，桃仁6g，红花15g，赤芍药15g，三棱30g，莪术30g，水蛭6g，益母草30g，肉桂6g，车前子（包煎）15g，川牛膝15g。

【功用】活血化瘀，益气温阳，调理冲任。

【主治】治疗崩漏，经期延长，药物流产后出血或产后出血等病见经血非时而下，量时多时少，时出时止，淋漓不断，或流产及产后，恶露过期不尽，量少或多，血色暗，有血块，伴经行腹痛，疼痛拒按，或平素小腹刺痛，舌紫暗边尖有瘀点瘀斑，脉弦细或涩属瘀而体质壮实者。

【用法】崩漏患者出血期服用，流产或产后者可预防性服用。每日1剂，加水浸泡30分钟，武火烧开，改文火煎30分钟，滤出药汁，再加水煎，混合2次药汁约400ml，分早晚2次饭后温服。若流产或产后超声提示宫腔内有残留，一般应行清宫术，也可先服上方，以观后效。

【加减】兼口渴心烦、大便干结系瘀热者，加生地黄15g，黄芩10g，马齿苋15g；腹痛甚者，加元胡15g；若症见形寒肢冷、小腹冷痛者，加小茴香10g，吴茱萸5g；若症见情绪忧郁，胸胁胀痛者，加柴胡12g，香附15g。

【方义分析】崩漏一病，有寒热虚实之异，寒者阳虚火衰，脾阳失煦，肾阳虚衰，导致肾—天癸—冲任—胞宫轴紊乱，子宫蓄溢失常；热者有实热、虚热，热扰冲任血海，经来无期，量少淋漓不止或量多势急；虚者多为脾虚、肾虚，冲任不固，天癸不实，血失统摄，经乱无期；实者即为血热、血瘀，冲任、子宫瘀血阻滞，瘀血结于血室，旧血不去，新血不安故经血非时而下或淋漓不断。褚老在崩漏病的诊治过程中，尤重视先审患者形体之壮弱，病势之缓急，人虚气血衰弱者，当先扶正，若形证俱实，则可攻病。本方所治疗当属崩漏血瘀实证，七情内伤，气滞血瘀；或热灼、寒凝致瘀；或经期产后余血未尽、摄生不慎致瘀者。治疗应以逐瘀攘外，清理胞宫为主旨，以达祛瘀活血、止血而不留瘀的目的。

流产或产后出血者，属中医“产后恶露不绝”的范畴，恶露为血所化，若脏腑受病，冲任不调，气血运行失常，则可见恶露不绝。常见的病因有气虚、血瘀和血热。褚老认为，药物流产后，伤正而留瘀，因损伤导致瘀血阻滞于胞宫，造成阴道出血日久不止。清代《胎产心法》就指出：“恶血不尽，则好血难安，相并而下，日久不止”，因本病主证为瘀，就必须从“瘀”论治，既要活血化瘀，又要因势利导，引血归经，从而达到不止血而血自止的目的。临证时，切不可盲目单用止血之剂，非但无功，且易留邪，所谓“不可断之，断之终不断”。气血相关，气行则血行，气虚则血瘀，故应稍配以益气扶正之品，但应注意两点，单破血则新血不生，纯补则瘀血不去。单一扶正只可取效于一时，而不能治本，若瘀血浊液不除，终将夺路而走，在祛瘀的基础上补虚，方可达到使血归经的目的。

方中三棱、水蛭为破血消癥之要药，三棱辛、苦，平，偏于破血，通月经，消瘀血，治一切血气；水蛭咸苦入血，活血化瘀之力强；二者相伍，破血逐瘀、行气通经为君。桃仁、红花活血调经，祛瘀止痛，治疗瘀血阻滞诸证，是妇科血瘀病症的常用药；赤芍苦寒入肝经血分，泻肝火，泄血热，清热凉血，散瘀止痛；莪术既入血分，又入气分，偏于行气，常与三棱相须为用；当归、益母草养血活血、祛瘀生新；以上六味共为臣药。久病必虚，故用黄芪益气生血、扶正祛邪；肉桂温经散寒通阳以助血行，共为佐。川牛膝引血下行为使。全方共奏活血化瘀、益气温阳、调理冲任之效，使瘀血清，新血生，不止血而血自止。

六、宫血立停煎剂

【药物组成】黄芪 30g，党参 10g，白术炭 10g，升麻 3g，益母草 30g，茜草 12g，黄芩炭 12g，炒红花 10g，贯众炭 15g，旱莲草 30g，生地榆 30g，三七粉（冲服）3g，炙甘草 5g。

【功用】益气升提，活血祛瘀，凉血止血。

【主治】治疗崩漏、月经过多、经期延长等病。见经血非时暴下不止或淋漓日久不尽，血色淡或鲜红或黯有血块，伴面色晄白、神疲乏力，或烦热少寐、咽干口燥，舌淡或黯有瘀点瘀斑，脉细弱或细数或涩属气虚血瘀血热者。

【用法】出血期服用，每日1剂，加水浸泡30分钟，武火烧开，改文火煎30分钟，滤出药汁，再加水煎，混合2次药汁约400ml，分早晚2次饭后温服。重症出血多者，以人参（另炖）10g易党参，且每天1.5剂药，每8小时服200ml。

【加减】血虚者加阿胶（烊化）20g；出血量多、气随血脱者可加服独参汤以固脱救逆；便溏者加山药30g；兼有小腹痛者，加元胡30g；系上环后出血或诊为子宫内膜炎者，加二花炭15g。

【方义分析】崩漏发病，原因多端，病变非一脏一腑，常常是因果相干，气血同病，多脏受累，但其病因不外“虚、瘀、热”三端，病本在肾，病位在冲任，其主要机制为肾虚，肾气不固，固摄无权，肾精失守，冲任不能约制经血所致。

在临证时，褚老本着“急则治其标，缓则治其本”的治疗原则，推崇“塞流、澄源、复旧”三大治法，并根据病情，根据患者不同年龄的生理特点，在辨证的基础上，乘时而用。治崩三法，首见于明代方约之《丹溪心法附余》，书中云：“治崩次第，初用止血以塞其流；中用清热凉血以澄其源；末用补血以还其旧。若只塞其流，不澄其源，则滔天之势不能遏；若只澄其源，而不复其旧，则孤阳上浮无以止，不可不审也”。对“塞流、澄源、复旧”三法，应理解为：出血多时先予以止血；出血稍缓给予审证求因，辨证施治；血止后又应固冲复旧，恢复机体自身的功能，建立正常的月经周期。在具体的治疗过程中，三者应相辅相成，不能截然分开。塞流：是止血救急之意。“急则治其标”，在出血较多时宜用此法，以防虚脱。

本方是褚老根据崩漏出血病机“虚、瘀、热因果互干，离经之血阻滞胞宫”，在治崩通因通用法的指导下，结合自己多年的临床经验及现代中药药理学研究而拟定的经验方。方中黄芪性甘，味微温，归肺、脾、肝、肾经，具有补气摄血的功效；益母草味辛苦，性凉，归心、肝、膀胱经，具有凉血活血、祛瘀调经、清热解毒、益气消水之功。二者为伍，共奏益气摄血、活血祛瘀之功，为君。茜草、炒红花止血活血，使止血而不留瘀，助益母草止血祛瘀；党参、白术健脾益气，助黄芪益气摄血；四药助君药益气摄血、活血祛瘀，为臣。黄芩炭、贯众炭、旱莲草、生地榆滋阴凉血止血；升麻与黄芪、党参、白术、炙甘草合用，仿补中益气汤方义，起益气升提作用；三七粉具有活血、止血、益气之功。六药共为佐药。炙甘草益气补中，调和诸药为使。全方共奏益气升提、活血祛瘀、凉血止血之效。

七、归脾宁心汤

【药物组成】黄芪 30g，太子参 15g，炒白术 10g，茯神 15g，当归 15g，酒萸肉 15g，炙远志 6g，夜交藤 30g，木香 6g，炙甘草 5g，生姜 3 片，大枣 5 枚。

【功用】益气补血，健脾养心。

【主治】主要用于治疗心脾两虚所致之经前期紧张综合征、绝经前后诸症，以及更年期患者崩漏的善后处理。患者可见月经来潮前后，或围绕月经紊乱、绝经出现的心悸失眠、多思善虑、烘热汗出、烦躁易怒，面色萎黄、肌肤枯燥、纳差，或情志不舒、乳房胀痛，或头晕头痛，或身痛麻木，或发热，形寒自汗，少气懒言，月经量少或多，色淡清稀，舌质淡红，苔白，脉细弱。

【用法】非经期服用，每日 1 剂，加水浸泡 30 分钟，武火烧开，改文火煎 30 分钟，滤出药汁，再加水煎，混合 2 次药汁约 400ml，分早晚 2 次饭后温服。

【加减】失眠较重者，加炒酸枣仁 30g；便溏者加炒山药 30g；便秘难解者加肉苁蓉 15g；烦躁不安者加磁石 20g；烘热汗出者，加浮小麦 30g；夜间盗汗甚者，加五味子 15g；耳鸣头昏者，加钩藤 10g，菊花 10g。

【方义分析】绝经前后诸症，西医称为围绝经期综合征，因女性卵巢功能衰退，下丘脑和垂体功能退化，卵巢停止排卵，雌激素水平波动或分泌减少而促性腺激素分泌增多，引起的一系列以自主神经系统功能紊乱为主的症候群。从传统医学角度，褚老认为：妇女进入更年期，肾气渐衰，天癸将竭，冲任二脉虚衰，月经渐少而至绝经，生殖能力减退而至消失，如《内经·上古天真论》曰：女子"七七，任脉虚，太冲脉衰少，天癸竭，地道不通，故形坏而无子也"。这是妇女的正常生理衰退过程，多数妇女可以顺利度过，部分妇女则因体质、产育、疾病、营养、劳逸、精神因素等方面的差异，不能适应和调节这一生理变化，阴阳失调而致本病。本病临床多以肾虚为本，影响到心、肝、脾脏及冲任二脉。病之本在肾，但该年龄段女性，面对诸多压力，多有情志不遂，心神失养，肝气不舒，脾失健运，还应注重疏肝理气，健脾益气，宁心安神。

归脾宁心汤是褚玉霞教授总结临床经验，在归脾汤基础上加减而成，心脾同治，重在健脾，脾旺则气血生化有源；气血并补，重在补气，气为血之帅，气旺血自生，血足则心有所养。方中太子参、黄芪、白术、炙甘草大队甘温之品益气健脾以生血，使气旺而血生；当归、酒萸肉甘温补血养心；茯神、夜交藤、远志宁心安神；木香辛香走散，理气醒脾，与大量益气健脾药配伍，复中焦运化之功，又能防大量益气补血药滋腻碍胃，使补而不滞，滋而不腻；炙甘草益气补中，调和诸药；再加以姜、枣调和脾胃，以资化源。全方共奏益气补血、健脾养心之功，治疗思虑过度、心脾两虚之经前期紧张综合征、绝经前后诸症疗效显著。且本方心脾双补，补气药配伍养心安神药，复二脏生血、统血之职，亦可用于治疗心脾气血两虚，脾不统血之崩漏。

八、化瘀清窍汤

【药物组成】当归 15g，川芎 20g，赤芍 15g，生地 18g，红花 15g，柴胡 12g，枳壳 12g，白芷 10g，藁本 10g，菊花 10g，蔓荆子 10g，细辛 3g。

【功用】养血化瘀，通窍止痛。

【主治】适用于经行、产后血瘀型头痛。患者经期、经期前后，或产后出现明显的头痛，痛如锥刺，疼痛呈周期性，经后自止。疼痛部位或在巅顶，或在头部一侧，或在两侧太阳穴；或伴有小腹疼痛，胸闷不适；舌暗或边尖有瘀点，脉细涩或弦涩。

【用法】月经前 5 天开始服用，每日 1 剂，月经第 3 天停服；产后头痛者每日 1 付。中药加水浸泡 30 分钟，武火烧开，改文火煎 20 分钟，滤出药汁，再加水煎，混合 2 次药汁约 400ml，分早晚 2 次饭后温服。

【加减】若伴身痛者，加桂枝 6g，鸡血藤 30g 以活血通络；若伴月经量少，或恶露不绝、小腹疼痛剧烈者加益母草 30g，延胡索 15g；若伴肢体浮肿者，加大腹皮 30g，泽兰 12g。

【方义分析】经行头痛是“月经前后诸症”中的一个重要症状，属“内伤头痛”的范畴，其发作呈周期性，与月经密切相关，临床发病率不高，多见于青中年女性，妊娠期和更年期后发作显著减少或完全缓解。头为诸阳之会，五脏六腑之气皆上荣于头，足厥阴肝经会于巅顶，肝为藏血之脏，经行时气血下注于冲任形成月经，阴血相对不足，故凡外感、内伤均可在此时引起脏腑气血失调而为患。常见的病因病机主要为肝火、血瘀和血虚。情志内伤，肝郁化火，内扰清窍；或瘀血内阻，脉络不通，发为头痛；或素体血虚，经行之时阴血更加不足，脑失所养。辨证分虚实，一般以疼痛时间和疼痛性质来判断，实者多痛于经前或经期，多呈胀痛或刺痛；虚者多在经后或行经即将干净的时候作痛，多为头晕隐痛。

褚老认为经行头痛主要是气血为病，治疗应以调和气血、疏通经络为主，经行以气血通畅为顺，气顺血和，自无疼痛之疾。其病因病机，虽有血瘀型、血虚型、肝火型三类分型，但在临床上，以血瘀型的经行头痛多见，而且在该病的发展转归中，各致病因素均可导致血瘀。肝郁气滞，可导致瘀血内停；痰湿阻滞，可导致血瘀；血虚，可致瘀；久病入络，亦属瘀。头为诸阳之会，若瘀血阻滞，脉络不通，阻塞清窍，则每逢经行瘀随血动，欲行不得，故头痛剧烈，痛有定处。治疗当以化瘀通络，拟定了养血化瘀、通窍止痛的化瘀清窍汤。

方中川芎行气活血，直入血分，行血中之滞，化瘀通络，为君。当归为补血之圣药，甘温质润，辛温通行，既长于补血，又可活血，为活血化瘀、通经止痛之要药；生地清热凉血，滋阴降火，与当归同用，可养血益阴，清热活血；红花辛散温通，活血祛瘀以止痛；上三味为臣，以助川芎活血化瘀之功。方中蔓荆子祛风止痛，清利头目，善治上焦头病；细辛辛香走窜，宣泄郁滞，上达巅顶，通利九窍，善于祛风散寒，且通窍止痛力强；白芷辛散温通，祛风止痛，善入阳明胃经，故治阳明经额痛；藁本有辛散温通香燥之性，性味俱升，善达巅顶，以治疗太阳经巅顶头痛见长；柴胡疏肝解郁，升达清阳，与枳壳同用尤善理气行滞，使气行则血行，以上均为佐药。菊花入肝经，善治诸风头眩，又可疏散风热，为使。诸药同用，既行血分瘀滞，又行气分郁结；活血而无耗血之虑，行气又无伤阴之弊，使血活瘀化气行，络通痛止。

九、调经抑乳方

【药物组成】炒麦芽 120g，薄荷（后下）10g，柴胡 12g，青皮 12g，白芍 30g，甘草 5g。

【功用】疏肝理气，通经抑乳。

【主治】用于肝气郁滞所致的经行胀房胀痛、高催乳素血症等。患者经前或经期乳房胀满疼痛，或乳头痒痛，甚者疼痛不可触衣，如火烧火燎；或可触诊到乳房肿大，乳房硬结；常伴经行不畅，血色暗红，或有血块，小腹胀痛；或胸闷胁痛，精神抑郁，时叹息；苔薄白，脉弦。或内分泌检查可见血清泌乳素（PRL）升高。

【用法】经前疼痛者，月经前 7 天开始服用，每日 1 剂，月经来潮停服；经期疼痛者，月经前 3 天开始服用，每日 1 剂，月经第 3 天停服。加水浸泡 30 分钟，武火烧开，改文火煎 30 分钟，滤出药汁，再加水煎，混合 2 次药汁约 400ml，分早晚 2 次饭后温服。

【加减】若有乳房硬结，加夏枯草 20g，橘核 15g；胀甚者，加陈皮 12g；如伴情志抑郁、闷闷不乐者，加合欢皮 15g，醋香附 15g；若见心烦易怒、口苦口干者，加牡丹皮 15g，栀子 12g；若伴小腹胀痛者，加川楝子 10g，延胡索 15g。

【方义分析】经行乳房胀痛属“月经前后诸症”范畴，该病常经前发作，经后消失，近年来，由于女性压力的增加，本病的发病率也大大提高，不仅妨碍女性身心健康，甚至影响生育。肾主生殖，乳头属肝，乳房属胃，传统医学认为本病的发生与肝、胃、肾关系密切，但以肝功能失调为先。清代阎纯玺《胎产心法》云：“肝经上冲，乳胀而溢”，认为肝经失常可导致乳房胀痛。其病因主要为肝气郁结，不通则痛；肝肾亏虚，乳络失养而痛。临床以气结者多见。

褚老认为疏肝养肝是治疗经行乳房胀痛的首要原则。清代叶天士在《临证指南医案》中提出：“女子以肝为先天”。肝在五行中属木，主动，主升，喜条达，恶抑郁。肝主疏泄，可疏通、畅达全身气机，使脏腑经络之气运行通畅；肝主藏血，肝以所藏之血涵养肝气，使之冲和畅达，并正常发挥其疏泄功能，使刚脏柔和而不上亢。如若肝之疏泄与藏血功能正常发挥，则气机调畅，气血和调，经络通利，脏腑、形体、官窍等功能活动稳定有序。然而妇女经前或经期，气血下注冲任血海，易使肝血不足，气偏有余，此时若伴有七情内伤，肝气郁结，则气血运行不畅，脉络欠通，不通则痛，《医学入门·妇人门》云：“妇人多忧思忿怒，忧思过则气结血结，忿怒过则气逆血逆，甚则乳硬胁痛。”

本方以炒麦芽为君药，麦芽性味甘平，消食健胃，回乳消胀，又能疏肝解郁，经现代医学药理研究，麦芽还有类似溴隐亭类物质的作用，可抑制泌乳素分泌。柴胡疏肝木、畅肝气；芍药敛肝阴、养肝血；二者相伍为臣，以和肝解郁为主功，又可柔肝止痛。青皮偏入肝胆，性较峻烈，行气力强，可削坚积，治疗肝郁乳房胀痛或结块之良药；薄荷虽为解表药，亦能疏肝行气，常与柴胡、白芍等疏肝理气调经之品相伍，解肝郁气滞，止胸胁胀痛；二者共为佐药。甘草益气补中，调和诸药为使。全方共奏疏肝理气、通经抑乳之功。

十、祛风止痒汤

【药物组成】荆芥 10g，防风 10g，蝉蜕 6g，石膏 20g，知母 15g，当归 15g，赤芍 15g，生地 12g，苦参 20g，苍术 10g，白鲜皮 30g，生甘草 6g。

【功用】疏风养血，清热除湿。

【主治】用于治疗风湿或风热浸淫血脉，郁于肌肤腠理之间而发之经行风疹块。患者表现为经行身发红色风团、疹块，瘙痒不堪，感风遇热，奇痒尤甚；常伴月经提前，量多色红；或伴口干，喜饮，尿黄，便结；舌红苔黄，脉滑数。

【用法】月经前 5 天开始服用，每日 1 剂，月经第 3 天停服，水浸泡 30 分钟，武火烧开，改文火煎 30 分钟，滤出药汁，再加水煎，混合 2 次药汁约 400ml，分早晚 2 次饭后温服。药渣可煎汤外洗患处。

【加减】若风疹团块瘙痒甚、难眠者，加生龙齿 15g，地肤子 10g；伴咽喉肿痛者，加金银花 15g；伴大便干结者，加火麻仁 15g；伴月经量多者，加旱莲草 30g，生地榆 30g。

【方义分析】经行风疹，又称经行瘾疹。本病特点为每月行经前或行经期间或月经将净时，出见皮肤瘙痒，搔之起疹如粟或起团块，周身皮肤可出现红色或苍白色疹块、风团，发无定处，时隐时现，瘙痒异常，消退后不留痕迹，随月经周期反复发作，病情迁延数月以上，严重影响患者日常生活与工作。本病多因风邪为患，缘于素体本虚，适值行经，气血益虚，风邪趁虚而入，郁于肌肤腠理而发为风疹块。风邪有内风、外风之别，内风者，多由血虚生风，多见疹色淡白，面色不华，肌肤枯燥，瘙痒难忍，入夜更甚，月经多推迟、量少色淡；外风者即为风热、风湿之邪趁虚而入，袭于肌腠所致，多遇风即作，瘙痒尤甚，疹色发红而高起，月经多提前，量多色红。

褚老认为，风为阳邪，其性开泻，具有生发、向上向外的特点，所以风邪常伤及人肌表，而出现皮疹等。《素问・风论》云："风者，善行而数变。"善行，指风邪致病具有病位游移、行无定处的特性。数变，指风邪致病具有变幻无常和发病迅速的特性、发无定处、此起彼伏之特点，故本病风疹块及皮肤瘙痒此起彼伏。且风邪常与其他邪气相兼合并侵犯人体，如长夏之季，风邪常与湿邪侵袭脾胃，往往伴见消化不良、腹胀、腹泻、便秘等脾胃受损的症状；如患者素体阳盛，嗜食辛辣，血分蕴热，热盛生风，风与热搏于肌肤腠理，发为风疹。治疗应依据“治风先治血，血行风自灭”的原则，以养血祛风为主，实者再加以疏风清热。

本方治疗风热或风湿浸淫血脉而致的风疹瘙痒，痒自风来，必先疏风，故用清热燥湿，祛风解毒的白鲜皮为君。用防风疏风止痒，透邪外达；苦参大苦大寒，退热泄降，荡涤湿火，且燥湿之力尤烈；因风热或风湿浸淫血脉，易伤阴血，苦寒渗利之品也易伤阴血，故用当归、生地黄相伍，以养血活血，滋阴润燥，既补已伤之阴血，亦可制约诸药之温燥；上四味为臣，助君药祛风止痒之功。风湿相搏而致水液流溢，故用苍术祛风除湿；风邪易于化热，故用石膏、知母清热泻火，赤芍清热凉血，泄血分郁热；再加以蝉蜕疏散风热；皆为佐药。生甘草清热解毒，调和诸药，为使药。合而用之，集疏风、养血、清热、祛湿于一方，而特以祛风见长，既可疏散风邪使之外出，又可渗利湿热自下而去，上疏下渗，内清外解，使邪气得去，血脉和畅，瘙痒自止。

十一、新加止带方

【药物组成】太子参 15g，炒白术 10g，山药 30g，生薏苡仁 30g，茯苓 15g，泽泻 10g，车前子 15g，茵陈 20g，栀子 12g，黄柏 12g，丹参 30g，赤芍 15g，炙甘草 6g。

【功用】健脾利湿，清热化瘀止带。

【主治】适应于脾虚湿热带下量多者。症见：带下量多，色黄，气味臭秽难闻，阴部瘙痒或阴中灼热，小腹作痛或腰骶酸痛；伴脘闷纳呆，神疲肢倦，气短懒言，全身困重乏力，烦热口苦，口腻不欲饮，小便短赤，大便黏腻或干结。舌红，苔黄腻，脉滑数。

【用法】每日 1 剂，加水浸泡 30 分钟，武火烧开，改文火煎30分钟后滤出药汁，再加水煎，混合2次药汁约400ml，趁热服。

【加减】若食欲不振者，加陈皮10g；腰骶酸痛、小腹疼痛、带下臭秽难闻者，加元胡15g，红藤20g，败酱草30g，以清热解毒，除湿止带；小便淋漓涩痛者，加车前草30g，萆薢10g，竹叶10g，甘草梢6g，萹蓄10g，瞿麦10g；若湿邪甚、腹胀痛，加茯苓15g，厚朴10g，大腹皮20g以行气祛湿。

【方义分析】本方所主病证乃由脾虚湿蕴、气血阻滞，湿热与瘀血胶结于下，损伤任带二脉所致。湿热下注，则带下量多，色黄，气味臭秽；湿热浸渍，则阴部瘙痒或阴中灼热；湿热蕴结，瘀阻胞脉，则小腹作痛或腰骶酸痛；湿热内阻中焦，脾失运化，清阳不升，则胸闷纳呆、神疲肢倦，气短懒言，身体困重乏力；湿热内伤，热扰心神，则烦热口苦、口腻不欲饮；湿热津伤则小便短赤，大便干结；湿邪黏腻，阻滞肠腑，故又可见大便黏滞。治宜健脾利湿，清热化瘀止带。自拟新加止带方。方中党参、山药补脾祛湿，使脾气健运，则湿浊得消，山药并有固肾止带之功，故二者重用为君。茯苓、泽泻、车前子、薏苡仁利水渗湿止带；茵陈、栀子、黄柏泻火解毒，燥湿止带为臣；丹参、赤芍清热凉血活血为佐药；使以甘草调药和中，诸药相配，使脾气健旺，热清湿除，瘀滞得消，则带下自止。

十二、增损完带汤

【药物组成】党参10g，白术10g，苍术10g，山药30g，车前子15g，黄柏10g，陈皮15g，柴胡12g，炙甘草6g。

【功用】健脾利湿，清热止带。

【主治】适用于脾虚湿热带下量多色黄者。症见：带下量多色黄，质黏腻，如涕如唾，不能自止，甚则臭秽难闻。伴面色萎黄，神疲纳呆，气短懒言，便溏。舌红，边见齿痕，苔黄腻，脉滑。

【用法】每日1剂，加水浸泡30分钟，武火烧开，改文火煎30分钟后滤出药汁，再加水煎，混合2次药汁约400ml，趁热服。

【加减】若带下日久、滑脱不止者，加芡实 10g，乌贼骨 10g，金樱子 15g 以固涩止带；腰骶酸痛、小腹疼痛、带下臭秽难闻者，加红藤 20g，败酱草 30g，生薏苡仁 30g 以清热解毒，除湿止带。

【方义分析】本方所主病证乃由脾虚湿蕴、带脉失约、湿浊下注所致。素体脾虚，或忧思气结，损伤脾气，脾失健运，湿浊停聚，湿蕴化热，流注下焦，伤及任带，任脉不固，带脉失约，而致带下量多色黄。治宜健脾利湿，清热止带。方中重用党参、白术、山药为君，意在补脾祛湿，使脾气健运，湿浊得消，山药并有固肾止带之功。苍术燥湿运脾，行气和胃，增强祛湿化浊之力；黄柏清下焦湿热，除湿止带；陈皮理气燥湿，既可使补药补而不滞，又可行气以化湿，以上三味均为臣药。车前子利湿清热，令湿浊从小便分利；柴胡辛散，得白术则升发脾胃清阳，且能疏肝解郁为佐。使以甘草调药和中，诸药相配，使脾气健旺，肝气条达，清阳得升，热清湿除，则带下自止。

十三、热通淋方

【方药】萹蓄 30g，瞿麦 10g，滑石 20g，栀子 12g，黄柏 10g，车前草 30g，竹叶 10g，金银花 20g，土茯苓 20g，生甘草 6g。

【功用】清热解毒，利湿止带。

【主治】主要用于支原体、衣原体感染引起的带下量多，呈脓性者。症见：带下量多色黄，或呈脓性，气味臭秽，外阴瘙痒或阴中灼热。伴小腹和或腰骶部痛，烦热口燥，小便短赤涩痛，淋漓不畅，大便干结。舌红，苔黄腻，脉滑数。

【用法】每日 1 剂，加水浸泡 30 分钟，武火烧开，改文火煎 30 分钟后滤出药汁，再加水煎，混合 2 次药汁约 400ml，趁热服。

【加减】若小便淋痛、兼有白浊者，加萆薢 15g 以除湿通淋；腰骶酸痛、小腹疼痛、带下臭秽难闻者，加红藤 20g，败酱草30g，生薏苡仁30g以清热解毒，除湿止带。

【方义分析】本方所治之证皆系湿热毒邪蕴于下焦所致。湿毒流注下焦，损伤任带二脉，故带下量多，色黄如脓，臭秽难闻；湿热浸渍，则阴部瘙痒，甚至阴中灼痛；湿毒蕴结，瘀阻胞脉，故小腹及腰骶部痛；湿热与瘙痒共扰心神，故心烦；湿浊热毒上蒸，故口燥咽干；湿热结于膀胱，则溲时涩痛，淋漓不畅；湿热津伤，故小便短赤，大便干结。治宜清热解毒，利湿止带。方中萹蓄、瞿麦、土茯苓清热利湿、利水通淋为君；其中土茯苓甘淡渗利，解毒利湿，善治淋浊带下，湿疹瘙痒，对于湿热引起的热淋、带下等证尤为有效。《本草正义》："土茯苓，利湿去热，能入络，搜剔湿热之蕴毒。"黄柏苦寒，清热、燥湿、泻火、解毒，善清下焦湿热，车前草利水通淋，清热利湿，二者共为臣药。栀子清泻三焦湿热，滑石质重体滑，味甘淡而性寒，能清热利小便，使三焦湿热从小便而出；竹叶清心除烦；金银花清热解毒；以上四药合用以解除湿热所致心烦、小便不利等证为佐。甘草清热解毒，调和诸药，缓急止痛为使。各药合用，共奏清热解毒，利湿止带之效。

十四、涩通止带方

【药物组成】党参10g，山药30g，茯苓15g，车前子（另包）15g，柴胡12g，茜草12g，乌贼骨10g，覆盆子15g，芡实10g，白果10g，炙甘草6g。

【功用】健脾固肾，涩经止带。

【主治】肾阳亏虚带脉失约精液滑脱之带下。症见：带下量多，甚则如崩，色淡，清稀如水，绵绵不断；面色晦暗或萎黄、㿠白，神疲乏力，倦怠嗜睡，畏寒肢冷，腰腹冷痛，夜尿频多，小便清长，纳少便溏。舌质淡，或淡胖有齿痕，苔薄白或白润，脉沉细或沉迟。

【用法】每日1剂，加水浸泡30分钟，武火烧开，改文火煎30分钟后滤出药汁，再加水煎，混合2次药汁约400ml，趁热服。

【加减】若气虚甚者，加黄芪 30g 以补气助阳；肾阳虚较甚，可加肉桂 6g，制附子 9g 以补肾助阳，温养命门。

【方义分析】本方所治系由命门火衰，肾气虚弱，失于温煦，不能封藏，同时兼有脾阳虚衰，运化失司，湿邪下注，任带失约，而见带下量多甚至如崩之证；因阳气不能外达，故畏寒肢冷，肾阳虚，外府失荣，胞宫亦失去温煦，故腰腹冷痛；肾阳虚上不温脾阳，下不暖膀胱，中阳不振则见神疲乏力、倦怠嗜睡，纳少便溏，膀胱失于温煦则见夜尿增多，小便清长。治以健脾固肾、涩经止带之经验方涩通止带方。方中覆盆子味甘、酸，性微温，归肝、肾经，补肾助阳固精；党参健脾益气止带，二者共为君药。臣以山药、芡实及乌贼骨，其中山药味甘，性平，入肺经、脾经、肾经，可补脾祛湿，使脾气健运，湿浊得消；同时亦能补肾以固带脉，使带脉约束有权，带下自止；芡实味甘，涩，性平，归脾、肾经，具有益肾固精、补脾止泻、祛湿止带之功，且生品性平，涩而不滞，补脾肾而兼能祛湿。乌贼骨味咸、涩，性微温，归肝、肾经，具有固精止带之功，上三味助君药固肾健脾，涩精止带。佐以茯苓、车前子健脾利湿，令湿浊从小便而利；白果涩精止带；柴胡疏肝解郁，升发脾胃清阳；茜草配乌贼骨，既能止血固经，又能行血通经，张锡纯认为此二药能固涩下焦。使以甘草调药和中。诸药相配，通涩并用，益火补土，祛湿化浊，使脾肾健旺，清阳得升，湿浊得化，则带下自止。

十五、洗阴煎

【药物组成】苦参 30g，黄柏 15g，蛇床子 30g，地肤子 15g，公英 30g，川椒 10g，百部 15g，枯矾 6g。

【功用】清热燥湿，杀虫止痒。

【主治】适应于湿热下注所致带下量多，阴痒等。症见：带下量多，色白或黄，有泡沫，质黏稠，或如豆渣状，凝乳状，有臭味，外阴及阴道瘙痒，阴中灼热。伴全身困重乏力，脘闷纳差，口苦黏，小便短赤色黄，大便黏腻难解。舌质红，舌苔黄腻，脉滑数。

【用法】每日1剂，加水浸泡30分钟，武火烧开，改文火煎30分钟后滤出药汁，再加水煎，混合2次药汁约600ml，先熏后洗外阴，10日为1个疗程。

【加减】湿浊偏甚者，加苍术15g，茵陈30g；湿毒蕴结者加野菊花30g，土茯苓30g；瘙痒重者，加威灵仙、白鲜皮各15g，薄荷10g。

【方义分析】带下过多，主要以湿邪为患。主要责之于肝脾肾功能失常及感受湿热虫毒之邪。任脉不固，带脉失约是其核心病机。本方是褚老治疗湿热下注所致带下量多、阴痒的经验外用方。方中蛇床子辛苦温，苦能燥湿，温可助阳散寒，蛇床子温以祛寒除湿为君药。苦参清热燥湿，凉血解毒，杀虫止痒；地肤子性寒味苦入膀胱经，功能清热利水止痒，使湿邪从小便出；百部外用可灭虱杀虫止痒，枯矾酸涩，善疗湿疮疥癣，妇人阴肿，具有止痒杀虫辟秽之效；川椒杀虫止痒，以上共为臣药。黄柏、蒲公英泻火解毒，燥湿止带为佐使。诸药合用，共奏清热燥湿，杀虫止痒之功。

十六、褚氏安胎方

【处方组成】川断30g，杜仲20g，菟丝子30g，太子参15g，黄芩12g，白术10g，阿胶（烊化）15g，苏梗15g，砂仁（后下）6g，白芍30g，墨旱莲30g，炙甘草5g。

【功用】补肾培脾，养阴清热安胎。

【主治】用于治疗胎漏、胎动不安、滑胎等。症见：妊娠期，腰膝酸软，腹痛下坠，或伴阴道少量下血，色淡或淡暗；或曾屡孕屡堕；或伴头晕耳鸣，神疲肢倦。舌红，苔白，脉沉细滑。

【用法】每日1剂，加水浸泡30分钟，武火烧开，改文火煎30分钟后滤出药汁，再加水煎，混合2次药汁约400ml，趁热服。

【加减】若气虚、小腹下坠明显者，加黄芪30g，升麻3g益气升提安胎；若大便秘结，加肉苁蓉30g，炒决明子20g，以滋肾养阴润肠；阴道出血可加入黑栀子12g，生地榆30g，藕节20g等，黄芩改为黄芩炭12g，白术改为白术炭10g；胃胀、食欲缺乏者加入陈皮12g；恶心、呕吐加和胃安胎药，如姜竹茹12g，生姜等；心神不宁，情绪紧张者多配以镇心安神之品，如炒枣仁30g，远志9g等。

【方义分析】褚老认为胎漏、胎动不安及滑胎的发生除与脾肾亏虚有关外，阴虚热扰而致胎元不固亦不容忽视。因孕妇在妊娠期间，阴血下聚以养胎元，机体处于阴血偏虚，阳气偏旺的特殊生理状态，故此期易致热扰胎动而出现各种胎元不固类疾病。该病病因主要为"脾肾亏虚，热扰胎动"，治疗以"补肾培脾，养阴清热安胎"之法为主，据此自拟经验方褚氏安胎方。方中重用菟丝子为君，该药补肾益精，固摄冲任，肾主生殖，肾主系胞，肾旺自能荫胎。川断补肝肾，固冲任以安胎；白术健脾益气以安胎；黄芩清热凉血安胎，上三味共为臣药。杜仲补益肝肾，与川断合用，加强固摄安胎之功；太子参补益脾肺，益气生津，配白术健脾益气，以后天养先天，生化气血以化精，先后天同补，加强安胎之功；旱莲草滋补肝肾，凉血止血，助黄芩凉血安胎；苏梗、砂仁理气安胎；阿胶滋养阴血，使冲任血旺，则胎气自固；白芍养血敛阴柔肝，以上共为佐药。炙甘草调和诸药，合参、术则甘温益气，健脾调中，以助生化之源，使气旺则能载胎；合芍药可缓急止痛，缓解下腹疼痛效佳，故为使药。全方共奏补肾培脾、养阴清热安胎之效。

十七、举元安胎方

【处方组成】黄芪30g，党参10g，白术10g，升麻3g，川断30g，杜仲20g，菟丝子30g，苏梗15g，砂仁（后下）6g，黄芩12g，阿胶（烊化）15g，炙甘草5g。

【功用】益气升提，固肾安胎。

【主治】用于胎盘低置。症见：妊娠期间，小腹空坠，腰酸，或伴阴道少量出血，色淡黯，或伴神疲肢倦，面色㿠白，头晕耳鸣，小便频数，舌质淡，苔薄白，脉沉滑尺弱。孕28周以前，超声检查：胎盘呈低置状态。

【用法】每日1剂，加水浸泡30分钟，武火烧开，改文火煎30分钟后滤出药汁，再加水煎，混合2次药汁约400ml，趁热服。

【加减】若阴道流血黄芩改为黄芩炭12g，白术改为白术炭12g，仙鹤草30g，阿胶（烊化）10g以止血；若小腹疼痛，加芍药30g，合炙甘草以缓急止痛。

【方义分析】褚老认为孕28周以前，孕妇出现胎盘低置状态，多与脾肾气虚有关。肾主生殖，肾主系胞，肾虚则冲任不固，胎失所系，以致胎盘低置，或伴腰酸、小腹下坠及阴道出血诸症；脾气虚则冲任失摄，且孕后气血下注以养胎，导致冲任更伤，冲任不固，胎失所载而成胎盘低置。据此以益气升提、固肾安胎为大法，自拟举元安胎方治疗本病。又因孕妇在妊娠期间，阴血下聚以养胎，机体处于阴血偏虚，阳气偏旺的特殊生理状态，故此期易致热扰胎动而出现各种胎元不固类疾病。故于治疗中还应酌加“养阴清热安胎”之品。方中重用黄芪益气为君；党参益气健脾补中，菟丝子补肾益精，固摄冲任，肾旺自能荫胎，二者共为臣药。白术、升麻益气升提安胎；川断、杜仲补益肝肾，养血安胎；苏梗、砂仁理气安胎；黄芩清热凉血安胎，阿胶滋养阴血，使冲任血旺，则胎气自固，以上共为佐药；炙甘草调和诸药为使，合参、术则甘温益气，健脾调中，以助生化之源，使气旺则能摄胎载胎。全方共奏益气升提，固肾安胎之效。

十八、香砂苏梗黄芩汤

【药物组成】太子参15g，白术10g，茯苓15g，木香6g，砂仁（后下）6g，黄芩12g，苏梗15g，陈皮15g，姜竹茹10g，甘草5g，生姜3片引。

【功用】健脾抑肝和胃，降逆止呕。

【主治】用于脾胃虚弱，肝胃不和之妊娠恶阻。症见：妊娠期间，恶心呕吐，甚至食入即吐，呕吐酸水或苦水，伴不思饮食，头晕目眩肢倦，口苦咽干，或心情不舒；舌红，苔白，脉弦滑或缓滑无力。

【用法】每日1剂，加水浸泡30分钟，武火烧开，改文火煎10分钟后加入砂仁，再煎10分钟就可以滤出药汁，再加水煎，混合2次药汁约400ml，少量多次呷服。

【加减】呕吐不止，伤及津液，导致阴液亏损，五心烦热，咽干口燥者，加石斛20g，玉竹15g；便秘者加炒决明子30g；便溏者加山药30g；气短乏力，少气懒言者加黄芪30g；呕吐剧烈者，可加入乌梅以酸敛之。

【方义分析】妊娠恶阻发病，其主要机制为冲气、肝气上逆，胃失和降。平素胃气素虚，或烦躁易怒，孕后阴血下聚以养胎元，冲脉气盛，夹胃气上逆，或冲气、肝气上逆犯胃，胃失和降，遂致恶心呕吐。

本方是褚老治疗脾胃虚弱、肝胃不和之妊娠恶阻的经验方。方中党参健脾养胃，白术健脾燥湿，加强益气助运之力，茯苓健脾渗湿，炙甘草益气和中，以上共为君药。砂仁气味芳香，味辛，性温，入脾胃经，具有行气调中、和胃醒脾安胎之功，为醒脾和胃安胎的良药；陈皮偏于健脾行气，燥湿化痰，砂仁配陈皮，理气止呕，增强治疗中虚气滞之功。褚老强调治疗妊娠病必遵循治病与安胎并举原则，砂仁配黄芩，虽二者性味功效迥异，然均有安胎之功，砂仁辛温理气，调和气机而止呕安胎；黄芩苦寒清热，降火凉血而安胎。二药同用，寒温并用，气血同治，可使枢轴回旋，升降复取，热泄气和，而为止呕安胎之妙用，砂仁配木香，砂仁偏于醒脾和胃，木香偏于调中宣滞，两药配用，具有治疗脾胃气滞之功，以上三药共为臣药。苏梗理气安胎，姜竹茹除烦止呕，不仅能和胃止吐，而且还有抑肝作用，二者均为佐药；生姜降逆止呕为使药。全方共奏健脾抑肝和胃、降逆止呕之效。

十九、茵陈蒿安胎饮

【药物组成】茵陈30g，栀子12g，黄芩12g，黄柏10g，川断30g，杜仲20g，太子参15g，白术10g，白芍30g，炙甘草5g。

【功用】清热利湿，健脾益肾。

【主治】用于妊娠期母儿血型不合。症见腰酸小腹坠痛，神疲乏力，心烦易怒，脘腹胀满，呕吐酸水，口苦口干，纳差便溏；舌质淡，苔黄厚腻，脉弦，证属脾肾两虚、湿热蕴结型的治疗。

【用法】每日1剂，先加水浸泡30分钟，武火煎至沸腾，改文火再煎30分钟后滤出药汁，再加水煎，混合2次药汁400ml，分早晚2次饭后温服。

【加减】若胃脘不舒、恶心满闷者，可加苏梗15g，砂仁6g以理气安胎；若脾虚失运、腹胀矢气、大便溏者，酌加山药30g，党参10g；若兼心肝郁火、伴有烦躁者，可加黄连6g，柴胡12g，制远志6g；腰膝酸软、头晕耳鸣者，可加用菟丝子20g，桑寄生15g，菊花10g；若热毒明显者，可酌加二花15g，公英20g等清热解毒之品。

【方义分析】母儿血型不合是由于妊娠期间母、胎间血型不同而造成的同族血型免疫性疾病。胎儿由父亲遗传而获得的血型抗原，恰为母亲所缺少。此抗原通过胎盘进入母体，刺激母体产生相应的免疫抗体，抗体又通过胎盘进入胎儿体内，抗原抗体结合而使胎儿红细胞凝集破坏，发生溶血。根据溶血程度，临床可表现为流产、死胎、新生儿早发性黄疸、心力衰竭或核黄疸后遗症等。

祖国医学对此病记载很少，没有确切的病名，《医宗金鉴》记述的“胎黄”与其临床表现非常相似，文献中这样描述“胎黄者遍体面目皆黄，其色如金，乃孕妇湿热太盛，小儿在胎受母热毒故生有是证也，法当渗湿清热，生地黄汤”。故国内大多学者认为，母儿血型不合患者虽然妊娠期间一般无显著的临床症状，但根据患者病史、体征及微观辨证分析，此病应属“胎黄”范畴。

对于本病褚老认为其病机为母体素体脾肾不足，孕后胎气蕴阻，必将影响脾胃之运化，加之肾失固摄，脾虚运化失利，水湿内生，湿浊不化，加以胎火胎气，从而内蕴化热，湿热蕴蒸；或由孕后摄生不慎，湿热之邪乘虚直入胞宫，侵犯胎体而发病。正如《证治准绳》所云：“胎黄之候，皆因乳母受湿热而传于胎也。”若湿热久蕴不去，加以胎气胎火的熏蒸，必将化为湿毒、热毒，从而侵犯胎体，加剧胎黄；脾肾两虚，冲任失固，胞宫失于闭藏，不能载胎养胎，致堕胎、小产，且愈堕愈虚，愈虚愈堕，故致滑胎。母儿血型不合之病因病机变化，脾肾两虚是其根本原因所在，湿热为标，由湿热而致湿毒，浸渍胎儿，是其主要变化。

依据本病重在湿热，兼具脾肾不足的特点，褚老拟清热利湿、健脾益肾之法，以茵陈蒿汤为基础，加减增损，创制本方，效用临床。方中茵陈蒿性寒，味苦，归脾、胃、肝、胆经，功专清利湿热，退黄疸为君药。栀子性寒，味苦，归心、肺、胃、三焦经，功效通利三焦，导湿热下行，助茵陈蒿行清利湿热，利胆退黄；川断性温，味辛、甘、苦，入肝、肾经，具有补益肝肾、安胎壮腰的功效，使肾气足以系胎；白术性温，味甘，归脾、胃经，具有补气健脾、安胎之作用，使脾气盛以养胎，并取其健后天以养先天，化气血以补精之意，三药助君药以清热利湿，补肾健脾，共为臣药。黄芩清热燥湿，泻火解毒并具清热安胎之力，黄柏苦寒，功效泻火解毒，清热燥湿，二者可辅佐茵陈、栀子以增强清利湿热之功；杜仲补肝肾，强筋骨，固肾安胎；太子参补益脾肺，益气生津，为清补之品，补而不燥，既可补脾益气，又具生津之力，以防湿热伤阴；白芍养血敛阴；五药清热利湿，补益脾肾，养阴生津，共为佐药。炙甘草补中益气，调和诸药为使。全方共行清热利湿、健脾益肾之功效。

治疗本病时，褚老强调产前预防，主张从确诊时间起至分娩，采用中药为主预防性治疗。产前预防治疗要做到两个方面。①早期诊断：据统计凡有复发性流产，原因不明的早产，死胎或新生儿溶血症者，若再次妊娠，本病的发生率高达90%。因此，对有以上病史者再次妊娠者，O型血的孕妇应先检测免疫抗体，若抗体效价高于正常，应进行早期治疗。②定期检查：有母儿血型不合史者，一经确诊妊娠，即应测定抗体效价。早期发现有利于早期治疗，在胎儿尚未受累时将抗体效价降至正常，以保证胎儿的正常发育。这亦是褚老治未病理念的具体体现。

二十、褚氏消癥杀胚方

【药物组成】黄芪 30g，丹参 30g，赤芍 15g，三棱 15g，莪术 15g，全虫 6g，蜈蚣 2 条，紫草 15g，天花粉 30g，枳壳 12g，川牛膝 15g。

【功用】活血化瘀，杀胚消癥。

【主治】用于异位妊娠未破损期的治疗。症见：停经，或有阴道不规则出血，或伴下腹部隐隐作痛或刺痛；或有小腹坠胀不适；尿 HCG 阳性，超声检查：一侧附件区或有局限性包块，未发生破裂或流产。舌质暗红，苔薄，脉象弦滑或弦涩。

【用法】每日 1 剂，加水浸泡 30 分钟，武火烧开，改文火煎 20 分钟后滤出药汁，再加水煎，混合 2 次药汁约 400ml，趁热服。

【加减】方中可酌加䗪虫 6g，以加强化瘀止血消癥之功；若见神疲乏力，气短懒言者，加党参 10g，助黄芪以益气扶正，健脾助运；腹胀，加川楝子 10g，助枳壳加强理气行滞之功。

【方义分析】褚老认为异位妊娠主要病机责之于冲任不畅，少腹血瘀。少腹素有瘀滞，阻滞冲任，冲任不畅，运送孕卵受阻，不能达于宫腔；或气虚运送孕卵无力，不能达于宫腔而致发生本病。根据疾病发展的不同阶段，及其主要证候表现不同，分为未破损期及已破损期。在未破损早期主要表现为胎元停于子宫腔外，随着胎元渐长，有时继而自陨，与余血搏结而成瘀，或积于小腹或上腹而成癥，但未破损，即为异位妊娠未破损期之晚期。本方所主之证乃少腹血瘀实证或虚实夹杂证，治疗始终以化瘀杀胚为主。方中丹参活血化瘀止痛，天花粉杀胚，二者共为君药。蜈蚣、全虫破血逐瘀、通络止痛、杀胚消癥以为臣。黄芪益气扶正；三棱、莪术、赤芍化瘀散结以消癥；紫草活血，现代药理研究可抑制胚胎发育，中断妊娠；枳壳理气行滞，以上共为臣药；川牛膝引药下行为使药。全方共奏活血化瘀、杀胚消癥之功。

二十一、褚氏生化汤

【药物组成】黄芪 30g，当归 15g，赤芍 15g，桃仁 6g，红花 15g，泽兰 15g，益母草 30g，荆芥炭 10g，炙甘草 6g。

【功用】益气养血，祛瘀止血。

【主治】治疗产后恶露淋漓不尽，量多、色淡质稀或色暗有块，伴精神萎靡、面色无华、少气懒言、四肢无力，下腹刺痛拒按；舌质淡或紫黯或有瘀斑，脉细弱或弦涩属气虚血瘀者。

【用法】每日一剂，先加水浸泡 30 分钟，武火煎至沸腾，改文火再煎 30 分钟后滤出药汁，再加水煎，混合 2 次药汁 400ml，分早晚 2 次温服。

【加减】小腹空坠者加党参 10g，升麻 6g 升提中气；恶露质稠、气味臭秽、口干咽燥者，加地榆 30g，黄柏 10g，栀子 10g 以清热利湿；若兼烦躁易怒、胁肋胀痛者，加元胡 15g，川楝子 10g，郁金 12g 以理气止痛。

【方义分析】恶露不尽的发病机制主要为冲任为病，气血运行失常所致。常见病因可归纳为“虚”“瘀”“热”。妇人素体气虚，因产时耗伤气血；产后调摄不当，劳倦过度，伤及脾气，气虚失摄，冲任不固而发本病，同时，气虚运血无力，血停胞宫，瘀阻冲任，余血未尽，新血难安，血不归经，以致恶露不尽。褚老针对临证中本病多由气虚、血瘀所致的病理特点，遵循“虚者补之，实者泄之”之则，提出治疗本病应以益气养血、祛瘀止血为法。方中益母草性辛，味苦，归心、肝、膀胱经，辛能发散，苦可降泄，具有活血化瘀通经之功效，为妇科经产之要药，为君。黄芪性温味甘，归脾、肺两经，可补脾肺之气，为补气之要药，具补气摄血之功；当归性温，味辛、甘，入心、脾、肺三经，有补血、活血之功，并善治血虚血瘀之疼痛，黄芪、当归配伍，褚老取当归补血汤之义，因“有形之血不能速生，无形之气所当急固”，所以用在此方中，辅助君药以化生气血，以达生新以化瘀，使脉道充盈而流畅，不归经之血可自行归来之效；红花性温，味甘，归心、肝经，功效活血化瘀，通调经脉；三药助君药以达补气摄血，活血祛瘀之效，为臣。赤芍祛瘀止痛，桃仁活血化瘀，泽兰活血祛瘀、散结止痛，行而不峻，温和而不伤正气，三药共用，行活血化瘀、通经止痛，荆芥炭具止血之功，以上四药共为佐药。炙甘草甘淡平补，调和诸药。全方共奏益气养血、祛瘀止血之功效。

二十二、荆防生化汤

【药物组成】荆芥 10g，防风 10g，当归 15g，川芎 10g，桃仁 6g，炮姜 6g，炙甘草 5g。

【功用】祛瘀生新，祛风散寒。

【主治】用于产后恶寒发热，伴头身疼痛、鼻塞流清涕，无汗，舌质淡，苔薄白，脉浮紧，属风寒袭表型新产感冒者。

【用法】每日 1 剂，先加水浸泡 30 分钟，武火煎至沸腾，改文火再煎 20 分钟后滤出药汁，再加水煎，混合 2 次药汁 400ml，分早晚 2 次温服。

【加减】汗出恶风者，加桂枝 10g；头项强痛者，加葛根 20g，蔓荆子 10g；咳喘胸闷者，加炙麻黄 9g，清半夏 10g；咳嗽、咳痰者，可加杏仁 6g，炙百部 10g；若伴有咽痛者可加桔梗 6g，牛蒡子 10g。

【方义分析】褚老认为产后气血不足，正气亏虚，卫外不固，腠理疏松，外邪易乘虚而入，再加之产后恶露不净，瘀血内停，阻遏气机，营卫不和，郁而发热是本病的主要致病机制。并认为因正气较弱，抗邪无力，则邪气入腠理，走经脉，渐而化热，有发病急、传变快的特点，故诊断应准确，治疗应及时，以防止病邪入里而发热入营血，热陷心包甚则导致热深厥脱等危重证候。《医门法律·虚劳论》所云："血瘀则荣虚，荣虚则发热"，故用药时还要根据产后多虚多瘀的生理特点，在解表的同时勿忘活血化瘀和养血生血。以此为法，褚老创荆防生化汤，意在祛瘀生新，除风散寒。方中荆芥入肺、肝二经，性温味辛，防风入肝、脾、膀胱经，性温味甘辛，二药祛风解表，散寒止痛，共为君药。当归入心、肝脾三经，性温，味辛、甘，有补血养血、活血化瘀的作用，可养血以扶正；川芎入肝、胆、心包经，性温，味辛，为血中之气药，具活血行气、祛风止痛之功效；桃仁善活血化瘀，三药合用，既养血亦活血，既扶正亦祛邪，为臣。炮姜性温，入胞宫以行血，除归生新，助君药以散寒，协臣药以温经，为佐。炙甘草味甘淡，入中焦，补脾气，使气化有源，助卫气以御邪，并可兼调诸药，为使。全方共奏化瘀生新、祛风散寒之功。

二十三、褚氏通乳饮

【药物组成】黄芪 30g，当归 15g，柴胡 12g，青皮 10g，路路通 15g，穿山甲 9g，王不留行 15g，漏芦 15g，通草 6g，麦冬 15g，鹿角霜 15g，炙甘草 5g。

【功用】益气养血，疏肝解郁，通络下乳。

【主治】治疗产后乳汁甚少或全无，乳房胀痛，或按之有块，神疲乏力，面色无华，情志不舒，胸胁胀满，食少纳呆；舌质淡，苔薄黄，脉弦或细，证属气血亏虚兼有肝郁者。

【用法】每日 1 剂，先加水浸泡 30 分钟，武火煎至沸腾，改文火再煎 30 分钟后滤出药汁，再加水煎，混合 2 次药汁 400ml，分早晚 2 次温服。

【加减】乳房胀痛严重者，可加香附 12g，丝瓜络 12g，桔梗 6g，以增强理气通络、止痛之功；乳房胀痛有硬块，伴发热、触痛明显者，可加金银花 15g，公英 30g，浙贝 10g 以清热解毒，散结止痛。

【方义分析】乳汁由气血所化生，依肝气疏泄赖以调节。《妇人大全良方》云："盖妇人之乳，滋于冲脉，与胃经通故也"，冲为血海，足阳明胃经为多气多血之腑，因此乳汁不行，多属气血虚，兼有乳络不通之故，如《妇人大全良方·产后乳汁或行或不行方论》所云："凡妇人乳汁或行或不行者，皆由气血虚弱，经络不调所致也"，乳络之所以不通，多是因为情绪所致，情志抑郁或暴躁，均可影响肝的疏泄功能，且厥阴肝经走乳头，肝失疏泄，乳络不通，则可导致乳汁不行或无乳。傅山认为缺乳与气血亏虚和肝气郁结有关，故云："乳全赖气之力以行血而化之也，……气旺则乳汁旺，气衰则乳汁衰，气涸则乳汁亦涸……无气则乳无以化，无血则乳无以生……治法，宜补气以生血，而乳汁自下""两乳胀满疼痛，乳汁不通，人以为阳明之火热，谁知是肝气之郁结乎？……治法，宜大舒其肝木之气，而阳明之气血自通，而乳亦通矣"。褚老辨治本病，亦遵循此则，倡导补益和疏通并用，寓通于补。

本方黄芪性温，味甘，归脾、肺二经，具补气生血之功，气旺则血足，乳汁自旺；当归性温，味甘、辛，归脾、肝、心三经，作用补血养血，活血滋阴，二药共伍，行补气生血、养血化乳之功，为君药。柴胡性寒，味苦、辛，归心、肝、三焦经，可调达肝气而疏肝解郁；青皮性温，味苦、辛，入肝、胃经，辛散温通，苦泄下行，其性峻烈，有疏肝破气、散结消滞之功。路路通入肝、肾经，性平味苦，可疏肝活络，通乳，用于对乳汁不通的治疗有良好效果；穿山甲入厥阴、阳明经，被《本草纲目》称之为"通经下乳之要药"；王不留行入肝、胃经，二者皆具活血通经、下乳之功效；漏芦入胃经，有清热解毒消痈下乳的作用；通草可清热利水，通乳；麦冬养阴益胃生津，是取津血同源之意，养津液即是生血；鹿角霜功在补益肾阳，补而不腻，通过补肾以达补血之效，用此取精血同源之意。六药共行养阴生津、通经下乳之功，为佐药。炙甘草调和诸药为使。全方通补兼施，共奏益气养血、疏肝解郁、通络下乳之效。

二十四、通经回乳方

【药物组成】归尾 15g，赤芍 15g，红花 15g，炙枇杷叶 10g，炒麦芽 120g，川牛膝 15g。

【功用】活血化瘀，通经回乳。

【主治】用于不宜哺乳、至断乳期回乳者。

【用法】每日 1 剂，先加水浸泡 30 分钟，武火煎至沸腾，改文火再煎 30 分钟后滤出药汁，再加水煎，混合 2 次药汁 400ml，分早晚 2 次温服。

【加减】乳房胀痛，情志不舒、易怒，口干苦者，加丹皮12g，柴胡6g，郁金12g，薄荷10g以疏肝清热；乳房焮热，红肿疼痛，加蒲公英10g，二花30g，浙贝10g，以解毒散结。

【方义分析】《景岳全书·妇人规》曰："妇人乳汁，乃冲任气血所化生。故下则为经，上则为乳。"薛立斋云："血者，水谷之精气也，和调五脏，洒陈六腑，妇人则上为乳汁，下为月水。"根据乳汁与月经皆为冲任气血所化之理论，褚老认为回乳最好选择经前期及经期，此时服用活血及引血下行之药物，使血液下行为月经，从而减少乳汁的分泌量，提高回乳的疗效。麦芽入肝、脾、胃三经，性平，味甘，大剂量使用有回乳之功效，为君。当归入肝、心、脾经，性温，味甘辛，功在补血活血，为妇科调经之要药，李杲云："当归头，止血而上行；身养血而中守；梢破血而下流；全活血而不走"，故方中选用归尾活血，通经引血下行，为臣。赤芍味酸苦性微寒，有散瘀、活血、止痛之效；红花通经散瘀良药，二者在此用之助归尾活血通经，炙枇杷叶和胃降气，胃气下降，气血归于冲任，三药共为佐药。川牛膝活血化瘀引经下行为使。纵观此方，通经与回乳兼用，于经期服用疗效显著。

二十五、变通三痹汤

【药物组成】黄芪30g，当归15g，桂枝6g，白芍20g，川芎10g，生地12g，防风10g，细辛3g，鸡血藤30g，片姜黄15g，威灵仙15g，川断20g，杜仲20g，炙甘草6g，生姜3片，大枣5枚，黄酒50ml为引。

【功用】益气养血，散寒通络。

【主治】适宜于产后身痛。症见产后遍身疼痛或肢体麻木，屈伸不利，刺痛，得热则舒，或关节肿胀、重着、屈伸不利，伴面色萎黄，畏寒怕冷；舌质淡或暗，舌苔白，脉细弱或弦，证属血虚寒凝者。

【用法】每日1剂，先加水浸泡30分钟，武火煎至沸腾，改文火再煎30分钟后滤出药汁，再加水煎，混合2次药汁400ml，分早晚2次温服。

【加减】恶寒、冷痛下肢明显者，加独活 10g，肉桂 6g；恶露量少、色暗有血块伴下腹刺痛者，加益母草 30g，没药 10g，蒲黄 10g，五灵脂 10g。

【方义分析】《经效产宝》认为“产伤动气血，风邪乘之”是其病因，后历代医家对本病的病因病机又提出了各自的认识，但都认为“产后失血多虚”是其发病的根本，并多以养血、散寒、通络为治疗原则。褚老认为其致病原因，主要是气血虚不荣，或是气血阻滞所致，不荣、不通为其病机，即如《陈素庵妇科补解·产后遍身疼痛方论》所云：“产后气血俱虚，气虚则气之行于脉外也，多壅而不能周通一身，血虚则血之行于脉中也，常滞而不能滋荣于一体”，《经效产宝·续编·产后十八论》所云：“产后百节开张，败血走流诸处，停留日久不散，结聚成此疼痛”。褚老认为“邪之所凑，其气必虚”，产后亡血伤津，元气受损，络脉空虚，而易致风寒湿邪侵袭，使气血凝滞，经络阻滞而发为身痛。然产后身痛与一般痹证不同，本病以内伤气血为主，兼以风寒湿瘀，临床表现为本虚标实，治当扶正以祛邪，以此法立方，投仲景黄芪桂枝五物汤合独活寄生汤《千金要方》加减而成。以益气养血为主，兼以活血通络，祛风散寒，除湿止痛。方中黄芪入脾、肺二经，性温味甘，补益中气；鸡血藤入肝经，性温，味甘，可补血行血，舒经活络；二药一补一通，共为君药。当归入肝、心、脾经，性温，味甘，功效补血活血止痛；白芍入肝、脾经，性寒，味酸，可养血敛阴，柔肝止痛；桂枝入心、肺、膀胱三经，性温味甘辛，可温经通络，调和营卫；川芎为血中之气药，上行头目，中开郁结，下通经络，具活血行气、祛风止痛之效；细辛入肺、肾经，性温，味辛，功效祛风止痛，温经散寒；以上五药合用，助君药以达养血活血、温经止痛之效，为臣药。片姜黄活血行气；威灵仙辛咸温，祛风湿，通经络，止痹痛；防风辛甘微温，祛风胜湿止痛；川断、杜仲温补肾阳，壮筋骨，助细辛祛风散寒；生地养阴生津共为佐药。炙甘草调和诸药，姜、酒散寒，大枣健脾为使药。纵观全方，养血之中佐以理气通络之品以标本同治，祛邪之时配以养血补虚之药以助祛邪而不伤正。正如《沈氏女科辑要笺正》所云："此证多血虚，宜滋养，或有风寒湿三气杂至之痹，以养血为主，稍参宣络，不可峻投风药"，恪守"勿拘于产后，亦勿忘于产后"六法，故而药到病除，临床每收良效。

二十六、芪车导溺汤

【药物组成】黄芪 30g，车前子（布包）15g，炒白术 10g，陈皮 12g，升麻 3g，柴胡 6g，党参 10g，炙甘草 6g，当归 15g，白茅根 30g，冬葵子 10g。

【功用】补气升提导溺。

【主治】用于产后小便不通，或滴沥而下，神疲乏力，面色无华，气短懒言，言语低微；舌质淡，苔薄白，脉细弱，证属气虚者。

【用法】每日 1 剂，先加水浸泡 30 分钟，武火煎至沸腾，改文火再煎 30 分钟后滤出药汁，再加水煎，混合 2 次药汁 400ml，分早晚 2 次温服。

【加减】不欲饮食、脘腹胀满者，加炒山药 30g，木香 6g 以理气健脾；腰膝酸软、畏寒肢冷者，加盐杜仲 20g，续断 20g，巴戟天 10g，肉桂 6g 以补肾强腰；小便短赤、疼痛者，加瞿麦 15g，滑石 15g 以清热通淋。

【方义分析】妇人素体肺脾之气不足，复因产时耗伤气血，或产后过劳忧思，致使肺脾之气亦虚不能制约于下，水道通调失约，水液转输失司，膀胱气化无力是导致本病的病理机制，《灵枢·口问》有云："中气不足，溲便为之变"，《沈氏女科辑要》强调本病的病机为"必是气虚不能升举"，依此为据，褚老在补中益气汤的基础上加减增补而成本方，意在升举中气，使清气得升，浊气得降，小便自得通利。方中用黄芪归肺脾经，性温，味甘，为补气之要药，善补肺脾之气，另具升举阳气之功；车前子归肾、肺、肝经，性寒，味甘，性善下行，有利水渗湿、清热通淋之效，与黄芪配伍，既能补气升提，又能利水，二药一升一降，一补一泻，相得益彰为君；《本草汇言》有云："设情动过节，膀胱虚，气艰于化而津不行、溺不出者，单味车前疏泄，闭愈甚矣，必加参、苓、甘、麦，养气节欲，则津自行，溺乃出也”，黄芪使肺脾之气得升，浊阴下降，渗于膀胱，则小便得出，党参、白术、炙甘草调理中焦，补脾气，为臣，当归养血，陈皮理气和胃，使诸药补而不滞，佐以升麻、柴胡、白茅根、冬葵子，助芪、车升降，使以炙甘草调和诸药。

二十七、消癥饮

【药物组成】黄芪 30g，生薏苡仁 30g，败酱草 30g，连翘 20g，桂枝 6g，茯苓 15g，香附 15g，丹皮 15g，赤芍 15g，延胡索 15g，丹参 30g，乌药 12g，川牛膝 15g。

【功用】活血化瘀，散结消癥，清热除湿。

【主治】用于湿热瘀阻证所致的癥瘕积聚。盆腔炎、输卵管炎、不孕不育症、前列腺炎、附睾炎等疾病，表现为局部疼痛，男性伴尿急、尿频、尿痛、阴囊潮湿，女性伴带下色黄，舌暗红苔黄腻，脉数或滑数。

【用法】女性患者非经期服用，每日 1 剂，药渣可外敷小腹。男性患者每日 1 剂，加水浸泡 30 分钟，武火烧开，改文火煎 30 分钟，滤出药汁，再加水煎，混合 2 次药汁约 400ml，分早晚 2 次饭后温服。

【加减】若兼气虚，加党参 10g；若气滞明显，加枳壳 12g，木香 6g；若瘀甚者，酌加土元 6g，水蛭 6g；输卵管阻塞不通者加穿山甲粉（冲服）3g，皂刺 10g，路路通 15g，丝瓜络 15g；输卵管积水、盆腔积液加车前子（包煎）15g，猪苓 10g，泽泻 15g；盆腔炎性包块加生牡蛎 30g，鸡内金 15g 以软坚消癥；并发卵巢囊肿加土贝母 10g，夏枯草 30g，白芥子 10g；经行腹胀、便溏、四肢乏力者加苍术 12g，蔻仁 6g，炒山药 30g；带下色黄黏加黄柏 10g，红藤 30g。

【方义分析】癥瘕是临床常见妇科杂病之一，虚者包括脏腑、冲任、气血虚弱，病位多在肾、肝、脾，治宜补虚活血，消癥散结，正如《医宗必读》积聚篇所言：“积之成也，正气不足，而后邪气居之”；实者多因血瘀、气滞、痰积或因新产、经行不慎，外感风冷，情志内伤，导致气血不和，脉络不通，脏腑失调，久积成块，治宜活血化瘀消癥，如《三因极一病证方论》曰：“多因经脉失于将理，产褥不善调护，内作七情，外感六淫，阴阳劳倦，饮食生冷，逐致营卫不输……为癥瘕”。对于湿热瘀阻型癥瘕患者，经行产后，余血未净，血室开放，脉络空虚，或不禁房事，或感染邪毒，损伤冲任胞宫，血瘀与湿邪相搏，蕴结于下焦，影响冲任胞宫，伤及任带二脉，阻遏气血运行致瘀，瘀而作痛。湿郁日久化热，见带下量多、色黄秽臭。病因长期存在，遇到免疫力低下或者外邪侵袭即容易发作，未得到系统治疗，形成炎性包块。褚老治疗盆腔炎，主张辨证施治，治疗以清热除湿、活血化瘀、散结消癥为法，原则虽为活血化瘀，但必须灵活应用，用药关键在“变”与“通”，既要继承又要创新，守中有变。

精浊是男科的常见病、多发病，好发于16~50岁青壮年男性，临床以尿频、尿急、尿痛以及会阴、肛门部疼痛等症状为特征。主要证型分为：湿热下注证、气滞血瘀证、肝气郁结证、肾阳亏虚证、湿热瘀阻证和肝肾阴虚证。其中湿热瘀阻证是最常见的证型，治疗应清热利湿，活血止痛。消癥饮有活血化瘀、散结消癥、清热除湿之功，治疗中可根据疼痛程度加川楝子、荔枝核、橘核等药理气止痛，可加水蛭、穿山甲等药通络止痛，可加琥珀镇静活血散瘀止痛。

精索静脉曲张属于中医“筋瘤”范畴，是成年男子的精索内蔓状静脉丛的不同程度扩张和迂曲而形成的疾病，本病病位在肾、肝、脾。病机以瘀血凝滞、络脉受阻为基本特点，日久瘀血停滞，阻于络道，以致脉络怒张，弯曲状如蚯蚓盘曲成团。日久睾丸失养，造成生精无能，使精子数量减少、精子活动力及活动率低下，而造成死精子症、少精子症，甚至无精子症，成为男性不育的原因之一。本病病机主要为血瘀，或伴气滞，或伴肾虚，或伴湿热。褚老认为，对于一些症状较轻、精液分析接近正常、不宜手术的患者，可根据辨证结果，采用理气、活血、清热利湿、补肾、通络等药对症治疗。湿热瘀阻证，应治以清热利湿，活血通络，属于消癥饮对应证型，治疗效果满意。

方中薏苡仁健脾利水渗湿，生用清热排脓消痈，此处用之，一可清热利湿除湿热之标，二可强健脾胃除生湿之源，三可排脓消痈治疗局部炎症，为君药。败酱草配红藤既清热解毒、消痈排脓，又活血祛瘀止痛；牡丹皮、赤芍味苦而微寒，能活血化瘀，又能凉血以清退瘀久所化之热，并能缓急止痛；香附入肝经气分，芳香辛行，散肝气之郁结，为疏肝解郁、行气止痛之要药，共为臣药；桂枝辛甘而温，可温通血脉以行瘀滞，取“结者非温不行”之义。血得温而行，遇寒则凝，凡痈肿瘀结之症有热者，过用清热，则热清而瘀结难散，此方在大量清凉药中佐桂枝辛散使热清瘀消；茯苓健脾益胃，渗湿祛痰；黄芪益气，既可助行瘀，又防辛散药物久用伤气；延胡索理气止痛；川牛膝引药下行，共为佐使药，奏清热利湿、祛瘀止痛之功。

二十八、丹桂化癥方

【药物组成】丹参 30g，桂枝 6g，丹皮 15g，茯苓 15g，三棱 30g，莪术 30g，鳖甲 10g，生牡蛎 30g，香附 15g，柴胡 12g，黄芪 30g，川牛膝 15g。

【功用】活血破瘀，软坚消癥。

【主治】用于妇人下腹有结块，质坚硬，推之不移，疼痛拒按，肌肤甲错，面色黧黑，月经后期，经色暗，甚则有血块；舌质紫暗，苔厚，脉沉涩证属血瘀型癥积者。

【用法】每日 1 剂，先加水浸泡 30 分钟，武火煎至沸腾，改文火再煎 40 分钟后滤出药汁，再加水煎，混合 2 次药汁 400ml，分早晚 2 次温服。

【加减】伴有月经量多如崩，甚至头晕眼花、耳鸣肢软，可加桑螵蛸 15g，海螵蛸 10g，覆盆子 12g，菟丝子 20g 以补肾固摄；经期提前或延长，月经量多，血热较甚者当选用侧柏叶 12g，椿根皮 10g，地榆炭 30g，茜草 12g 以凉血止血；情志不舒、烦躁易怒、气滞明显者可予柴胡 12g，元胡 15g。川楝子 10g 以疏肝解郁，理气止痛；月经量多，经期延长，带下量多色黄，小便黄赤，大便秘结，兼有下焦湿热之征者，可加车前草 20g，玉米须 10g，淡竹叶 10g 以利尿通淋。

【方义分析】本方是褚老用于治疗子宫肌瘤、子宫腺肌病、子宫内膜异位症、卵巢囊肿等妇科良性肿瘤，属中医癥瘕的经验方。褚老认为癥瘕的发生主要因机体正气亏虚，六淫之邪乘经产之虚而侵袭胞宫，或因多产房劳，七情所伤，脏腑功能失调，冲任虚损等原因引起，其病机关键是气、血、津液失调，导致气血凝滞，痰水互结，痰瘀胶结，气、血、痰、水相互罹患，聚于胞宫，瘀而内著而成。《医林改错》云："元气既虚，必不能达于血管，血管无气，必停留而瘀。"

在气血痰水的并进相互影响之中，气机病变为首要因素。故杨仁斋《直指方》所云："盖气为血之帅，气行则血行，气滞则血滞，气温则血温，气寒则血寒，气有一息之不运，则血有一息之不行。"血瘀是本病的主要病理基础，此外气的功能失常亦是导致血瘀的主要原因之一。故褚老在治疗本病时，强调对气血的调理，多以活血化瘀为法，同时兼以补气行气，软坚散结。方中三棱、莪术归肝、脾二经，性辛味苦，具破血祛瘀、行气止痛之功效，是治疗气滞血瘀所致癥瘕积聚的常用之选，且三棱长于破血中之气，莪术长于破气中之血，二药合用可使活血破瘀之力大增，为君。桂枝归心肺膀胱三经，性温味辛，可温经通阳，其善行而走气血，既能温散血中之寒凝，又可宣导活血药物，以增强化瘀止痛之效。茯苓归心脾肾经，性平味甘、淡，善"益脾除湿……下通膀胱以利水"，并能利腰脐间血，以助消癥之功，药性平和，既可祛邪，又可扶正。牡丹皮归肝经，性寒味苦，可清热凉血，祛瘀止痛，既善化凝血而破宿，又能凉血以清退瘀久所化之热。三药配伍取桂枝茯苓丸之义以活血化瘀，缓消癥块，为臣。丹参通行血脉，祛瘀止痛而治疗癥瘕积聚。牡蛎、制鳖甲味咸，皆可软坚散结，善于消散坚积肿块。黄芪补气生阳，既可防止使用破瘀之药伤及人体正气的作用，也可起到补益正气，增强逐瘀消癥的功能。柴胡疏肝解郁，调达肝气；香附疏肝理气，调经止痛，为女科之圣药，二者合用，共行疏肝理气、调经止痛之功。以上诸药为佐。川牛膝性善下行，生用疏利降泄，活血祛瘀力强，长于活血通经，引药下行。全方共奏软坚散结消癥、活血破瘀，补益气血之效，既消又补，以消为主，寓补于攻，最终达到祛邪不伤正、消散癥积的目的。

二十九、化瘀祛斑方

【药物组成】当归 15g，川芎 10g，赤芍 15g，桃仁 6g，红花 15g，地黄 18g，香附 15g，柴胡 12g，石膏 30g，炙枇杷叶 10g，炙桑皮 10g，川牛膝 15g。

【功用】凉血化瘀，祛斑消痤。

【主治】用于肝郁化热，热灼血瘀所致之面部色素沉着，颜面痤疮。

【用法】每日 1 剂，先加水浸泡 30 分钟，武火煎至沸腾，改文火再煎 30 分钟后滤出药汁，再加水煎，混合 2 次药汁 400ml，分早晚 2 次温服。

【加减】心烦多梦、口干咽燥者，加生栀子 12g，麦冬 12g，远志 6g 以养阴清热；双目干涩、头痛眩晕者，加菊花 10g，枸杞子 12g 清肝火，养肝阴；大便秘结者，加大黄 10g，厚朴 10g，火麻仁 15g 以泻火攻积，润肠通便。

【方义分析】中医药祛斑的精髓在于它遵循的是整体养颜观。中医认为人是一个有机的整体，颜面五官只是整体的一部分，故要得到局部的美，必先求整体的阴阳平衡、脏腑安定、经络通畅、气血流通，注重整体的调理。此方由桃红四物汤化裁而来，褚老认为“有斑必有瘀，治斑先活血”，桃红四物汤被誉为“活血养颜第一方”。“四物汤”最早记载于晚唐蔺道人著的《仙授理伤续断秘方》，朱丹溪又对此进行了改进而成桃红四物汤，后专门用来治疗妇科血证，尤其对美容养颜有特别的功效。现代药理研究证实桃红四物汤中人体所必需的微量元素钠、镁、磷、硫、钾、钙等含量均较高，16 种必需的微量元素几乎全都具备。方中当归入肝、心、脾三经，性温，味甘辛，能养血活血，通调月经，温润皮肤；熟地黄入肝、肾二经，性温，味甘，功在养血滋阴；赤芍入肝经，性寒味苦，可清热凉血，敛阴祛瘀；三药合用，行活血祛瘀、养血敛阴之功，为君。川芎为血中之气药，辛散走窜作用强，能上达头目，下行血海，有活血行气的双重作用。宗“久病必瘀”“久病入络”之古训，取桃仁配当归，通血络而祛色斑，红花以活血祛瘀，推陈致新，恶血去而新血生，共为臣，助君药以行活血化瘀之功。柴胡、香附疏肝理气解郁；“肺主皮毛”，石膏、炙枇杷叶、炙桑皮均入肺经，可宣肺气，清肺热，共为佐药。川牛膝活血，又可引药下行，为使。诸药合用以达行气活血、祛瘀消斑之功效。

三十、消疣汤

【药物组成】金银花 20g，公英 30g，土茯苓 30g，红花 15g，紫草 15g，板蓝根 30g，木贼 10g，香附 15g，生牡蛎 30g，黄柏 10g，白蒺藜 10g，生甘草 6g。

【功用】清热解毒，化瘀散结。

【主治】主治湿热毒邪所致外阴假性湿疣、尖锐湿疣等。症见：外阴、阴道、宫颈、尿道口甚至会阴部、肛门等处有淡红色、灰白色或淡褐色柔软的疣状增生物，大小不一，单个或群集分布，或无自觉症状，或易擦之糜烂出血，或局部瘙痒难忍，轻微痛感，缠绵难愈，反复发作。或伴白带量多，色黄，臭味，小便黄，淋漓涩痛，大便干结或黏滞不畅；舌红，苔黄腻，脉滑数。

【用法】每日 1 剂，加水浸泡 30 分钟，武火烧开，改文火煎 20 分钟后滤出药汁，再加水煎，混合 2 次药汁约 400ml，温服。尚可加水再煎 1 次外洗患处。

【加减】若小便淋痛，加萆薢 15g，瞿麦 10g，萹蓄 15g，车前子 15g 以除湿通淋；腰骶酸痛、小腹疼痛、带下臭秽难闻者，加红藤 20g，败酱草 15g，薏苡仁 30g 以清热解毒，除湿止带。

【方义分析】褚老认为“湿疣”发生的主要病因、病机是素为湿热之体，加之房事不洁，感染毒邪或间接接触污秽之物品，外来湿热淫毒侵入外阴肌肤（皮肤黏膜），导致肝经下焦湿热郁阻、气血不和，湿热瘀毒搏结而成“臊疣”，疣毒浸淫、凝聚肌肤而生赘物疣疮。由于湿毒之邪为阴邪，其性黏滞，侵入机体后缠绵难去，且易耗伤正气，以致正虚邪恋，湿疣难以根治，容易复发。在治疗上应以清热解毒、化瘀散结、燥湿止痒消疣为主。方中土茯苓性味甘淡，平。归肝、胃、脾经，有解毒、除湿之功。《本草正义》：“土茯苓，利湿去热，能入络，搜剔湿热之蕴毒。其解水银、轻粉毒者，彼以升提收毒上行，而此以渗利下导为务，故专治杨梅毒疮。”金银花、蒲公英清热解毒；黄柏清热燥湿，泻火解毒，且善清下焦湿热；板蓝根清热凉血解毒；紫草清热凉血，活血解毒；香附、红花理气解郁，活血止痛；生牡蛎清热软坚；木贼善消疣，《本草正义》：“发汗，解肌。……去风湿，散火邪”。白蒺藜祛风胜湿止痒；生甘草清热解毒，调和诸药。全方共奏清热解毒、化瘀散结、燥湿止痒消疣之功。

第四章

经典著作选读

《内经》

1.【原文重读】

《素问·金匮真言论》：夫精者，身之本也。

《素问·上古天真论》：肾者主水，受五脏六腑之精而藏之。

《素问·六节藏象论》：肾者，主蛰，封藏之本，精之处也；其华在发，其充在骨，为阴中之少阴，通于冬气。

《素问·上古天真论》：女子七岁肾气盛，齿更发长。二七而天癸至，任脉通，太冲脉盛，月事以时下，故有子。

【文义直解】

《素问·金匮真言论》：精，是人体的根本。

《素问·上古天真论》：肾是主水的脏器，接受五脏六腑的精气而贮藏起来。

《素问·六节藏象论》：肾主蛰伏，是封藏精气的根本，为精所居之处，其荣华表现在头发，其充养的组织在骨，为阴中之少阴，与冬气相通。

《素问·上古天真论》：女子到七岁，肾气已经充盛，牙齿更换，头发生长；十四岁，天癸发育成熟，任脉通畅，太冲脉旺盛，月经按时来潮，所以能怀孕生子。

【释义略解】精是人体的一种精华物质，依赖肾气的作用发挥其生理功能，肾气盛，则天癸至，月经来潮，故肾为天癸之源。肾为冲任之本，冲为血海，任为阴脉之海，任脉通，冲脉盛，则月事以时下。血为月经的基本物质，气为血之帅，血为气之母，精血同源，故肾为气血之根。《傅青主女科》："经本于肾"。肾之阴阳失调，或阳盛或阴虚，伤及冲任，发为月经病。

【按语】月经病是妇科常见病，多发病，病因较为复杂。月经病重在治病求本，以肾为本，平调阴阳，兼扶脾、疏肝以调治冲任，调养胞宫。顺应月经周期中阴阳转化和气血盈亏的变化规律，顺应不同年龄阶段的论治规律，顺应虚实补泻规律。

2.【原文重读】

《素问·阴阳别论》：阴虚阳搏，谓之崩。

【文义直解】

阴脉虚而阳脉搏击，火迫血行，在妇人为血崩。

【释义略解】崩漏的常见病机为：恣食辛辣肥厚，蕴积生热，或情志过急，郁而化火，或感受热邪，热与血博结，迫血旺行，发为崩漏。

【按语】治疗崩漏应特别注意热证的存在。女性阴血常亏，肝火常旺，常见崩漏热证，治宜凉血降气降火。

3.【原文重读】

《素问·评热病论》：月事不来者，胞脉闭也，胞脉者属心，而络于胞中，今气上迫肺，心气不得下通，故月事不来也。

《素问·阴阳别论》：二阳之病发心脾，有不得隐曲，女子不月。

《素问·腹中论》：岐伯曰：病名血枯，此得之年少时，有所大脱血。若醉入房中，气竭肝伤，故月事衰少不来也。

帝曰：治之奈何？复以何术？

岐伯曰：以四乌贼骨一藘茹，二物并合之，丸以雀卵，大如小豆，以五丸为后饭，饮以鲍鱼汁，利肠中，及伤肝也。

【文义直解】

《素问·评热病论》：妇女月经不按时到来，是因为胞脉闭塞不通。胞脉隶属于心，而下络于胞中，现在气上迫肺，心气不能下通，故月经不至。

《素问·阴阳别论》：胃肠有病，可影响心脾，病人可能有难以告人的隐情，如果是女子就可能月经不调，甚至经闭。

《素问·腹中论》：岐伯说：这种病的名字叫血枯，得病的原因是在少年的时候患过大的失血病，使内脏有所损伤，或者是醉后肆行房事，使肾气竭，肝血伤，所以月经闭止而不来。

黄帝说：怎样治疗呢？要用什么方法使其恢复？

岐伯说：用四份乌贼骨，一份藘茹（即茜草），二药混合，以雀卵为丸，制成如小豆大的丸药，每次服五丸，饭前服药，饮以鲍鱼汁。这个方法可以通利肠道，补益损伤的肝脏。

【释义略解】心主血，肺主气，气为血之帅，血为气之母，气行则血行，气滞则血瘀；经主气，络主血，胞脉闭塞，则气滞血瘀，冲任不得蓄溢，故月经不潮。女子因“不得隐曲”而发病，月经不行，盖因情志不舒，抑郁伤肝，肝失疏泄，血海不能按时满溢。肾为气血之根，大量失血可伤及肾气，房事不节，肾精亏耗，精不化血，血海亏虚，发为闭经。

【按语】闭经是妇科顽疾，且病因复杂，治疗上要对因治疗，虚者补之，实者泄之，虚实夹杂者，攻补兼施。本病可责之肝、脾、肾三脏，其中肾虚是主因，肾阴是月经主要化源，故滋肾益阴为治疗闭经的重要方法。气滞血瘀亦是闭经的重要病机，理气活血也是闭经主要治法。

4.【原文重读】

《素问·上古天真论》：女子七岁肾气盛，齿更发长。二七而天癸至，任脉通，太冲脉盛，月事以时下，故有子。三七肾气平均，故真牙生而长极。四七筋骨坚，发长极，身体盛壮。五七阳明脉衰，面始焦，发始堕。六七三阳脉衰于上，面皆焦，发始白。七七任脉虚，太冲脉衰少，天癸竭，地道不通，故形坏而无子也。

【文义直解】

《素问·上古天真论》：女子到七岁，肾气充盛，牙齿开始更换，头发生长旺盛；十四岁，天癸发育成熟，任脉通畅，太冲脉旺盛，月经按时来潮，所以能怀孕生子；二十一岁，阴平阳秘，智齿长出，生长发育期结束；二十八岁，这是身体最强壮的阶段，筋肉骨骼强健坚固，头发长到极点；到了三十五岁，身体开始衰老，首先是阳明脉衰退，面容开始枯焦，头发也会堕脱；四十二岁，上部的三阳脉衰退，面容枯焦槁悴，头发开始变白；到了七七四十九岁，任脉空虚，太冲脉衰微，天癸枯竭，月经断经，所以形体衰老，不再有生育能力。

【释义略解】肾主生长发育，主生殖。肾气盛则身体强健，肾气衰则机能衰退。“七七”之年肾气衰弱，肾精不足，肾之阴阳平衡失调，肾阴肾阳为五脏阴阳之根本，肾阴阳平衡失调，他脏阴阳亦随之失衡，从而产生一系列病理变化，出现诸多证候。妇女一生经、带、胎、产多伤于阴血，易导致“阴常不足，阳常有余”的状态。

【按语】年轻女子经、带、胎、产为肝肾、冲任所主，其失常为肝肾、冲任损伤。其治疗以补肝肾、调冲任为主。经断前后，肾气衰退，天癸已竭，因此临床阴虚患者居多。经断前后诸证以肾虚为本，治疗上侧重滋补肾阴，佐以温阳。方药选择上注意寒热用药的脏腑归经，使滋阴清热之药不伤及驱寒药之性能，温阳驱寒之品不影响滋阴清热药之功。

5.【原文重读】

《素问·水热穴论》：黄帝问曰：少阴何以主肾？肾何以主水？

岐伯对曰：肾者，至阴也，至阴者，盛水也。肺者，太阴也，少阴者，冬脉也，故其本在肾，其末在肺，皆积水也。

帝曰：肾何以能聚水而生病？

岐伯曰：肾者，胃之关也，关门不利，故聚水而从其类也。上下溢于皮肤，故为胕肿，胕肿者，聚水而生病也。

《素问·至真大要论》：诸湿肿满，皆属于脾。

【文义直解】

《素问·水热穴论》：黄帝问道：少阴为什么主肾？肾为什么主水？

岐伯回答说：肾属于至阴之脏，至阴属水，所以肾是主水的脏器。肺属于太阴。肾脉属于少阴，是旺于冬令的经脉。所以水之根本在肾，水之标末在肺，肺肾两脏都能积聚水液而为病。

黄帝问道：肾为什么能积聚水液而生病？

岐伯说：肾是胃的关门，关门不通畅，水液就要停聚而生病了。水液在人体上下泛溢于皮肤，所以形成浮肿。浮肿的成因，就是水液积聚而生的病。

凡是运化失常出现的腹部胀满，水湿停留的四肢面部浮肿等，皆与脾有关。

【释义略解】肾主水，肾的蒸腾气化功能失调，则水聚发为水肿。肾属水，依靠肾气调节水液代谢平衡，故水肿发病其本在肾。肺主气，为水之上源，气行水，可通调水道，故其末在肺，脾属土，土制水，故其制在脾。饮入于胃，代谢后通过二便排出体外，水液的代谢需要肾与胃的密切配合。

【按语】经行浮肿是以经行前后或经期时，头面四肢浮肿为主要表现的疾病。经行浮肿乃水邪为患，水为阴，阴邪为患，阳不足也，阳虚气化不行，水液内停而发病，阳气郁结亦可发病。故阳虚者，温阳利水，阳郁者，通阳利水。具体治疗可参照《金匮要略·水气病脉证并治》："诸有水者，腰以下肿，当利小便；腰以上肿，当发汗乃愈"。

6.【原文重读】

《素问·六节藏象论》：肾者，主蛰，封藏之本，精之处也；其华在发，其充在骨。

《素问·阴阳应象大论》：肾生骨髓，髓生肝，肾主耳。

《素问·痿论》：肾气热，则腰脊不举，骨枯而髓减，发为骨痿。

《下经》：肉痿者，得之湿地也。有所远行劳倦，逢大热而渴，渴则阳气内伐，内伐则热舍于肾，肾者水藏也，今水不胜火，则骨枯而髓虚，故足不任身，发为骨痿。故《下经》曰：骨痿者，生于大热也。

《素问·脉要精微论》：腰者，肾之府，转摇不能，肾将

惫矣

《素问·脉要精微论》：骨者，髓之府，不能久立，行则振掉，骨将惫矣。

【文义直解】

《素问·六节藏象论》：肾主蛰伏，是封藏经气的根本，为精所居之处，其荣华表现在头发，其充养的组织在骨。

《素问·阴阳应象大论》：肾气能滋长骨髓，骨髓充实，则又能养肝，肾气关联于耳。

《素问·痿论》：肾有邪热，热浊精枯，致使髓减骨枯，腰脊不能举动，变生骨痿。

《下经》：肉痿是久居湿地引起的。如果长途跋涉，劳累太甚，又逢炎热天气而口渴，口渴见阳气化热内扰，内扰的邪热侵入肾脏，肾为水脏，如水不胜火，灼耗阴精，就会骨枯髓空，致使两足不能支持身体，形成骨痿。所以《下经》中说："骨痿是由于大热所致。"

《素问·脉要精微论》：腰为肾之府，若见到背弯曲而肩下到不能转侧摇动，是肾气将要衰惫。

《素问·痿论》：骨为髓之府，不能久立，行则震颤摇摆，这是髓虚，骨的功能将要衰惫。若脏气能够恢复强健，则虽病可以复生。

【释义略解】绝经妇女骨质疏松症属于中医"骨痿"，该病的发生与肾密切相关，肾虚为主要病因，肾藏精，主骨生髓，绝经后肾气衰，天癸竭，精血不充，骨髓失于充养，发为骨痿。绝经后阴血素虚，阴虚无以制阳，阳盛则热，复伤阴血；阴损及阳，肾阳不足则骨髓不得温养；脾胃为后天之本，绝经后若脾胃强健则先天受后天滋养，筋骨健，若脾胃虚弱后天不资先天，则骨髓空虚，发为骨痿。

【按语】绝经妇女骨质疏松症治疗以补肾为主，以阴阳为纲，注重阴阳平衡。在调养先天的基础之上，兼顾健脾运胃，以后天滋养先天，补益肾精肾气，增强肾生骨髓的作用。绝经后肾虚为主要病理趋势，因此治疗过程中应尤其重视保养肾气，方能延缓本病的进展。

7.【原文重读】

《素问·通评虚实论》：帝曰：乳子而病热，脉悬小者何如？岐伯曰：手足温则生，寒则死。

【文义直解】

《素问·通评虚实论》：黄帝道：产子而患热病，脉象细涩，它的预后怎样？

岐伯说：手足温暖的可生，若手足厥冷，就要死亡。

【释义略解】女子产后正气虚弱，易感外邪，正邪相争则热。妇人产后处于多虚多瘀的生理状态，因此脉象多细涩。若妇人产后发热手足尚温者，为正气尚存，预后较好；若手足冰冷者，为阴阳离决，生命垂危。

【按语】产后发热有血虚、血瘀的病理基础，应时刻牢记。外感发热者病情较缓，预后较好。如暑期中暑发热者病势较急，预后不佳。有学者认为：产后中暑为“火毒”为患，易伤阴分，因此临床治疗必须注意热毒引起的络脉病变，如下肢静脉血栓、盆腔血栓性静脉炎等。

8.【原文重读】

《素问·灵兰秘典论》：膀胱者，州都之官，津液藏焉，气化则能出矣。

《素问·逆调论》：肾者，水藏，主津液。

【文义直解】

《素问·灵兰秘典论》：膀胱是州都之官，蓄藏津液，通过气化作用，方能排出尿液。

《素问·逆调论》：肾是水脏，主持津液。

【释义略解】肾为水脏，开窍于二阴，膀胱为水腑，贮尿排尿。膀胱贮尿排尿功能的机能取决于肾气的盛衰。肾气充盛，蒸腾气化功能正常，则尿液可以正常生成，贮于膀胱并正常排泄。若肾气虚弱，气化无力，开阖失调，则可发为小便不通。

【按语】产后小便不通为产褥早期常见病，主要病机为膀胱气化失司。肺主气，通调水道，下输膀胱；脾主运化，转输水液；肾主水，司二便，与膀胱互为表里，因此小便不通应注重同调肺脾肾三脏。

9.【原文重读】

《素问·举痛论》：思则心有所存，神有所归，正气留而不行，故气结矣。

《灵枢·本神》：心藏脉，脉舍神，心气虚则悲，实则笑不休。

《灵枢·本神》：思出于脾而心应之。

《灵枢·五音五味》：今妇人之生，有余于气，不足于血，以其数脱血也。

《素问·奇病论篇》：治之以兰，除陈气也。

【文义直解】

《素问·举痛论》：思虑动则精力集中，心有所向，心神归一，导致正气停滞而不运行，形成气结。

《灵枢·本神》：心贮藏脉气，神依附于脉，心气虚就会悲伤，心气盛就会不停的笑。

《灵枢·本神》：思虑出于脾，但心神与之相呼应。

《灵枢·五音五味》：女性的生理特点为，气有余而血不足，此为女性经常失血所致。

《素问·奇病论篇》：以芳草类药物治疗此病，以清除体内蓄积郁结之气。

【释义略解】心主行血，脾主统血，心藏神，脾藏意，二者功能失调，则心神不宁，思虑气结。妇人产后失血过多则血不养心，心神失养，或思虑过度，脾气不行，气血生化乏源，从而出现悲伤欲哭、情绪低落、神疲乏力、纳少便溏等症状。

【按语】产后郁证病机主要与产褥期生理相关，产后多虚多瘀，治宜调和气血，安定神志，同时配合心理治疗。《妇人大全良方》曰：“改易心志，用药扶持。”即心理治疗先行疏导，而后依据病情用药调整。芳香之花类多有疏肝解郁之功效，善解妇人之郁，如扁豆花、川厚朴花、玫瑰花等，临床用之，常获良效。

《神农本草经》

1. 滑石

【原文重读】滑石，味甘寒。主身热泄澼，女子乳难，癃闭。利小便，荡胃中积聚寒热，益精气。

【文义直解】滑石性味甘寒，质滑，可用于湿热泄泻、痢疾，女性缺乳，小便不利等病。利小便，给湿邪、热邪以出路。

【释义略解】滑石甘寒，具有清热、利湿、利小便之功，可用于湿热致病，如黄疸、痢疾、泄泻、湿疮等；质滑利窍，下乳，"通膀胱利阴窍"，可用于淋病。

【按语】钟乳汤：石钟乳、滑石、白石脂、通草、桔梗，用于妇人缺乳病（《备急千金要方》）。六一散：滑石六两、炙甘草一两，上为末，每服三钱，温水调下，日三服，用于身热吐痢泄泻，下痢赤白，癃闭。猪苓汤：猪苓、茯苓、泽泻、滑石、阿胶，用于小便不利兼烦渴者。八正散：木通、车前子、萹蓄、大黄、滑石、瞿麦、栀子、灯心草、甘草，用于石淋、热淋诸证。

2. 紫石英

【原文】紫石英，味甘温。主心腹咳逆，邪气，补不足，女子风寒在子宫，绝孕，十年无子。

【文义直解】紫石英，味甘性温，主肺气不降，中焦不足，女子宫寒不孕。

【释义略解】紫石英，性味甘温，温肺、补中、暖胞宫，质重而沉降，故可用于肺虚寒之咳喘；走下焦而温肾，暖胞宫，治疗女子宫寒不孕诸证等。

【按语】《妇人大全良方》："凡医妇人，先须调经，故以为出。"女科首篇必论调经，婚十载而未得胎，则病在至阴之脏。治疗妇人胎胞虚冷，久不受孕，或受孕多小产者：紫石英二两（火煅醋淬七次，研细末，水飞过），香附（醋炒）、当归、川芎（俱酒炒）、白术（土拌炒）各三两，枸杞子（酒洗，炒）、熟地黄（酒煮，捣膏），炼蜜丸梧子大。每早晚各服三钱，好酒送下（《青囊秘方》），亦可治疗下焦虚寒，月经不调，乍多乍少，或前或后。治疗肺寒咳喘上气：紫石英火煅醋淬七次，研细末，水飞过，每早用五分，花椒十粒，泡汤下（《青囊秘方》）。

3. 术

【原文】术，味苦温。主风寒湿痹死肌，痉，疸，止汗，除热，消食，作煎饵。

【文义直解】白术，性苦温，治疗风寒湿痹，痉病，黄疸，汗出，健脾消食，用作煎剂。

【释义略解】白术味苦燥湿，性温祛寒，外达肌肤腠理，内至脾胃脏腑，可除寒湿痹痛，健脾益胃。痹痛死肌乃寒湿邪犯肌表，痉病、黄疸、食积乃湿侵脏腑。

【按语】李中梓《本草通玄》云："白术，补脾胃之药，更无出其右者。土旺则能健运，故不能食者，食停滞者，有痞积者，皆用之也。土旺则能胜湿，故患痰饮者，肿满者，湿痹者，皆赖之也。"白术健脾益气，燥湿温中，不仅用于寒湿之证，亦可用于妇人杂病，如产后痉多属阴血亏虚，肢体痉直，白术一味，为细散，温酒调下两钱匕（《圣济总录》白术酒方）。性温健脾，和养胎气，白术、人参、旋覆花、熟地黄、当归、阿胶各一两，为粗末，每服二钱，水二盏，酒三分，同于银器中熬至一盏，去滓，七分，空心温服，一日一服，至六个月胎气荣安即罢服（《鸡峰普济方》白术散）。

4. 菟丝子

【原文】菟丝子，味辛平。主续绝伤，补不足，益气力，肥健，汁，去面皯。久服明目，轻身延年。

【文义直解】菟丝子，味辛平，治疗跌打骨折，补血益气，使身体康健，面色红润，久服可明目，身轻高寿。

【释义略解】菟丝子其质滑润有脂膏，可生精益气，延年益寿。

【按语】贾所学《药品化义》："禀气中和，性味甘平，取子主于降，用之入肾，善补而不峻，益阴而固阳。"菟丝子性温质降，补肾益精，益肝、暖脾，入肝脾肾三经，为补虚之品，应用于虚劳、筋骨损伤等肾虚致病者。后世亦用于滑胎、胎动不安妇科疾病，以求补肾安胎固胎。菟丝子四两、桑寄生二两、川续断二两、真阿胶二两，前三味轧细，水化阿胶和为丸，一分重（干足一分），每服二十丸，开水送下，日再服（《医学衷中参西录》寿胎丸）。

5. 牛膝

【原文】牛膝，味苦酸。主寒湿痿痹，四肢拘挛，膝痛不可屈伸，逐血气，伤热，火烂，堕胎。

【文义直解】牛膝味酸苦，可行气活血，治疗寒湿痿症、痹症，症见四肢挛缩拘紧，腰膝疼痛，活动受限，内伤发热，齿龈溃烂，胎死不下。

【释义略解】牛膝味苦主泄，能通利血脉、引血下行、补虚，治疗寒湿阻滞、瘀血内停之证，亦可下胎、引虚火下行。

【按语】牛膝言之“堕胎”，示其通利血脉之余，尚兼下行之性，用于治疗胎死不下、胎衣半出不出：牛膝六两、葵子一升、榆白皮四两、地黄汁八合，水九升，煎取三升，分三服即出（《经效产宝》）。补肾强筋骨：牛膝、菟丝子各一两，酒浸晒干为末，以酒煮糊为丸，空腹酒送下（《杂病源流犀烛》牛菟丸）。

6. 独活

【原文】独活，味苦平。主风寒所击，金疮止痛，贲豚，痫痓，女子疝瘕。

【文义直解】独活，味苦性平，治疗风邪诸疾，刀枪所伤、气上冲胸、癫痫痉、女子癥瘕。

【释义略解】治风邪诸疾，如“风寒所击”“痫痓”；味苦祛湿散寒，如“贲豚”“女子疝瘕”；又可止痛，用于风湿及金疮痛。

【按语】独活祛风除湿止痛，凡因风寒湿所中者，皆可与之。谓“主风寒所击”，风邪在肢体、腰背、骨节而见诸痛，风邪在经络，可见口僻、痉病。治疗少阴寒湿腰痛，不可转侧，独活、苍术、防风、细辛、川芎、甘草，水煎服（《症因脉治》独活苍术汤)。亦可用于妇人寒湿癥瘕。

7. 车前子

【原文】车前子，味甘寒无毒。主气癃，止痛，利水道小便，除湿痹。

【文义直解】车前子，味甘寒，没有毒性，治疗气淋，可除湿止痛、利小便。

【释义略解】车前子，甘寒滑利，性沉降，利水道，通调下焦气机可用于气淋，症见小便涩痛、淋漓不尽、下腹胀满。除湿止痛。

【按语】车前子通利前阴，渗利水湿，消肿满，用于诸淋闭涩不通，车前子、滑石各一两，为末服一钱，食前，米饮调，日三服（《古今医统》车前滑石散)。用于妊娠妇女患淋：车前子五两、葵根一升，以水五升，煎取一升半，分三服(《梅师集验方》)。

8. 卷柏

【原文】卷柏，味辛温。生山谷。主五脏邪气，女子阴中寒热痛，癥瘕，血闭，绝子。

【文义直解】卷柏，味辛性温，生于山谷，去五脏邪气，治疗妇人阴痛、癥瘕、经闭、不孕。

【释义略解】卷柏性味辛温，具有温通之性，通血脉、祛瘀血，血脉通畅，气血调达，则五脏安，邪气可去。

【按语】卷柏温通可去瘀，故而可用于癥瘕、闭经。气血和、五脏安则可怀胎孕育：卷柏四两、当归二两、白术、牡丹皮各二两、白芍二两、川芎五钱，分七剂，水煎服，或蜜炼为丸，每早服四钱，白汤送（《本草汇言》)。

9. 芎䓖

【原文】芎䓖，味辛温。主中风入脑，头痛，寒痹，筋挛缓急，金创，妇人血闭，无子。

【文义直解】川芎，味辛温，治疗风邪入脑、头痛、风寒湿痹筋骨挛急、刀枪伤、闭经、不孕。

【释义略解】川芎味辛温，发散风寒，可用于风邪入脑，症见眩晕、头痛，风寒痹症；温通活血止痛，可治疗妇人闭经、不孕、筋挛缓急。

【按语】 张锡纯言：川芎气香窜，性温，温窜香并，其力上升下降，外达内透，无所不至，其特长在能引人身清轻之气上至于脑，治脑为风袭头痛……其温窜之力，又能通气活血，治周身拘挛，女子月闭无子。川芎上行头目、中开郁结、下调经水，为血中气药。临床用于各种血瘀气滞证，如闭经气滞血瘀证之桃红四物汤：当归、川芎、熟地、白芍、桃仁、红花。

10. 黄连

【原文】黄连，味苦寒。主热气，目痛，眦伤泣出，明目，肠澼，腹痛，下利，妇人阴中肿痛。

【文义直解】黄连，性味苦寒，用于治疗热邪、目疾、痢疾泄泻、腹痛、妇人阴肿。

【释义略解】黄连苦寒，能燥湿清热，可用于热病，如目赤肿痛，湿热痢疾、泄泻、妇人阴肿等。

【按语】 黄连清热燥湿，尤以清热力大而广用，后世用于清三焦之火。治妇人三焦积热，可见上焦头目肿痛、口舌生疮；中焦心膈烦躁、不思饮食；下焦小便赤涩、大便秘结甚便血，以黄连（去须、芦）、黄芩（去芦）、大黄（煨）各十两，研细末，蜜炼为丸，如梧桐子，每服三十丸（《和剂局方》三黄丸）。

11. 络石

【原文】络石，味苦温。主风热，死肌，痈伤，口干舌焦，痈肿不消，喉舌肿，水浆不下。

【文义直解】络石藤，味苦性温，治疗风热疾病、肌肉坏死、痈疡、口干舌焦、咽喉肿大。

【释义略解】络石藤，《本经》言其性温，而其所治均为热病，故《别录》改作微寒，《御览》引李当之说，且以为大寒也。故其性应为苦寒，苦寒则清泻热邪，解毒消肿。

【按语】 络石藤长于寒冬而不凋，质坚韧，通达肢节、善走经脉、通经活络，故而可用于治疗瘀血阻滞证，如产后病损不能饮食，腹中有血块，淋漓不尽，赤白带下，可取络石藤煎汁服。治疗妇人久年小产不孕：络石八两、当归身四两、白术四两，醋拌炒为末，炼蜜梧桐子丸，早晚各三钱，可育（《本草汇言》）。

12. 蒺藜子

【原文】蒺藜子，味苦温。主恶血，破癥结积聚，喉痹，乳难。

【文义直解】刺蒺藜，苦温，治疗瘀血、癥瘕积聚、咽喉不利、乳疾。

【释义略解】刺蒺藜，苦泄温通，祛瘀生新。所治皆为积聚肿块不通之疾，可见其开泄破瘀之力之强。

【按语】《本草汇言》："刺蒺藜，去风下气，行水化癥之药也。其性宣通快便，能运能消。"治疗月经不调：当归、蒺藜各等份。上为末，米饮汤调服，食前（《儒门事亲》当归散）。治疗癥瘕积聚：刺蒺藜一斤（带刺炒）、干漆二两（炒），为末，水发为丸，绿豆大，晚饭后、睡前服二钱，酒下（《方龙潭家秘》）。治乳胀不行，或乳岩作块肿痛：蒺藜二、三斤，带刺炒，为末。每早、午、晚，不拘时，白汤作糊调服（《方龙潭家秘》）。

13. 黄耆

【原文】黄耆，味甘微温。主痈疽久败创，排脓止痛，大风，癞疾，五痔，鼠瘘，补虚，小儿百病。

【文义直解】黄芪，味甘温，治疗痈疡坏疽久不愈，去脓止痛，腠理不固、麻风癣疥、痔疮、瘰疬，补正气，治疗小儿不足之证。

【释义略解】黄芪，性味甘温，具有补虚之功，尤益于正虚或正虚邪恋者。治疗内脓已成、不可破者，或脓已破、溃烂不能收口，可托毒生肌。亦用于虚劳、表虚不固等。

【按语】黄芪补虚，治疗男子、妇人诸虚不足：黄芪（去芦，蜜汁涂，炙）、甘草一两（炙），上㕮咀，每二钱，水一盏，枣一枚，煎至七分，去滓温服，不拘时（《太平惠民和剂局方》黄芪六一汤）。后世医家对黄芪的认识有了新的拓展，补气升阳、养血、生津、利水等，临床取得了良好的效果。

14. 肉松蓉

【原文】肉松蓉，味甘微温。主五劳七伤，补中，除茎中寒热痛，养五脏，强阴，益精气，多子，妇人癥瘕。

【文义直解】肉苁蓉，味甘温，治疗虚劳，补益中焦；治疗男子茎中痛；补养五脏，益阴精；治疗妇人癥瘕积聚，使人孕育。

【释义略解】肉苁蓉为温补之品，甘温助阳，温脾补肾，脾肾为先后天之本，五脏得养，则气血调和。肉苁蓉补肾阳，润结燥，用于因虚致痛、因虚而结之茎中痛、癥瘕、肾阳虚便秘。

【按语】《本经逢原》："治妇人癥瘕者，咸能软坚而走血分也。又苁蓉止泄精遗溺，除茎中热痛，以其能下导虚火也。"用于男子阳痿不起：肉苁蓉、菟丝子、蛇床子、五味子、远志、续断、杜仲各四分，捣筛蜜为丸如梧子，平旦服五丸，日再。

15. 蒲黄

【原文】蒲黄，味甘平。主心腹膀胱寒热，利小便，止血，消瘀血。

【文义直解】蒲黄，性味甘平，通利小便、止血、行血。

【释义略解】蒲黄，入膀胱利小便，去心经寒热邪，治疗各种出血证、小便不利。

【按语】《本草汇言》："蒲黄，血分行止之药也，主诸家失血。至于治血之方，血之上者可清，血之下者可利，血之滞者可行，血之行者可止。凡生用则性凉，行血而兼消；炒用则味涩，调血而兼止也。"治疗血崩：蒲黄、黄芩各一两，荷叶灰半两，为末，每服三钱，空心酒调下。用于产后出血不止：蒲黄炒黑，每用二钱，川芎、当归煎汤调下。用于产后腹痛欲死：蒲黄（炒）、五灵脂（酒、研、淘去沙土）各等份，为末，先用醋二钱，煎成膏，入水一盏，煎七分食前热服。产后不见乳汁、结作痈：蒲黄炒热杵，敷肿上，日三度易之。

16. 续断

【原文】续断，味苦微温。主伤寒，补不足，金创痈伤，折跌，续筋骨，妇人乳难。

【文义直解】续断，味苦温，除寒湿、补不足，用于金枪伤、跌扑折伤，能续筋骨，治疗妇人缺乳、乳痈。

【释义略解】续断温补肝肾，续筋骨，通利。

【按语】续断治疗折跌、乳难、金疮，均为滞证，可知其尚有通利之性。治疗乳痈，初起可消，久患可愈：川续断八两（酒浸、炒），蒲公英四两（日干，炒），为末，研细，红曲打糊丸，如黍米大，早晚各服五分，温酒送下。治疗胎漏：川续断（酒浸）、杜仲（姜汁炒去丝）各二两，为末，枣肉煮，杵和丸，梧子大，每服三十丸，米饮下。

17. 漏芦

【原文】漏芦，主皮肤热，恶创，疽痔，湿痹，下乳汁。

【文义直解】漏芦治疗热毒疮痈、乳汁不通、肢节拘挛。

【释义略解】漏芦味苦性寒，具有清热通利之功，可用于疮痈、热邪犯扰、妇人缺乳等疾病的治疗。

【按语】漏芦苦可泄、咸软坚、寒清热，治疗妇人乳汁不下：漏芦、通草各二两，石钟乳一两，黍米一升，㕮咀米宿渍，揩挞，取汁三升，煮药三沸。去滓饮日三。用于乳痈：漏芦二两半、瓜蒌十个（急火烧焦存性），蛇蜕（炙）十条，为细散，每服二钱，温酒调下（《太平惠民和剂局方》）。

18. 丹参

【原文】丹参，味苦微寒。主心腹邪气，肠鸣幽幽如走水，寒热积聚，破癥除瘕，止烦满，益气。

【文义直解】丹参，味苦性微寒，治疗胸痹心痛、脘腹胁痛、癥瘕积聚，可清心除烦。

【释义略解】丹参味苦下泄，入血分除癥瘕、走气分理腹痛，气血相互为用，又因性寒可清热除烦。

【按语】丹参苦寒之性，具清热、除烦、活血之功，其之用多于妇人经产等，活血调经：丹参一斤，切薄片，晒脆为细末，酒和为丸，日三钱水送服（《集验拔萃良方》）；用于痛经：丹参 15g，郁金 6g，水煎日 1 剂，分早晚 2 次温服。

19. 蛇床子

【原文】蛇床子，味苦平。主妇人阴中肿痛，男子阳痿，湿痒，除痹气，利关节，癫痫，恶创。

【文义直解】蛇床子，味苦性平，治疗妇人阴肿、男子阳痿、湿痹、癫痫、疮痈，可利关节。

【释义略解】蛇床子苦能燥湿，用于湿邪致病。

【按语】治疗妇人阴肿溃烂：麻黄（去节）、黄连、蛇床子各一两，酢梅十枚，以水一升，煮取二升，洗（《千金方》麻黄汤）。妇人阴痒：蛇床子一两、白矾二钱，煎汤频洗（《频湖集验方》）。产后阴挺、产后阴肿：蛇床子一升，布裹炙熨之（《千金方》）。

20. 桑上寄生

【原文】桑上寄生，味苦平。主腰痛，小儿背强，痈肿，安胎，充肌肤，坚发齿，长须眉。其实明目，轻身通神。

【文义直解】桑寄生，味苦平，治疗腰痛、小儿背强，难以屈伸、妇人胎漏，可充养肌肤，令齿发坚固、须眉旺盛，睛目明亮。

【释义略解】桑寄生味苦燥湿，可祛风湿、养血脉，驱邪扶正，补养肝肾。外邪得去，正气将足则顽疾可去。

【按语】《本草经疏》："血胜则胎自安，女子崩中及内伤不足，皆血虚内热之故，产后余疾，皆由血分，乳汁不下，亦有血虚"，因此，妇人胎漏、胎动不安益养血。妊娠胎动不安：桑寄生一两半，艾叶（微炒）半两，阿胶（捣碎，炒令黄燥）一两，锉，以水一大盏半，煎至一盏，去滓，食前分温三服（《圣惠方》）。产后乳汁不下：桑寄生三两，细锉碎，捣筛，每服三钱匕，水一盏，煎至七分，去滓温服，不拘时（《普济方》寄生汤）。

21. 杜仲

【原文】杜仲，味辛平。主腰脊痛，补中，益精气，坚筋骨，强志，除阴下痒湿，小便余沥。

【文义直解】杜仲，补肝肾、益精血、强筋骨，治疗阴痒、小便不利。

【释义略解】杜仲补益肝肾，乃肝肾亏虚腰痛之要药，用于肝肾亏虚诸症。

【按语】妇人胎动不安者，多属肝肾亏虚，胎失血养，杜仲补肝肾，亦可固胎安胎：杜仲不计数，细锉，瓦上焙干，捣为末，煮枣粥糊丸，如弹子大，每服一丸，嚼烂，糯米汤下（《普济方》杜仲丸）。

22. 白胶

【原文】白胶（鹿角胶），味甘平。主伤中劳绝，腰痛，羸瘦，补中益气，妇人血闭无子，止痛，安胎。

【文义直解】白胶，味甘平，治疗虚劳、腰痛、妇人闭经、胎动不安，可补中益气止痛，久服体健。

【释义略解】白胶味甘，滋补精血，治诸虚不足；精血足则血海充，时下为月经，故而有子。

【按语】《本草求原》："能补冲任督脉之精血，兼通达阴气以后活血；强肾主伤中劳绝，腰痛羸瘦，补中益气，妇人血闭无子……安胎去冷止痛"，治疗胎动不安，漏血不止：鹿角胶（炙）一两、白茯苓半两、人参半两，粗捣筛，每服三钱匕，水一盏，煎至七分，去滓温服（《圣济总录》鹿角胶汤）。

23. 阿胶

【原文】阿胶，味甘平。主心腹，内崩，劳极，洒洒如疟状，腰腹痛，四肢酸疼，女子下血，安胎。

【文义直解】阿胶，味甘平，治疗心腹腰痛、虚劳、女子崩漏、胎动不安。

【释义略解】阿胶味甘益脾，脾主统气摄血，主四肢；色黑入肾、走阴分。

【按语】叶天士云："女子下血，脾血不统也，味甘以统脾血，血自止也。安胎者，亦养血之功也。"妊娠腹中痛：川芎、阿胶、甘草各二两，艾叶、当归各三两，芍药四两、干地黄六两，以水五升，清酒三升，合煮取三升，去滓纳胶，令其消尽，温服一升，日三服（《金匮要略》胶艾汤）。产后恶漏不绝：阿胶（炙）、牛角鰓（烧灰）、龙骨（煅）各一两，捣罗为散，每服二钱匕，薄粥饮调服（《圣济总录》阿胶散）。妊娠尿血：阿胶（炒黄）二两、熟干地黄二两，捣细为散，葱汤调下，不拘时，每服二钱（《太平圣惠方》）。

24. 龟甲

【原文】龟甲，味咸平。主漏下赤白，破癥瘕，痎疟，五痔，阴蚀，湿痹，四肢重弱，小儿囟不合。

【文义直解】龟甲，味咸性平，治疗女子崩中漏下、癥瘕、疟疾、痔疮、四肢拘挛、脚弱、小儿囟门迟闭。

【释义略解】龟甲，味咸软坚，用于散结消癥，疟疾；尚有补益之功，治疗肝肾不足之妇疾、小儿囟门不闭。

【按语】崩中漏下：龟甲、牡蛎各三两，治下筛，酒服方寸匕，日三（《千金方》）。妇人带下，腹痛：龟甲（酒炙）二两、黄柏（炒）一两、干姜（炒）一钱、栀子二钱半，为末酒糊丸，桐子大，每服七十丸，日二次（《仁斋直指方》）。癥瘕积聚（或寒或热）：鳖甲（涂醋，炙微黄，去裙襕）、桑耳二两、吴茱萸三分、龟甲一两、附子（炮）半两、防葵三分、白术半两、川大黄（锉细、微炒）一两、京三棱一两，为末炼蜜，捣三二百杵，丸如梧桐子，每服温酒下二十丸，日三服（《千金方》鳖甲丸）。

25. 桑螵蛸

【原文】桑螵蛸，味咸平。主伤中，疝瘕，阴痿，益精生子，女子血闭，腰痛，通五淋，利小便水道。

【文义直解】桑螵蛸，味咸性平，治虚劳、疝瘕、阳痿、女子经闭、腰痛、淋证、小便不利。

【按语】桑螵蛸补肾益精，主要用于肾阳虚诸证。妇人疝瘕作痛：桑螵蛸二两、小茴香一两二钱，共为末，每服二钱花椒汤调下（《方脉正宗》）。妇人虚冷，小便数：桑螵蛸三十枚、鹿茸二两、牡蛎粉二两、甘草二两、黄芪半两，为末，食前姜汤调一钱（《妇人良方》桑螵蛸散）。

26. 阳起石

【原文】阳起石，味咸微温。主崩中漏下，破子藏中血，癥瘕结气，寒热腹痛，无子，阴痿不起，补不足。

【文义直解】阳起石，味咸性微温，治疗妇人崩漏、宫内瘀血、癥瘕、腹痛、不孕，男子阳事不举。

【释义略解】阳起石为温阳之品，味咸散结，对于虚寒崩漏、寒凝瘀滞之女性不孕、癥瘕、腹痛，使虚者得补、寒者得温、结者得散。

【按语】阳起石，暖子脏而祛瘀化癥，温血寒而解结助妊。阳起石丸：阳起石（煅）一两、鹿茸（去毛、醋炙）一两，为细末，醋煎艾汁，打糯米和为丸，梧子大，每服百丸，食前空心米饮调下，用于冲任不安，虚寒崩中（《济生方》）。尚有《太平惠民和剂局方》将其与熟地、牛膝、吴茱萸等相配伍，治疗宫寒不孕。

27. 当归

【原文】当归，味甘，温。主咳逆上气，温虐寒热，洗洗在皮肤中，妇人漏下，绝子，诸恶疮疡，金疮，煮饮之。

【文义直解】当归，味甘性温，治疗咳逆证、温虐、妇人崩漏、不孕，疮疡、痈疽等。

【释义略解】当归性温，补虚养血，质润滑利活血行血，乃血分要药。其入肺肾补精气，通利气道，冲气得平而咳逆止。邪客血脉，发为温虐，当归补血助正，驱邪外出。漏下伤血，血虚则无子，以当归可补血兼以活血。

【按语】当归，妇科调经之要药，可用于月经量少或后期：《太平惠民和剂局》之四物汤、人参养荣汤，《景岳全书》当归地黄饮、《傅青主女科》调肝汤等皆可用于肝肾亏虚、冲任虚损之月经不调。用于治疗不孕症：《景岳全书》之毓麟丸、《傅青主女科》之养精种玉汤皆当归配白芍、黄芪治疗精血不足不孕。尚有用于产后诸病：胞衣不下、产后出血、产后小便不通、产后中风、产后腹痛等，皆获良效。

28. 瞿麦

【原文】瞿麦，味苦，寒。主关格，诸癃结，小便不通，出刺，决痈肿，明目去翳，破胎堕子，下闭血。

【文义直解】瞿麦味苦寒，治疗关格、癃闭、痈疡、目疾、胎死不下、闭经等。

【释义略解】瞿麦入膀胱经，通利小便，治小便不通、五淋。其性滑利，可破胎堕子，下经血。性寒除痈疽，上攻眼目之热邪。

【按语】 瞿麦，《日华子本草》谓其主月事不通，用于活血通经，配以益母草、赤芍、丹参等。用于胎衣不下：瞿麦穗二两为粗末，每服五钱匕，水一盏半，煎至七分，温服；用于胎死不下：瞿麦穗二两、牛膝、桂一两、木通为粗末，上二方皆出自《圣济总录》瞿麦汤。

29. 地榆

【原文】地榆，味苦，微寒。主妇人乳痓痛，七伤，带下病，止痛，除恶肉，止汗、疗金创。

【文义直解】地榆味苦微寒，治疗妇人产后痉病、带下病、痈疽、疮疡，止痛止汗。

【释义略解】地榆苦可燥湿、寒以清热、质沉降入下焦，凉血止血，治疗血虚痉病、湿热带下及痈疽。

【按语】 产后痉病乃产后三大证之一，血虚中风发为痉，地榆凉血可熄风、止血可缓血虚。治疗妇人漏下：地榆三两、米醋一斤，煮十沸，去渣，食前稍热服一合（《太平圣惠方》）。

30. 泽兰

【原文】泽兰，味苦，微温。主乳妇内衄，中风余疾，大腹水肿，身面四肢浮肿，骨节中水，金创，痈肿，创脓。

【文义直解】泽兰味苦温，治疗产妇出血、中风后遗、腹水、肢面浮肿、关节积液、疮疡痈肿脓疮。

【释义略解】泽兰有温通之效，可行气散瘀，对于产后瘀血、中风后遗适宜。苦可燥湿，泽兰尚有健脾燥湿之力，温通脾阳，行气利水。所治金疮痈疽取其行气散结、消肿排脓之意。

【按语】 泽兰活血利水之力尤长，乳妇内衄即包括崩漏、产后出血、恶露不止等，其散结而不伤正。《妇科玉尺》归尾泽兰汤用于产后儿枕腹痛、恶露不下；《备急千金要方》之泽兰汤治疗恶露不净；《圣济总录》之泽兰汤可治胞衣不下。

31. 桑根白皮

【原文】桑根白皮，味甘，寒。主伤中，五劳六极，羸瘦，崩中脉绝，补虚益气。叶，主除寒热，出汗。桑耳黑者，主女子漏下赤白汁，血病癥瘕积聚，阴痛，阴阳寒热，无子。

【文义直解】桑根白皮治虚劳羸瘦，妇人崩漏。其叶治疗寒热汗证，桑上寄生治疗女子崩漏不止、癥瘕、阴痛、不孕。

【释义略解】桑皮性寒，去肺气邪热，使经血通利，崩漏可止。桑叶疏风散热，汗出则热解。桑寄生滋阴养血，用于肝肾不足崩漏、带下、经血不调等。

【按语】治疗崩漏下血：桑耳烧黑，为末，酒服方寸匕，日二服（《备急千金要方》）。《名医别录》云：桑耳“疗月水不调”。《日华子本草》云：“止肠风泻血，妇人心腹痛。”，月经调，气血旺则自成孕。

32. 桃核仁

【原文】桃核仁，味苦，平。主瘀血，血闭，瘕，邪气，杀小虫。桃花，杀注恶鬼。令人好颜色。桃枭，微温，主杀百鬼精物。桃毛，主下血瘕，寒热积寒，无子。桃蠹，杀鬼邪恶不祥。

【文义直解】桃核仁，味苦性平，治疗血瘀痹阻、闭经、癥瘕，杀虫。

【释义略解】桃核仁苦可泄、辛能散，善行血滞，活血祛瘀消癥，凡经闭、经行腹痛、产后瘀阻腹痛、癥瘕、跌打、脏腑痈等瘀血症，皆可用之。桃花、桃枭、桃毛、桃蠹临床已罕用。

【按语】妇人闭经：红花、当归（洗、焙）、牛膝、桃仁（焙）各等分，为细末，每服三钱，温酒调下，空心食前服（《杨氏家藏方》桃仁散）。妇人癥瘕：桃仁（去皮、尖、熬）、芍药、桂枝、茯苓、牡丹（去心）各等分，为末，炼蜜为丸如兔屎大，每日食前服一丸，不知，加至三丸（《金匮要略》桂枝茯苓丸）。妇人阴疮，痒痛难禁：桃仁、桃叶等量，捣烂，丝绵裹纳其中，日易三四次（《日用本草》）。

33. 附子

【原文】附子，味辛，温。主风寒咳逆邪气，温中，金创，破癥坚积聚，血瘕，寒湿，拘挛，脚痛不能行步。

【文义直解】附子，性温味苦，可治疗风寒咳嗽、刀枪创伤、癥瘕、风寒湿痹、肢体挛痛。

【释义略解】附子属大辛大温之药，可回阳救逆、补火助阳、散寒止痛，治疗风寒湿痹、经脉挛痛、脉冷肢微等沉寒痼冷之疾。

【按语】附子入经脉复元阳，入血分滋真阴，入腠理驱风寒，入下焦除寒湿。“附子，回阳气，散阴寒，逐冷痰，通关节”（《本草汇言》）。《金匮要略》中有“大汗出，热不去，内拘急，四肢疼，又下利厥逆而恶寒者，四逆汤主之”。

34. 大黄

【原文】大黄，味苦，寒。主下瘀血、血闭、寒热，破瘕积聚，留饮宿食，荡涤肠胃，推陈致新，通利水杀，调中化食，安和五脏。

【文义直解】大黄，治疗闭经、癥瘕、肠结便秘。

【释义略解】大黄寒可清热，苦能泄下，荡涤肠胃、推陈出新，用于治疗积滞便秘；尚可活血逐瘀通经，下瘀血，清瘀热。

【按语】用于治疗积滞便秘，尤以实热便秘为宜，如大承气汤：以水一斗，先煮二物，取五升，去渣，内大黄，更煮取二升，去渣，内芒硝，更上微火一、两沸，分温再服。得下，余勿服。活血逐瘀通经，治疗产后瘀阻腹痛、恶露不尽者，如桃核承气汤：以水七升，煮取二升半，去滓，内芒硝，更上火，微沸，下火，先食，温服五合，日三服，当微利。

35. 半夏

【原文】半夏，味辛平。主伤寒，寒热，心下坚，下气，喉咽肿痛，头眩胸张，咳逆肠鸣，止汗。

【文义直解】半夏，治疗心下痞满，痰核，咽肿，咳嗽、呕吐、肠鸣腹泻。

【释义略解】半夏辛开散结，可化痰消痞；其性温燥，又可燥湿化痰，温化寒痰；其味苦可降逆和胃止呕。

【按语】 治疗痰热阻滞心下痞者，用以半夏泻心汤：半夏15g，黄芩、干姜、人参、炙甘草各9g，黄连3g，大枣4枚，以水一斗，煮取六升，去滓，再煎，取三升，温服一升，日三服。治疗妊娠期呕吐，干姜人参半夏丸加减，配以紫苏梗、砂仁安胎药，少量频服以缓解妊娠胃中不适。

36. 桔梗

【原文】桔梗，味辛，微温。主胸胁痛如刀刺，腹满，肠鸣幽幽，惊恐悸气。

【文义直解】桔梗，味辛性温，治疗胸肋胁痛、腹胀满、惊恐心悸。

【释义略解】桔梗，辛散苦泄，专入肺经，可宣肺、利咽、排脓。

【按语】《简要济众方》治疗痰嗽喘急不定：桔梗一两半。捣罗为散，用童子小便半升，煎取四合，去滓温服。治疗肺痈吐脓，桔梗汤：桔梗（去芦）、贝母（去心、膜）、当归（去芦，酒浸）、瓜蒌子、枳壳（去瓤，麸炒）、薏苡仁（炒）、桑白皮（蜜水炙）、防己各30g，甘草节（生用）、杏仁（去皮、尖，麸炒）、百合（蒸）各15g，黄耆（去芦）45g，㕮咀，不拘时服，利肺气、排脓痰，尚可配伍鱼腥草、冬瓜仁之品以助清肺排脓（《重订严氏济生方》）。

37. 夏枯草

【原文】夏枯草，味苦，辛，主寒热、瘰、鼠、头创，破癥，散瘿、结气，脚肿，湿痹。

【文义直解】夏枯草，治疗寒热互结、瘰疬、鼠蛇咬伤、癥瘕瘿瘤、脚气、风湿热痹。

【释义略解】夏枯草味辛苦、性寒，入肝胆二经，可清热泻火、明目，散结消肿。

【按语】 治疗瘰疬，夏枯草汤：金银花5钱，夏枯草2两，柴胡7分，贝母2钱，土茯苓（白色者）2两，鼠粘子1钱（微炒），鳖虱、胡麻仁2钱（微炒），酸枣仁2钱，栝楼仁2钱（略炒），陈皮1钱，皂角子1钱，白芍药（酒炒）

1 钱，当归身 2 钱，粉甘草 1 钱，荆芥穗 1 钱，连翘 1 钱 5 分，何首乌 5 钱，漏芦 2 钱；尚可治乳痈初起：夏枯草、蒲公英各等分，酒煎服，或作丸亦可（《本草汇言》）。

38. 贯众

【原文】贯众，味苦，微寒。主腹中邪热气，诸毒，杀三虫。

【文义直解】贯众，味苦性微寒，治疗中焦热盛、热毒，杀蛔虫、绦虫、钩虫。

【释义略解】贯众性寒可清热、止血凉血，解热毒、虫毒、时毒、漆疮之毒、血痢。

【按语】《本草汇言》：又治下血崩淋，衄血不止，故《集简方》中治疗妇人血崩：贯众半两，煎酒服之，立止；治疗血痢不止：凤尾草根（即贯众）五钱，煎酒服。

39. 葶苈子

【原文】葶苈子，味辛，寒，主癥瘕、积聚、结气，饮食、寒热，破坚。

【文义直解】葶苈子，可治疗癥瘕、瘰疬结核、食积等。

【释义略解】气结聚而成积，假物成形者谓之瘕，葶苈入肺，肺主气，而味辛可散结，性寒可以去热，味辛可以散寒，下泄可以去积。

【按语】葶苈子治瘰疬结核：葶苈子二合，豉半斤（汤浸令软）。上药，都捣熟，捻作饼子如钱厚，安在疬子上，以艾炷如小指大，灸饼上，五日一度，灸七壮。（《圣惠方》葶苈饼子法）。

《金匮要略》

1.《血痹虚劳病脉证并治第六》

【原文重读】血痹阴阳俱微，寸口关上微，尺中小紧，外证身体不仁，如风痹状，黄芪桂枝五物汤主之。

黄芪桂枝五物汤方

黄芪三两　芍药三两　桂枝三两　生姜六两　大枣十二枚

上五味，以水六升，煮取二升，温服七合，日三服。（一方有人参）

【文义直解】阴阳脉是指寸、尺脉；阴阳俱微指寸口和尺脉均微小；血痹之病，寸关脉均微，尺脉小紧，外感后肌肤不觉痛痒，甚则如风痹状，宜用黄芪桂枝五物汤治疗。

【释义略解】本条论述血痹病重症的论治。阴阳俱微，是营卫气血不足的表现。寸口、关上微为阳气不足之脉；尺中小紧为感受外邪之象。气虚血痹，肌肤失荣，《内经》曰："卫气有所凝而不行，故为不仁"。不仁者肌肤不觉痛痒，甚则如风痹状，即不仁兼酸痛感。黄芪桂枝五物汤即桂枝汤去甘草，倍生姜，加黄芪而成。全方通阳助卫，和营行痹。方中黄芪、桂枝益卫通阳；芍药和营气；黄芪走卫，芍药走荣，得桂枝之宣导，则能出入阴阳，而调荣卫。生姜、大枣助胃气。全方辛以散风，甘以缓急，姜、枣辛甘，佐诸药以逐风邪，而和肌肉。五物相合，益气通阳以治本，祛风散邪以治标。总之，处方大法即《灵枢·邪气藏府病形》篇所谓："阴阳形气俱不足，勿取以针，而调以甘药也"。

【按语】黄芪桂枝五物汤为益气通阳行痹的代表方，凡因气虚血滞所致的肌肤麻木不仁、活动不灵的半身不遂皆可用之，其病的由来如《金匮要略》言："夫尊荣人骨弱肌肤盛，重因疲劳汗出，卧不时动摇，加被微风，遂得之"，这种骨弱肤盛，相当于形体肥胖者，虽肤盛但肌肉松软无力，平素身体困重，动则汗出，肌肤腠理疏松，汗后受凉，气血凝滞，易出现肢体无力，活动不灵、麻木、酸痛或者肌肉萎缩等症状。

褚老认为产后百脉空虚，或过早操劳，或起居不慎，或外受风寒湿邪，留着筋骨、经络、关节、肌肉，致产后全身关节疼痛，肌肤麻木不仁，临床用本方加减治疗产后身痛，效果满意。若上肢凉痛，加姜黄、羌活、桑枝；若腰膝疼痛，加杜仲、川断、独活；若舌质暗，也可加入当归、红花等以增强疗效。

2.《血痹虚劳病脉证并治第六》

【原文重读】夫失精家，少腹弦急，阴头寒，目眩（一作目眶痛），发落，脉极虚芤迟，为清谷，亡血，失精。脉得诸芤动微紧，男子失精，女子梦交，桂枝加龙骨牡蛎汤主之。

桂枝加龙骨牡蛎汤方：（《小品》云：虚弱浮热汗出者，除桂，加白薇、附子各三分、故曰二加龙骨汤）。

桂枝　芍药　生姜各三两　甘草二两　大枣十二枚　龙骨　牡蛎各三两

上七味，以水七升，煮取三升，分温三服。

【文义直解】失精家是指素患遗精者。肾主闭藏，肝主疏泄，失精者过于疏泄，故少腹弦急。阴头为宗筋之所聚，真阳日亏，故阴头寒。目眩则血衰，发落则精竭，是以脉极虚芤迟。而虚主失精，芤主亡血，迟主下利清谷也。脉芤而厥厥动摇，转索无常，故曰芤动微紧，此皆虚脉。男子得之则失精，女子梦交，亦失精也。

素患遗精梦交者，出现少腹部抽搐疼痛，阴部寒冷，眼前发黑，视物昏花迷乱，头发脱落等虚弱症状，脉象极虚芤迟，亡血和下利清谷的患者也可见此种脉象，脉象也可见芤、动、微、紧，男子失精，女子梦交，宜用桂枝加龙骨牡蛎汤治疗。

【释义略解】本条论述失精家所致阴阳失调的证治。素患遗精之人，由于精液耗损太过，阴损及阳，故小腹弦急，外阴部寒冷；精亏血少，阴血不能养目荣发，故目眩、发落。“脉极虚芤迟，为清谷亡血，失精”是插入语，意指极虚芤迟的脉，既可见于失精者，又可见于亡血和下利清谷的患者。

芤动为阳，迟紧为阴，“脉得诸芤动微紧”大意是或见芤动，或见微紧，并非四脉同时出现。此脉若与男子失精或女子梦交并见，为阴阳两虚、心肾不交，正如尤怡所说：“阴阳并乖而伤其神与精也”，故以桂枝加龙骨牡蛎汤主之。桂枝汤功能调补阴阳；龙骨是一种重要的镇静、安神、收敛药，临床上对伴有脐下动悸的惊恐不安、烦躁、失精、出血等证有效。牡蛎与龙骨功效基本相同，所不同的是以胸腹部的动悸为标准，故牡蛎可以治疗胸闷、心动悸、头昏头痛、盗汗、烦躁、遗精等。方中以桂枝、生姜之辛以润之，龙骨、牡蛎之涩以固之，甘草、大枣之甘以补之，芍药之酸以收之，诸药合用则梦交、失精可愈。

【按语】桂枝加龙骨牡蛎汤是由桂枝汤加龙骨牡蛎而成。龙骨、牡蛎不仅是镇静药，而且还是很强的收敛药，因此本方主治桂枝汤证而见外泄外漏脱失证者，诸如多汗证、遗精、遗尿、带下、崩漏、脱发等。就好发的体质而论，本方证多见于素体虚弱、体型偏瘦、皮肤色白、纹理较细、肌表比较湿润者。黄煌教授认为对于这些体质的腹痛、哮喘、心脏病、失眠、贫血、性功能障碍等，都可以使用本方。其人不耐体力劳动，常因受风寒而感冒，这就是《金匮要略》所说的“失精家”。这种体质既可以禀于先天，更可以见于大病之后。

褚老认为桂枝加龙骨牡蛎汤为调补阴阳、潜镇固摄之剂，凡因阴阳两虚而失调，导致阴不能内守，阳不能外固，出现遗精、遗尿可用之，所谓“证同治亦同”，妇人由于阴阳失调而出现的自汗、盗汗，皆可以本方为主化裁治之。

3.《血痹虚劳病脉证并治第六》

【原文重读】脉弦而大，弦则为减，大则为芤，减则为寒，芤则为虚，虚寒相搏，此名为革。妇人则半产漏下，男子则亡血失精。（十二）

【文义直解】尤在泾注：脉弦者，阳不足，故为减为寒。本条论述精血亏损的脉象。条文弦大两脉并举以释革脉。弦脉状如弓弦，按之不移，而革脉浮取似弦，按之力减，故曰“弦则为减”。大脉其形阔大，按之有力，而革脉虽大，但外大中空，类似芤脉，故曰“大则为芤”。弦减大芤，如按鼓皮，则为革脉之象。革脉在妇人主半产、漏下，在男子主亡血、失精。精血亡失，阴损及阳，阳虚则寒，故条文曰“虚寒相搏”。

【释义略解】人之所以有身者，精与血也。内填骨髓，外溉肌肤，充溢于百骸，流行于脏腑，乃天一所生之水。四大借此以成形，是先天之神气，必恃后天之精血以为运用。有无相成，阴阳相生，毋令戕害。若其人房事过伤，劳倦过度，七情暗损，六淫互侵，后天之真阴已亏，先天之神气并竭，在妇人则半产胞胎，或漏下赤白。在男子则吐衄亡血，或梦交泄精。

诊其脉必弦而大，弦为寒，而大为虚，既寒且虚，则脉成革矣。革者，如按鼓皮，中空之象，即芤大之脉。《内经》曰："浑浑革至如涌泉，病进而危弊。"

4.《血痹虚劳病脉证并治第六》

【原文重读】五劳虚极羸瘦，腹满不能饮食，食伤，忧伤，饮伤，房室伤，饥伤，劳伤，经络营卫气伤，内有干血，肌肤甲错，两目暗黑。缓中补虚，大黄䗪虫丸主之。（十八）

大黄䗪虫丸方

大黄十分（蒸）　黄芩二两　甘草三两　桃仁一升　杏仁一升　芍药四两　干地黄十两　干漆一两　虻虫一升　水蛭百枚　蛴螬一升　䗪虫半升

上十二味，末之，炼蜜和丸小豆大，酒饮服五丸，日三服。

【文义直解】《素问》五劳指：久视伤血，久卧伤气，久坐伤肉，久立伤骨，久行伤筋。五劳所导致的体虚、形体消瘦、腹部胀满而饮食减少，伤于食、忧、饮、房室、饥、劳、经络营卫气等，干血内结，新血不生，而出现肌肤甲错，两目暗黑，宜用丸剂缓图之，并酌加扶正之品，宜用大黄䗪虫丸治疗。

【释义略解】本条论述虚劳病内有干血的证治。虚极羸瘦，即五劳七伤导致身体瘦弱。劳伤之人，正气不能推动血脉正常运行，从而产生瘀血，瘀血日久者谓"干血"。瘀血内停，血瘀碍气，脾失健运，故腹满不能饮食；瘀血不祛，新血不生，肌肤失其濡养，故粗糙如鳞甲状；目睛失其荣养，因虚致瘀，故两目暗黑。治宜缓中补虚的大黄䗪虫丸。方中用大黄、䗪虫、桃仁、虻虫、水蛭、蛴螬、干漆活血化瘀；芍药、地黄养血补虚；杏仁理气；黄芩清热；甘草和中。诸药合用，共成久病血瘀的缓剂。本方润药以滋干，虫药以行瘀，攻中寓补，活血通络逐瘀在先，养血清热润燥于后，俾润以濡其干、虫以动其瘀、通以去其闭，专治虚劳而有瘀血干结之证，且峻剂丸服，意在缓攻瘀血，使瘀祛新生，此即"缓中补虚"之意。

【按语】大黄䗪虫丸以大黄和虫类药配合，临床用于瘀血所致的疼痛、闭经、肿块、腰痛，跌打损伤及骨折等，活血化瘀方剂很多，但本方所主者病程较长，患者形体消瘦，面色晦暗，皮肤干燥甚至如鱼鳞，舌质紫黯。黄煌教授认为大黄䗪虫丸证为以下 3 种：①少腹疼痛或有硬块、腹满感、腹胀感；②形体消瘦、面色晦暗、肌肤干燥、两目暗黑；③舌质紫暗或见瘀斑，脉细涩。与桃核承气汤不同之处：后者是新瘀血，患者体质壮实，病程短，症状见腹痛便秘、发狂、发热、舌红；本方以丸剂为宜，若改用汤剂要用酒煎，因酒有促进血液循环的作用，以酒煎服能增加疗效。

褚老对于癥瘕、盆腔炎有血瘀证、体质较好者应用本方，另外对于卵泡黄素化不破裂综合征有血瘀表现者，褚老于经间期以本方为基本方，酌加或理气或温阳或养心之品 3 剂，疗效满意。

5.《水气病脉证并治第十四》

【原文重读】师曰：寸口脉沉而迟，沉则为水，迟则为寒，寒水相搏。趺阳脉伏，水谷不化，脾气衰则鹜清，胃气衰则身肿。少阳脉卑，少阴脉细，男子则小便不利，妇人则经水不通，经为血，血不利则为水，名曰血分。（十九）

【文义直解】趺阳脉为足阳明胃脉，故诊趺阳脉可以候脾胃之气。老师说：寸口脉沉迟，脉沉主水，脉迟主寒，寒与水同为阴邪，宜互相博结。趺阳脉伏不出，或推筋按骨而得，则为脾胃虚衰，阳不外达，则水谷不化，鹜溏，水湿内盛则为浮肿。少阳脉沉弱，少阴脉细而弱，在男子则小便不利，可以发展为水肿，在女子则影响冲任，可导致经闭。妇人先有经水不通，而后得水气病。而所以然者，则皆阳气不行，阴气乃结之故，曰血分者，谓虽病于水，而实出于血也。

【释义略解】本条以脉论病，从寸口、趺阳、少阳、少阴脉的变化阐述了肺、脾胃、肾、三焦气虚不足所致水气病的机制及由血病水的机制。沉主水，迟主寒，寸口脉沉迟并见，提示寒水搏结、阳衰水盛，故发水肿。趺阳脉为胃脉，趺阳脉伏而不起，说明脾胃虚弱，土不制水，泛溢周身而浮肿；水谷不化精微，则大便有如鸭便。少阳脉主三焦，少阳脉沉弱无力，则决渎失职，水道不通。少阴脉主肾和胞宫，少阴脉细提示血少肾虚，故在男子则小便不利，水气内阻而引起水肿；在妇女则经水不通，阻碍水气的运行，最终因血凝而致水停，因该水肿发生于经闭之后，与血有关，故称血分。

【按语】临床根据“血不利则为水”之旨，立活血化瘀法，治疗因血行不畅或血瘀而致水湿停聚之疾。如因肾虚血瘀所致水肿的患者，不仅男子可见小便不利或量少，女子除见闭经外，亦可表现为小便量少。对于此种因经闭而致水肿的血分病的治法，可选《仁斋直指方·肿证》的桂苓汤（桂皮、赤茯苓、当归、川芎、赤芍、蓬术、三棱、桑白皮、槟榔、苍术、大腹皮、青皮、陈皮、瞿麦、甘草、葶苈、大黄、生姜）以行气活血而利水。唐容川说：“血得气之变蒸，亦化而为水。”说明在一定条件下，血与水是可以相互化生的。血有如舟，津有如水，水津充足，血始能行。血与水两者，既相互联系，又相互影响。在生理上，津液是血液的组成成分之一，血与津液相互化生，相互为用，两者同源异流，在运行过程中相辅相成，血渗于脉外则为津，津液入“孙络”则为血，血中含津，津可化血。后世周学海比喻为“血犹舟也，津液水也”，认为治血即是治水。

6.《水气病脉证并治第十四》

【原文重读】问曰：病有血分水分，何也？师曰：经水前断，后病水，名曰血分，此病难治；先病水，后经水断，名曰水分，此病易治。何以故？去水，其经自下。（二十）

注：本条原本缺，据《脉经》和尤怡、魏荔彤、陈念祖等注本补入。

【文义直解】问：病证有血分与水分的区别，这是什么原因？

答：如果月经先断绝，然后才患水肿病，这是由于瘀血阻滞水道所致，称为血分，这种病很难治疗；如果患水肿病，然后月经断绝，这是由于水液阻滞血道所致，称为水分，这种病容易治愈。这是什么原因？只要先消退水肿，则月经自然通畅。

【释义略解】本条论述妇人病有血分、水分之别，并对预后做出比较。先经闭而后水肿者，称为血分，因其由瘀血阻滞水道所致，病在血分，位深难通，故难治；先病水肿而后经闭者，称为水分，因其由水液阻滞水道所致，病在水分，位浅而易行，故易治。在治疗上，下其水则经血自通，而病亦痊愈。

【按语】本篇未对血分病立方，临床上对因经闭所致的水肿病可选用《证治要诀》的调经散（琥珀、没药、当归、桂心、白芍、细辛、麝香为末，黄酒、姜汁调服）。此方于虚证、寒症可斟酌选用。若系实证，亦可考虑选用下瘀血汤、抵挡汤等方。

7.《惊悸吐血下血胸满瘀血病脉证治第十六》

【原文重读】下血，先便后血，此远血也，黄土汤主之。（十五）

黄土汤方（亦主吐血、衄血）

甘草　干地黄　白术　附子（炮）　阿胶　黄芩各三两　灶中黄土半斤

上七味，以水八升，煮取三升，分温二服。

【文义直解】下血，即便血。远血，中医症状名，指便后下血。便血，先便而后下血的，为远血，宜用黄土汤治疗。

【释义略解】本条论述虚寒便血的论治。下血，指大便出血。先见大便，便后出血，出血部位来自直肠以上，距肛门较远，故称为远血。病由中焦虚寒、脾失统摄而血渗于下所致。治宜黄土汤温脾摄血。方中灶心土又名伏龙肝，取之于土而用之于土，又久经火炼，秉承温热之性。火乃土之母，土得其母之性，则燥而不湿。黄土之色黄赤，黄乃脾之色，赤乃热之性，本品既能温中，又能健脾，更兼收摄之功；配以附子、白术、甘草温阳散寒，健脾以摄血；地黄、阿胶滋阴养血以止血；黄芩反佐，苦寒坚阴止血，并制白术、附子，以防温燥动血。诸药刚柔相济，温阳不伤阴，滋阴不损阳，共奏温中止血之功。

【按语】《金匮要略浅注补正·卷七》云："黄土汤不独粪

后下血方也，凡吐血，衄血，大小便出血，妇人崩漏及血痢久不止，可以统治之，此方暖中宫土脏。”黄土汤目前的应用已突破了单纯应用于远血的治疗，对于辨证为脾阳不足、统摄无权的各种疾病，如各种出血（包括吐、衄、便、崩、尿血及紫癜）和泄泻、呕吐、吐涎等均可使用黄土汤治之。但黄土汤方因所主治的出血较缓，止血并非迫在眉睫，故而方中的止血药所占的比重并不强，临床若出血多者可辨证加减以止血为务，气虚者治宜补益脾肺之气，血虚者治宜养血止血等；目前灶心土药房少备，可用赤石脂代之。

8.《妇人妊娠病脉证并治第二十》

【原文重读】师曰：妇人得平脉，阴脉小弱，其人渴，不能食，无寒热，名妊娠，桂枝汤主之。于法六十日当有此证，设有医治逆者，却一月，加吐下者，则绝之。（一）

桂枝汤方

桂枝三两（去皮）　芍药三两　甘草二两（炙）　生姜三两　大枣十二枚

【文义直解】阴脉指尺脉。妇女脉象平和，尺部脉象稍弱，口渴，作呕，不能食，却身无寒热，此为妊娠所引起，宜用桂枝汤治疗。一般在停经 60 日左右较为明显，如果医生用药不当，失误或误治，而使妊娠恶阻病情加重，有导致流产的可能。褚老认为妊娠恶阻，大多在 2 个月左右出现，设被庸医误治，病情加重，叠出吐下者，即当从顾护孕妇健康及优生学的角度考虑以“绝之”。虽然历代医家对“则绝之”三字认识不同，但对于妊娠病误治后的处理原则，不外乎三种看法：一是断绝病根，治病不可拘泥于安胎，因母病致胎不安者，重在治病，病去则胎自安；二是禁绝其医药，立即停止错误的治疗，以免加重病情；三是终止妊娠。

【释义略解】本条论述妊娠恶阻轻症的证治。妇女停经以后，诊得脉象平和，唯尺脉较关脉稍见小弱，同时又见作呕、不能食等症，是为恶阻现象，又称妊娠呕吐。因身无寒热，知病不属外感，而为妊娠反应。妇女在妊娠的两个月左右，尺脉多见滑象，即《素问·阴阳别论篇》所谓“阴搏阳别，谓之有子”。今阴脉小弱，乃胎元初结，经血归胞养胎，胎气未盛，阴血显得相对不足，故尺脉稍弱。冲为血海，冲脉隶属于阳明，妇人初妊，即出现上述作呕，不能食诸症，是由于阴阳失调、冲脉之气犯胃，使得胃气上逆、脾胃不和之故。这时可用桂枝汤化气调阴阳，以使脾胃调和，则恶阻可愈。

妊娠恶阻一般在停经60日左右较为明显，故原文说：“于法六十日当有此证。”这是正常的生理反应，大多不必治疗，若注意休息，饮食调护，在3个月左右反应即可自行消失。假若在初起，由于医生用药不当，失误或误治，而使妊娠恶阻病情加重，刚刚1个月左右即出现剧烈的呕吐、下利等症状，则势必损伤胎气，有导致流产的可能，故曰“则绝之”。

【按语】桂枝汤用于妊娠恶阻的指证为妊娠早期不能进食，恶心呕吐，神疲体倦，舌淡红，苔薄白润，脉象无明显异常者。根据临床经验，褚老认为本方用于妊娠初期，胃气虚弱者颇效；若胃虚有热，心烦作呕者，则不适宜。

9.《妇人妊娠病脉证并治第二十》

【原文重读】妇人宿有癥病，经断未及三月，而得漏下不止，胎动在脐上者，为癥痼害。妊娠六月动者，前三月经水利时，胎也。下血者，后断三月，衃也。所以血不止者，其癥不去故也，当下其癥，桂枝茯苓丸主之。(二)

桂枝茯苓丸方

桂枝　茯苓　　牡丹（去心）　桃仁（去皮尖，熬）芍药各等分

上五味末之，炼蜜和丸，如兔屎大，每日食前服一丸。不知，加至三丸。

【文义直解】妇人素有癥病，怀孕不足3个月，出现阴道漏血不止，而病人自觉胎动在脐上者，此为癥痼之为害。如果受孕前3个月月经正常，受孕后胞宫又按月逐渐胀大，按之柔软不痛，经停6个月自觉有胎动者，此为妊娠；若前3个月经水失常，后3个月才停经不行，胞宫也非按月增大，按之觉痛，又见漏下少量紫黑色血不止，并觉脐上似胎动一般有跳动感，此乃属“衃”，衃是瘀积所致。癥积不去，漏下不止，此

时唯有下其癥痼，妊娠自安，宜用桂枝茯苓丸治疗。

【释义略解】本条论述癥病和妊娠的鉴别，以及癥病的证治。妇人素有癥积之病，现停经未及3个月，忽又漏下不止，并觉脐上似有胎动，此乃癥病影响所致，不是真正胎动。因胎动一般在受孕四、五个月左右且多在小腹或脐部出现，而不会在脐上，故说是“癥痼害”。从“妊娠六月动者”至“后断三月衃也”一段，乃属插笔，进一步说明妊娠和癥病的鉴别。如果受孕前3个月月经正常，受孕后胞宫又按月逐渐胀大，按之柔软不痛，经停6个月自觉有胎动者，此为妊娠；若前3个月经水失常，后3个月才停经不行，胞宫也非按月增大，按之疼痛，又见漏下少量紫黑色血不止，并觉脐上似胎动一般有跳动感，此乃属“衃”，衃是瘀积所致。癥积不去，漏下不会停止，故曰“所以血不止者，其癥不去故也”，只有去其宿癥，才能使瘀去漏止，故治用桂枝茯苓丸祛瘀化癥。方中桂枝通利血脉；茯苓淡渗利水安正气；芍药和营养血；桃仁、丹皮消瘀化癥。因癥积有形，不可峻攻猛破，故炼蜜为丸，并从小量开始服，皆含渐消缓散之意，以达到化瘀消癥而不伤正的目的。

【按语】桂枝茯苓丸是调整全身血液循环障碍的方剂，是经方中祛瘀血剂的代表。应用本方获效的关键是紧扣瘀血阻滞的病机。临床素有癥病史，出现小腹胀满疼痛，或有癥块；或是经行异常，如闭经数月后又出现漏下不止；或是伴下血色暗夹块及舌质紫暗等瘀血症状，俱可选用本方。若阴道下血反多，腰酸腹痛较甚，则非本方所宜。该方用于癥病下血不止时，服药量宜小，以免量大力猛加剧出血。临证运用本方，要注意中病即止，不可过服。本方所治疗的疾病多为慢性病，临床可以以丸剂缓图。

对于活血化瘀安胎法，褚老认为可以作为安胎的变法，慎重选用，在妊娠早期多不采用。孕妇患有子宫肌瘤者，仅重安胎，不治癥积。至于妊娠药禁，褚老认为《内经》虽言：“有故无殒，亦无殒也”，但从对患者负责的角度考虑，凡妊娠禁忌的药物，临床应慎之又慎。

《金匮要略》中是将本方作为治疗妇人病来使用的，但本方可用于全身血液循环障碍所导致的疾病，临床运用绝不能局限于妇科病。

10.《妇人妊娠病脉证并治第二十》

【原文重读】妇人怀娠六七月，脉弦发热，其胎愈胀，腹痛恶寒者，少腹如扇，所以然者，子藏开故也，当以附子汤温其藏。(三)

【文义直解】妇人妊娠六七月时，忽然出现脉弦、发热，腹痛恶寒，并自觉胎更胀大，尤其少腹作冷，感觉如被风扇之状，这是阳虚阴盛，阴寒侵害胞宫之故，宜选用附子汤温阳散寒，暖宫安胎。

【释义略解】本条论述妊娠阳虚寒盛腹痛的证治。妊娠六七月时，忽然出现脉弦发热，腹痛恶寒，并自觉胎更胀大，尤其少腹作冷，感觉如被风扇之状，这是阳虚阴盛，阴寒侵害胞宫之故。其脉见弦象，可知发热非外感而为虚阳外浮之象；因阴寒内盛，阳虚不能温煦胞宫，故自觉胎愈胀大，腹痛恶寒，少腹感觉冷如吹风之状。妊娠期间，若阴阳调和，则胎气可安。今阳虚阴盛，不能以约固胞胎，故子脏为之开也，急当温阳散寒、暖宫安胎，宜用附子汤治疗。方中附子温壮元阳，散下焦之阴寒；人参补气固胎；白术、茯苓健脾除湿以安胎；芍药益阴和营，兼制约附子燥烈之性。诸药合用，温阳散寒，暖宫安胎。

褚老认为附子有毒，不利于妊娠，仲景用之以扶阳祛寒，是祛邪安胎之法，辨证精确，方可用之。此亦“有故无殒”之意。《张氏医通》对仲景在该处使用附子予以高度评价：“世人皆以附子为堕胎百药长，仲景独用以为安胎圣药，非神而明之，莫敢轻试也。”

【按语】附子汤原方未载，前人注解，皆谓可用《伤寒论》少阴篇的附子汤（炮附子两枚，茯苓、芍药各三两，白术四两，人参二两）。但附子有破坚堕胎之弊，这是因为附子辛热有毒，有耗津液、损胎元的可能。故后世将其列为妊娠禁忌药，胎前诸症极少应用。但确属阳虚寒盛的妊娠腹痛时又必须用此，应以辨证准确无误为前提，并要与扶正安胎的人参、白术等配伍使用。且要注意用量和煎服法，密切观察，以防伤胎。

11.《妇人妊娠病脉证并治第二十》

【原文重读】师曰：妇人有漏下者，有半产后因续下血都不绝者，有妊娠下血者，假令妊娠腹中痛，为胞阻，胶艾汤主之。(四)

芎归胶艾汤方（一方加干姜一两，胡洽治妇人胞动，无干姜）

芎䓖二两　阿胶二两　甘草二两　艾叶三两　当归三两　芍药四两　干地黄四两

上七味，以水五升，清酒三升，合煮取三升，去滓，内胶，令消尽，温服一升，日三服。不差，更作。

【文义直解】漏下，指经血淋漓不断。半产，妊娠未足月，胎气未全而产者，谓之。妇人经血淋漓不断或四五月而堕胎，胎堕后血因续下不绝或妊娠期下血者，而又腹中痛者，称为胞阻，宜用胶艾汤治疗。

【释义略解】本条论述妇人三种下血的证治。妇人下血之证，常见3种病情：一为经水淋漓不断的漏下；二为半产后的持续下血不止；三为妊娠胞阻下血。这些下血，病因虽有不同，但其病机相同，总由冲任脉虚，阴气不能内守所致。治宜调补冲任、固经养血，故用胶艾汤一方统治之。

“假令”两字，是承上文所言，意谓假若妊娠下血，而又腹中痛者，此为胞阻。因冲任失调，阴血下漏，不能入胞养胎，阻碍其正常发育，故称为“胞阻”，亦有称为“胞漏”者，意义相同。胶艾汤以地黄、当归、芍药、川芎四味养血和血，阿胶养阴止血，艾叶温经暖胞，甘草调和诸药，清酒以行药力。胶、艾主乎安胎，四物主乎养血，和以甘草，行以清酒，血能循经养胎，则无病下之患。合而用之，可以和血止血、暖宫调经。亦治腹痛、安胎，实为妇科中的要方。

【按语】应用胶艾汤治疗妇人下血的关键是紧扣冲任虚寒、失于温摄、血虚兼寒的病机。妇人所下血之色浅淡或暗淡、质清稀，伴头晕目眩、神疲体倦肢冷、舌淡脉细等，皆为其常见的选方指征。符合上述病机的崩漏、胞阻或胎动不安，均可用之。但如血分有热，或由癥痼为患，以至漏下不止者，本方宜慎用。褚老主张妊娠期亦要慎用艾叶，虽然自《金匮要略》胶艾汤用治妊娠腹中痛以来，艾叶安胎沿用至今。但现代药理证明，艾叶有促凝血作用，其水煎剂可使动物体外子宫产生痉挛、收缩，而有兴奋子宫作用。艾叶的安胎作用只在于止血，乃治其标，应慎用。

12.《妇人妊娠病脉证并治第二十》

【原文重读】妇人怀娠，腹中㽲痛，当归芍药散主之。（五）

当归芍药散方

当归三两　芍药一斤　茯苓四两　白术四两　泽泻半斤　芎䓖半斤（一作三两）

上六味，杵为散，取方寸匕，酒和，日三服。

【文义直解】妇人妊娠期间，出现腹中拘急，绵绵作痛，宜用当归芍药散治疗。

【释义略解】本条论述肝脾不和妊娠腹痛的证治。妊娠期间，阴血以养胎，肝藏血，脾生血，血为胎之本。现妊娠腹中拘急，绵绵作痛，或小便不利，足跗浮肿等症，病由脾气虚弱，肝气不调，肝脾失调、气血郁滞所致。肝虚气郁则血滞，脾虚气弱则湿胜。治当养血疏肝，健脾利湿，方用当归芍药散：方中重用芍药养血和营、柔肝缓急止痛，助以当归、川芎调肝养血，归芎、芍药三药养血而兼止腹痛也；重用泽泻渗湿下行，白术、茯苓益气健脾，补土制水，茯苓之淡以渗之，泽泻之咸以泄之，白术之甘以补之。和以酒服者，借其势以行药力。全方药仅六味，分为两组，配伍成方，具有养血疏肝行血滞、健脾益气利湿浊之效，用之可使肝脾两调，腹痛诸症可除。

【按语】当归芍药散养血益气，疏肝健脾，活血利水，肝脾两调，开创了调和肝脾的大法。当归芍药散被日本医者誉为“妇人的圣药”，病机与肝脾失调，气郁血滞湿阻有关。应用本方有以下指征：腹痛绵绵或拘急而痛，面唇少华，眩晕耳鸣，爪甲不荣，肢体麻木，或月经量少、色淡，甚则闭经，脉象弦细等肝虚血少证；以及纳呆食少、带下清稀、面浮肢肿、泄泻或小便不利等脾虚湿停证。

黄煌教授认为本方由三味血药与三味水药组成，以药测证，当有血液的运行失调和由此引发的水液停留。《金匮要略》载“血不利则为水，名曰血分”说的就是这种情况。妇人易于下血过多，故而血虚是本，血不利则为水，故水停是标。本方即是以归芍芎调血，以苓术泻利水，是标本同治。就临床表现来讲，血虚而见体质不佳，面色苍白或黄肿；腹痛绵绵，喜温喜按；月经量少、色淡、质稀。水停则见经期水肿、妊娠水肿、羊水过多以及特发性水肿；又可见带下量多，清稀如水，甚至有盆腔积液。当归芍药散可以看作是半张胶艾汤与半张五苓散的合方。与胶艾汤相比而无出血证，与五苓散相比又无水气上逆。虽血行不利却无有形之瘀，故不用桂枝茯苓丸；虽有水停却因于血，故不可单纯利小便，以免旋利旋生。

褚老临床使用当归芍药散治疗女性月经不调而导致的黄褐斑、眼袋加深、晨起的面部浮肿、下午下肢浮肿、脱发等，疗效显著。

13.《妇人妊娠病脉证并治第二十》

【原文重读】妊娠呕吐不止，干姜人参半夏丸主之。（六）

干姜人参半夏丸方

干姜一两　人参一两　半夏二两

上三味，末之，以生姜汁糊为丸，如梧子大，饮服十丸，日三服。

【文义直解】妊娠期出现呕吐不止者，宜用干姜人参半夏丸治疗。

【释义略解】本条论述胃虚寒饮妊娠恶阻重证的证治。恶阻本是妇人妊娠常有的反应，多由胃虚胎气上逆所致。但妊娠反应多持续时间不长，一般可自然痊愈。本证呕吐不止，为妊娠反应较重，病机是脾胃虚弱，寒饮内停，浊气上逆，寒在胃脘则令呕吐不止，并且持续时间长，一般药物又不易治愈，故宗“有故无殒”之意用干姜人参半夏丸治疗。方用干姜温中散寒，人参扶正益气，重用半夏、生姜汁，以涤饮和胃，降逆止呕，共奏温中补虚、涤饮降逆之功。

半夏、干姜能下胎。娄全善曰："余治妊阻病，累用半夏，未当动胎，亦有故无殒之义。"仲景可贵之处在于虽重用半夏，亦用生姜汁既可以增加温胃散寒止呕之功，也可以减半夏之毒性。褚老认为仲景在治疗妊娠病时不避味辛大热有毒之附子，辛热之干姜，辛温有毒之半夏，寒润滑利之葵子，所谓"有是病用是药，有病则病当之""衰其大半而止"。此治妊娠病不拘于其有身孕的思路和方法，对后世临床颇具指导意义。

【按语】干姜人参半夏丸是治疗中虚寒饮恶阻重证的要方，临床疗效确切。凡呕吐不止，并伴有口干不渴，或渴喜热饮，头眩心悸，舌淡苔白滑，脉弦，或细滑等兼症者，用之最为适宜；若系胃热而阴伤，则应禁用。若呕吐频繁，汤药难下者，也可将诸药研细粉，用舌频频舔服，亦可收到止呕效果。

14.《妇人妊娠病脉证并治第二十》

【原文重读】妊娠小便难，饮食如故，当归贝母苦参丸主之。(七)

当归贝母苦参丸方（男子加滑石半两）

当归　贝母　苦参各四两

上三味，末之，炼蜜丸如小豆大，饮服三丸，加至十丸。

【文义直解】妊娠期间出现小便难而饮食正常者，宜用归母苦参丸治疗。

【释义略解】本条论述妊娠血虚热郁小便难的证治。妊娠小便难，又称妊娠小便不利，或子淋，指妊娠期间出现尿频尿急，伴小便涩滞，淋漓不畅，或灼热疼痛等症状。妊娠只有小便难症状而饮食正常者，可知其病在下焦，而不在中焦。由于怀孕之后，血虚有热，气郁化燥，膀胱津液不足，故致小便难而不爽。治以当归贝母苦参丸，用当归活血润燥；贝母利气解郁，兼治热淋；苦参利湿热，除热结，与贝母合用，又能清肺而散膀胱之郁热。总之，本方使血得濡养，气化热除，膀胱通调，则小便自能畅利。

【按语】当归贝母苦参丸主治妊娠血虚热郁的小便难。妇人小便难，必无气以化，当归辛润，能致津液通气，此妊娠者所宜；贝母主淋漓；苦参主逐水。三味相须，为君一臣二之奇剂。其脉证特点为小便短黄不爽，或尿频尿淋漓涩痛，伴小便灼热，小腹胀痛，舌质红，苔薄白或黄，脉细小弦滑。后世方书关于“子淋”的记载，实际是在本条基础上的发展。值得注意的是，本证虽与湿热有关，但不可通利太过，否则不仅耗伤津血，还恐引起滑胎。

15.《妇人妊娠病脉证并治第二十》

【原文重读】妊娠有水气，身重，小便不利，洒淅恶寒，起即头眩，葵子茯苓散主之。（八）

葵子茯苓散方

葵子一斤　茯苓三两

上二味，杵为散，饮服方寸匕，日三服，小便利则愈。

【文义直解】洒淅，语气助词。妊娠期有水气，身体困重，小便不利，恶风寒，立起则头目眩晕者，宜用葵子茯苓散治疗。

【释义略解】本条论述妊娠水气的证治。妊娠水气即后世所称子肿，又称妊娠肿胀。妊娠水气，为阴盛阳气不化之病，气虚不能通调水道，下输膀胱。脾土不能胜湿，水盛身肿，故身重；气化受阻，故小便不利；《内经》曰：“太阳为诸阳主气”“其脉行诸表而上头”，水停而阳气不能卫外，故洒淅恶寒；水阻清阳不升，故起即头眩。本证的形成，系由胎气影响，膀胱气化被阻，小便不利而成水肿，关键在于气化不行。所以，不用温阳利水之剂，而治以葵子茯苓散，通窍利水。方取葵子（即冬葵子）之善于滑利窍道者，配以茯苓淡渗利水，使小便通利，水有去路，则气化阳通，诸症可愈。此亦叶天士“通阳不在温，而在利小便”之意也。但葵子能滑胎，故用量不宜过大。应研末为散分服。且本方为治标权宜之法，不可长期使用，一旦小便通利，则应停服。

【按语】葵子茯苓散适应于膀胱气化不行、水气内停的妊娠水肿实证。多发生于妊娠中晚期，以身体沉重、足跗或全身肿胀、小便不利、洒淅恶寒、起即头目晕眩等，为其常见的选方指征。

葵子之滑可以利窍，茯苓之淡用以渗泄，二物为利水之轻剂。需要注意的是冬葵子用量不宜过大，如遇脾虚便溏，或素有半产、滑胎史者，则应谨慎。临床可参考陈念祖推荐的五皮饮（生姜皮、桑白皮、陈橘皮、大腹皮、茯苓皮各等分）加紫苏，此方具有较强的利水消肿作用而无滑胎之弊。

葵子茯苓散和当归贝母苦参丸均能治妊娠期发生的小便病变，不同的是：前者是受胎气影响，气化被阻，小便不利而成水肿实证，为“小便不利”，即小便不通畅之意，是由气化受阻，水出不畅之故，故以葵子茯苓散滑利通窍、利水通阳；后者是由于血虚有热，气郁化燥，津液不足而为“小便难”，即不爽之意，是津液不足使然，故用当归贝母苦参丸养血润燥，清热散结。

16.《妇人妊娠病脉证并治第二十》

【原文重读】妇人妊娠，宜常服当归散主之。

当归散方

当归　黄芩　芍药　芎䓖各一斤　白术半斤

上五味，杵为散，酒饮服方寸匕，日再服。妊娠常服即易产，胎无疾苦。产后百病悉主之。

【文义直解】妇人妊娠肝脾虚弱者，宜服用当归散。

【释义略解】本条论述血虚湿热胎动不安的证治。妇人妊娠，最重视肝脾两脏。肝藏血，血以养胎；脾主健运，化饮食而输津液。假如妊娠之后，因耗血过多而肝血虚易生内热；脾不健而失运易生湿。血虚湿热留聚，最易影响胎儿则胎动不安，故用当归散养血健脾、清化湿热。方中当归、芍药补肝养血，合芎䓖以疏气血之滞，白术健脾除湿，黄芩坚阴清热。黄芩主淋漓下血，白术益津液暖胃。凡胎孕宜清热凉血，血不妄行，乃能养胎。黄芩乃上、中二焦药，能降火下行，则胎自安矣；白术补脾燥湿，脾土健运，则能化精微取汁而为血，自无恶阻呕吐之患矣，合而用之，使血虚得补，湿热可除，而奏养胎安胎之效。故丹溪以芩、术为安胎圣药也。

原文“常服”两字需要灵活看待。主要指妊娠而肝脾虚弱者宜常服之，并非妊娠无病而常服之药。方后“妊娠常服即易产，胎无疾苦，产后百病悉主之”等说，应当是从肝虚脾弱着眼，并不是产后百病都可以用当归散治疗，故不宜将当归散作为安胎通用之方。

褚老认为本条未出治证，仅言“妇人常服”，故一般按妊娠养胎解释，谓其为安胎而设。孕妇素体虚弱多病，或屡有半产滑胎病史，或合并其他疾病，恐其有碍胎孕，或已见腹痛，胎动不安，需积极调治，以安胎养胎。

【按语】当归散主治妊娠血虚湿热的胎动不安，临床以腹痛、食少体倦、身体瘦弱、头晕烦热，舌淡苔黄腻，脉弦滑，而屡有半产、滑胎史者，为其常见的选方指征。

临床如用本方预防复发性流产，可酌加补肾之品。一般散剂长期服用为好，汤剂短期服用为宜。

17.《妇人妊娠病脉证并治第二十》

【原文重读】妊娠养胎，白术散主之。（十）

白术散方（见《外台》）

白术四分　芎䓖四分　蜀椒三分（去汗）　牡蛎二分

上四味，杵为散，酒服一钱匕，日三服，夜一服。但苦痛，加芍药；心下毒痛，倍加芎䓖；心烦吐痛，不能食饮，加细辛一两、半夏大者二十枚。服之后，更以醋浆水服之；若呕，以醋浆水服之；复不解者，小麦汁服之；已后渴者，大麦粥服之。病虽愈，服之勿置。

【文义直解】胎动不安脾虚寒湿者，宜用白术散治疗。

【释义略解】本条论述脾虚寒湿胎动不安的证治。妇女妊娠后，如脾虚而寒湿中阻，每见腹脘时痛，呕吐清涎，不思饮食，下白带，甚至胎动不安等症。治以白术散健脾温中，除寒湿以安胎。方中白术健脾燥湿，芎䓖和肝疏气，蜀椒温中散寒，牡蛎除湿利水，且白术配川芎，功能健脾温血养胎，蜀椒配牡蛎则有镇逆固胎的作用。白术散方后尚有随症加味和饮食调理法。若腹中拘急、疼痛较重者，加芍药以缓急止痛；寒湿阻遏、气滞血瘀、心下胃脘痛甚者，加重芎䓖用量，增强行气活血止痛之效；寒饮上逆、心烦呕吐、不能食者，加半夏、细辛，以散寒化饮，降逆止呕。一般服白术散后，可再给饮以酸浆水，以和胃化滞止呕；若呕吐较重，损伤胃气，可以小麦汁滋养胃气；服白术散后口渴者，给食以大麦粥养胃生津。

褚老认为本方治孕妇证属脾气虚弱，寒湿内蕴而设。用于妊娠寒湿中阻，或妊娠宫中寒湿，常服能使脾气健旺，寒湿得除，胎得其养，胎气得固。吴谦亦云："妊娠妇人肥白有寒，恐伤其胎，宜常服此"，但"妊娠养胎"是一句泛指词。若孕妇体健，无须服药养胎。若素禀虚弱，屡有半产或漏下史，或见胎动不安、漏红者，则需养胎安胎。但白术散只适用脾虚而寒湿中阻之证，通过治病而达到保胎安胎的作用。

【按语】白术散治疗脾虚寒湿致胎动不安。选方指征可见妊娠期间腹脘时痛，呕吐清涎稀水，纳少不食，倦怠少气，或白带较多，或下肢转筋，舌淡苔白滑，脉缓滑等。

白术主安胎为君，芎䓖主养胎为臣，蜀椒主温胎为佐，牡蛎主固胎为使。按瘦而多火者，宜用当归散。肥而有寒者，宜用白术散，不可混施也。芍药能缓中，故苦痛者加之。芎䓖能温中，故毒痛者倍之。痰饮在心膈，故令心烦吐痛，不能食饮，加细辛破痰下水，半夏消痰去水，更服浆水以调中。若呕者，复用浆水服药以止呕。呕不止，再易小麦汁以和胃。呕止而胃无津液作渴者，食大麦粥以生津液。病愈服之勿置者，以大麦粥能调中补脾，故可常服，非指上药可常服也。

当归散和白术散均为调理肝脾、祛病安胎之剂。当归散侧重于调肝补血，多用于血虚而湿热不化之证；白术散重点在于温中健脾、多用于寒湿偏盛之证。临床选用时，除了细审病证外，还应考虑患者平素体质，方能确保无虞。以上两条充分体现出仲景治疗妊娠病"预防为主，防治结合"的思想。

18.《妇人妊娠病脉证并治第二十》

【原文重读】妇人伤胎，怀身腹满，不得小便，从腰以下重，如有水气状，怀身七月，太阴当养不养，此心气实，当刺泻劳宫及关元。小便微利则愈。（见《玉函》）（十一）

【文义直解】妊娠 7 个月左右，症见胞宫膨大，腹满，不得小便，腰以下沉重，如有水气状。当用针刺法泻劳宫及关元。小便微利则愈。

【释义略解】本条论述心火气盛妊娠伤胎的证治。妇人伤胎，是指妊娠 7 个月左右，症见胞宫膨大，腹满，不得小便，腰以下沉重，如有水气状。究其病机，乃因妊娠 7 个月，正当手太阴肺经养胎之时，由于心气实而心火旺，肺金为心火所乘，以至太阴当养不养，致使胎失所养，故胎气不顺；肺失通调，则水道不利，故发生上述诸症。治疗用针刺劳宫以泻心气，刺关元以顺胎气，气行则水行，小便通利，则诸症自愈。

【按语】七月手太阴肺经养胎。金为火乘，则肺金受伤，而胎失所养，又不能通调水道，故有腹满不得小便，从腰以下有如水气状也。本条有关妊娠针刺劳宫和关元穴，争论较大。劳宫在手掌中，为手厥阴心包经的荥穴，泻之则火不乘金；关元在脐下 3 寸，为任脉经穴，亦即小肠的募穴，泻之则小便通利。但此两穴有医家称为孕妇禁刺之穴，谓“穴不可妄用，刺之能堕胎”。亦有谓刺之深浅适度，补泄得宜即可。总之，非针刺手法熟练者，切莫轻试，若不审慎，易致流产或早产。

19.《妇人产后病脉证治第二十一》

【原文重读】问曰：新产妇人有三病，一者病痉，二者病郁冒，三者大便难，何谓也？师曰：新产血虚、多出汗、喜中风，故令病痉；亡血复汗、寒多，故令郁冒；亡津液，胃燥，故大便难。(一)

【文义直解】问：产妇产后七天之内有三病，一是病痉，二是郁冒，三是大便难，为什么呢？

答：产后颈项拘急，口襟，背反张者为痉，以新产营虚，卫气独盛，卫气剽悍，但开其腠理，则汗易出，而风寒易入，故令病痉。产后血晕者为郁冒，又名血厥。经曰：“诸乘寒者则为厥，郁冒不仁。”亡血复汗，则阳又虚。阳虚则寒，故令郁冒。大便难者，亡血则虚其阴，汗出则虚其阳。阴阳俱虚，则津液内竭，肠胃干燥，故大便难，这就是新产妇人之三病也。

【释义略解】本条论述产后三病的成因和病机。痉病，是由于产后失血、多汗，津血耗伤，同时产后气血两虚，腠理不固，复感风邪，化燥复伤阴液，使筋脉失于濡养而挛急所致。郁冒，是由于产后亡血，多汗，津血亏虚，复感寒邪，表气郁闭，阳气不能外达，逆而上冲而成。大便难，是由于产后失血，多汗，津液重伤，肠道失于濡润，传导失司而致。

【按语】产后痉病、郁冒、大便难三病虽然临床表现不同，但亡血伤津的病机则一，故治疗均应以固护津液为前提。

产后郁冒和产后血晕不同。产后血晕是指产妇分娩数小时内，突然头晕眼花，不能坐起，或心胸满闷，恶心呕吐，痰涌气急，心烦不安，甚则神昏口噤，不省人事的病证。本病多是由于产后失血过多，血不上荣，或产后恶露不下，瘀血上冲所致。病情危急，抢救不及时可导致死亡。产后郁冒是指产后数日，出现头目晕眩，郁闷不舒，甚则发生一时性的晕厥的病证。是由于产后血虚津伤，致阴虚阳盛，复感寒邪，则阳不外泄，逆而上冲所致。

20.《妇人产后病脉证治第二十一》

【原文重读】产妇郁冒，其脉微弱，不能食，大便反坚，但头汗出，所以然者，血虚而厥，厥而必冒。冒家欲解，必大汗出。以血虚下厥，孤阳上出，故头汗出。所以产妇喜汗出者，亡阴血虚，阳气独盛，敢当汗出，阴阳乃复。大便坚，呕不能食，小柴胡汤主之。(二)

小柴胡汤方

柴胡半斤　黄芩三两　人参三两　甘草（炙）三两　半夏半升（洗）　生姜三两（切）　大枣十二枚（擘）

上七味，以水一斗二升，煮取六升，去滓再煎，取三升，温服一升，日三服。

【释义略解】本条论述产妇郁冒兼大便难的病机和证治。“所以产妇喜汗出者，亡阴血虚，阳气独盛，敢当汗出，阴阳乃复”，是说明产妇喜汗出的机制。产妇因亡血多汗，阴血亏损，阳气偏盛，阴阳失调，故通过汗出损阳，使阴阳达到相对平衡。此时若感受寒邪，使表气郁闭，则偏盛之阳上逆，故致头昏目眩、郁闷不舒，并见“但头汗出”而成郁冒。“冒家欲解，必大汗出”，指出了郁冒的治法，此“大汗出”并非大汗淋漓，使相对“头汗出”而言，即指周身津津有汗，以衰减偏盛之阳气，此即“损阳就阴”。由于阳盛而上逆，挟津液外泄，故见但头汗出；胃失和降则呕不能食；津亏血少，肠失濡润则大便坚，阴亏正虚则脉微弱。治用小柴胡汤和利枢机，扶正达邪，使气机调畅，阴阳调和，诸症自除。

【按语】本条说明产妇喜汗出为生理性的，是人体自动调节阴阳的功能；而但头汗出则是郁冒的主要病机所在，也是郁冒的一个重要临床症状。故欲使郁冒解，必得周身汗出津津，方能“阴阳乃复”。

21.《妇人产后病脉证治第二十一》

【原文重读】病解能食，七八日更发热者，此为胃实，大承气汤主之。(三)

大承气汤方

大黄四两（酒洗）　厚朴半斤（去皮，炙）　枳实五枚（炙）　芒硝三合

上四味，以水一斗，先煮二物，取五升，去滓，内大黄，煮取二升，内芒硝，更上火微一二沸，分温再服，得下，余勿服。

【文义直解】郁冒病解后饮食正常，但七八日后，又出现发热，为胃实之证，宜用大承气汤治疗。

【释义略解】本条承上一条论述郁冒病解转为胃实的证治。郁冒病本有“呕不能食”，服小柴胡汤后，郁冒病解，胃气调和，故能食。但七八日后，又出现发热，乃因未尽之余邪与食滞相结，转为胃实之证，《经》曰：“发热者属胃也，此为胃实。”治用大承气汤苦寒泄热，攻下实郁。既用大承气汤，本证还应伴有腹部胀满疼痛、大便秘结，舌红苔黄，脉沉实等里实证。

【按语】“胃实”是本病的病机关键。里实证已成，不急下反更伤阴津，故用本方“急下存阴”。

22.《妇人产后病脉证治第二十一》

【原文重读】产后腹中㽲痛，当归生姜羊肉汤主之；并治腹中寒疝，虚劳不足。(四)

当归生姜羊肉汤方

当归三两　生姜五两　羊肉一斤

上三味，以水八升，煮取三升，温服七合，日三服。若寒多者加生姜成一斤；痛多而呕者，加橘皮二两、白术一两。加生姜者，亦加水五升，煮取三升二合，服之。

【文义直解】产后腹中拘急，绵绵而痛，宜用当归生姜羊肉汤治疗；腹中寒疝，虚劳不足等也可用本方。

【释义略解】本条论述产后血虚里寒腹痛的证治。产后失血过多，气随血耗，复加寒邪乘虚入里，以至血虚寒凝，经脉失于温煦濡养，而见腹中拘急，绵绵而痛。治用当归生姜羊肉汤温中散寒、养血补虚。方中当归养血和血；生姜温中散寒；重用羊肉血肉有情之品，以养血补虚，温中止痛。三药合用，形精兼顾，体现《素问·阴阳应象大论篇》“形不足者，温之以气；精不足者，补之以味”之旨。若寒疝或虚劳不足属血虚内寒者，亦可用本方治疗，此为异病同治的原则。

【按语】本方治疗的产后腹痛、腹中寒疝、虚劳不足等均为血虚内寒者，故腹痛应以绵绵而痛、喜温喜按为特征。

《内经》曰：“味厚者为阴。”当归、羊肉，味厚者也，用以补产后之阴。佐生姜以散腹中之寒，则疼痛自止。夫辛能散寒，补能去弱，三味辛温补剂也，故并主虚劳、寒疝。妇人妊娠病和产后病均可见“腹中疼痛”，但两者病机不同，故治法及方药亦不同。前者属肝虚血滞，脾虚湿阻，治宜养血疏肝，健脾利湿，方用当归芍药散；后者属产后血虚寒凝，治宜温中散寒，养血补虚，方用当归生姜羊肉汤。

23.《妇人产后病脉证治第二十一》

【原文重读】产后腹痛，烦满不得卧，枳实芍药散主之。（五）

枳实芍药散方

枳实（烧令黑，勿太过）　芍药等分

上二味，杵为散，服方寸匕，日三服，并主痈脓，以麦粥下之。

【文义直解】产后气血郁滞腹痛腹满，不得卧者，宜用枳实芍药散治疗。

【释义略解】本条论述产后气血郁滞腹痛的证治。产后有多虚多瘀的特点，因而产后腹痛亦有虚实之异，应当明辨。如腹痛绵绵，不烦不满者，多属虚属寒。本条腹痛，且与烦满不得卧并见，当属里实证。产后恶露不净，血阻气滞，气机痹阻，故腹痛腹满。因满痛并见，病势较剧，故有烦而不能安卧。证为瘀血内阻，气机不通所致，且气滞重于血凝，故治当行气和血、散瘀止痛，方用枳实芍药散。方中枳实行气散结，烧令黑用于血分，行血中之气滞；芍药和营血止腹痛；大麦粥安中和胃气。三药相伍，使气通血行，则痛满烦诸症悉除。

【按语】本证虽为气血郁滞，但气滞重于血凝。且滞不在气分而在血中，故枳实必烧黑用，方能入血分。枳实除烦满，芍药止腹痛，痛止满除，自能卧也。又枳实长肌肉，芍药消痈肿，大麦壮血脉，故并主痈肿。

24.《妇人产后病脉证治第二十一》

【原文重读】师曰：产妇腹痛，法当以枳实芍药散，假令不愈者，此为腹中有干血着脐下，宜下瘀血汤主之；亦主经水不利。（六）

下瘀血汤方

大黄二两　桃仁二十枚　䗪虫二十枚（熬，去足）

上三味，末之，炼蜜和为四丸，以酒一升，煎一丸，取八合，顿服之，新血下如豚肝。

【文义直解】产妇腹痛，给予枳实芍药散，用上药而不愈者，则痛非烦满，此有干血着于脐下，故令腹痛也，宜下瘀血汤。本方也可用于月经不通畅者。

【释义略解】本条论述产后瘀血内结腹痛的证治。产后腹痛多因恶露不净，气血郁滞所致，故法当以枳实芍药散行气和血，散瘀止痛。如若不愈，说明本证并非气滞为重，而是瘀血偏重，即“干血着脐下”。用上方已属病重药轻，故当破血逐瘀，方用下瘀血汤：方中大黄泻热逐瘀，主下瘀血，苦能泄滞；桃仁活血化瘀润燥，下瘀血，滑以去着也；䗪虫破血逐瘀，善攻干血，主下血闭，咸能软坚也。三味相合，以攻脐下干血，但破血之力峻猛，故用蜜丸，缓和药性，以防伤正；以酒煎药，可引药入血分。服药后，如见攻下之血紫暗如豚肝，即是瘀血下行的明证。本方亦可用于治疗因瘀血内结导致的经水不利。

【按语】“干血”多为瘀血日久，郁而化热，热灼血干而成。“干血着脐下”者，其症必见小腹刺痛、固定不移或有包块、痛甚于胀、舌质紫暗或有瘀点瘀斑、脉涩等瘀血证。

25.《妇人产后病脉证治第二十一》

【原文重读】产后七八日，无太阳证，少腹坚痛，此恶露不尽。不大便，烦躁发热，切脉微实，再倍发热，日晡时烦躁者，不食，食则谵语，至夜即愈，宜大承气汤主之。热在里，结在膀胱也。（七）

大承气汤方

大黄四两（酒洗）　厚朴半斤（去皮，炙）　枳实五枚（炙）　芒硝三合

上四味，以水一斗，先煮二物，取五升，去滓，内大黄，煮取二升，内芒硝，更上火微一两沸，分温再服，得下，余勿服。

【文义直解】产后七八日，出现少腹坚硬疼痛，但无太阳表证，这是恶露不尽，瘀血内阻胞宫所致。大便闭结，烦躁发热，脉微实，日晡之时烦躁发热加重，为阳明里实证候。胃肠结实则不能食，若勉强进食，食入则谵语。至夜间阴气渐盛，阳明气弱，则谵语乃愈。宜用大承气汤治疗。此为热结于膀胱。

【释义略解】本条论述产后瘀血内阻兼阳明里实的证治。产后七八日，出现少腹坚硬疼痛，但无太阳表证，这是恶露不尽，瘀血内阻胞宫所致。不大便，烦躁发热，脉微实，日晡之时烦躁发热加重，为阳明里实证候。因阳明之气旺于日晡，故发热，烦躁在日晡加剧。胃肠结实则不能食，若勉强进食，食入则势必助长胃中邪热，热邪上扰神明则谵语。至夜间阴气渐盛，阳明气弱，则谵语乃愈。“热在里，结在膀胱也”一句是对本证的总结，即邪热内结于阳明，瘀血内阻于胞宫。病情复

杂，治疗当分先后缓急。本证虽是瘀阻与里实并见，但以里实为重、为急，故用大承气汤攻下里实，用时亦可使瘀血随热去便通而排出，此乃一举两得。黄煌教授认为大承气汤证为：①剧烈腹痛、腹胀、坚满拒按、便秘或黏液脓血便；②潮热或发热、身热汗出、唇舌焦干；③烦躁、谵语、神志失常；④脉实有力，苔干焦黄起红刺。

【按语】临证时无论有无瘀血内阻，只要具备阳明里实证，且里实证表现较急，即应用大承气汤下其实热。

26.《妇人产后病脉证治第二十一》

【原文重读】产后风，续之数十日不解，头微痛，恶寒，时时有热，心下闷，干呕汗出，虽久，阳旦证续在耳，可与阳旦汤。(一解桂枝汤。)（八）

桂枝汤方

桂枝三两（去皮）　芍药三两　甘草二两（炙）　生姜三两（切）　大枣十二枚（擘）

上五味，㕮咀，以水七升，微火煮取三升，去滓，适寒温服一升，服已，须臾啜稀粥一升，以助药力，温覆令一时许，遍身漐漐微似有汗者益佳，不可令如水淋漓。若一服汗出病差，停后服。

【文义直解】产后中风虽有数十日，不解，其表证仍在者，亦当与阳旦汤也。

【释义略解】本条论述产后中风持续不愈的证治。产后气血俱伤，卫外不固，外邪易乘虚侵袭。若见头微痛、恶寒、时时发热、心下闷、干呕、汗出等，即为风邪外袭的太阳中风证。虽经数十日，但上述症状仍在，说明病邪尚在表，治疗仍可用阳旦汤解表散邪。

【按语】本条辨证关键在于“头微痛，恶寒，时时发热，汗出”等太阳中风证候，褚老认为无论病程长短，只要邪仍在表，就应当用桂枝汤治疗，即有是证则用是药也。

27.《妇人产后病脉证治第二十一》

【原文重读】产后中风发热，面正赤，喘而头痛，竹叶汤主之。(九)

竹叶汤方

竹叶一把　葛根三两　防风　桔梗　桂枝　人参　甘草各一两　附子一枚（炮）　大枣十五枚　生姜五两

上十味，以水一斗，煮取二升半，分温三服，温覆使汗出。颈项强，用大附子一枚，破之如豆大，煎药汤去沫呕者加半夏半升洗。

【文义直解】妇人产后中风，发热，面赤如妆，气喘而头痛，宜用竹叶汤治疗。颈项强急，痉病也，加附子以散寒。呕者，风壅气逆也，加半夏以降逆止呕。

【释义略解】本条论述产后中风兼阳虚的证治。产后气血亏虚，风邪外袭，营卫失和，则见发热，头痛等表证；虚阳上浮则面正赤、气喘。此乃产后正虚邪实之证，若因有外邪而单纯解表散邪，则浮阳易脱；若因正虚而单纯补里扶正，则表邪不去。故用竹叶汤扶正祛邪、表里同治。方中竹叶甘淡寒以清热，并折其阳浮之势；葛根、桂枝、防风祛风解表；人参、附子益气扶阳；桔梗开利肺气以平喘；甘草、生姜、大枣调和营卫。本方配伍严谨，佐使得法，邪正兼顾，标本同治，为后世扶正祛邪法之祖。

【按语】此证多见于素体阳虚之人，因产后气血大虚，感受风邪所致，风邪留于肌肤则发热，怫郁于上则面赤而头痛，除见发热头痛等太阳中风症状外，还有面赤如妆，气喘等虚阳上浮之证。如兼恶露不畅、量少，小腹胀痛或刺痛者，可佐以活血化瘀药。

产后血虚，多汗出，喜中风，故令病痉。今证中未至背反张，而发热面赤头痛，亦风痉之渐，故用竹叶主风痉，防风治内痉，葛根疗刚痉，桂枝治柔痉，生姜散风邪，桔梗除风痹，辛以散之之剂也。邪之所凑，其气必虚，佐人参以固卫，附子以温经，甘草以和诸药，大枣以助十二经，同诸风剂则发中有补，为产后中风之大剂也。

28.《妇人产后病脉证治第二十一》

【原文重读】妇人乳中虚，烦乱呕逆，安中益气，竹皮大丸主之。（十）

竹皮大丸方

生竹茹二分　石膏二分　桂枝一分　甘草七分　白薇一分

上五味，末之，枣肉和丸，弹子大，以饮服一丸，日三夜一服。有热者，倍白薇；烦喘者，加柏实一分。

【文义直解】产妇哺乳期，体虚，心烦意乱，呕逆，治宜安中益气，选用竹皮大丸。

【释义略解】本条论述产后虚热烦呕的证治。乳汁为精血所化，妇人产后，本气血不足，复加育儿哺乳，阴血更虚。阴虚生内热，虚热上扰心神则烦乱；热扰于胃，胃失和降则呕逆。故治以竹皮大丸清热降逆，安中益气。方中竹茹、石膏甘寒，清热除烦，降逆止呕；桂枝助竹茹降逆平冲；重用甘草，清热安中益气；夫寒则泥膈，佐桂枝以宣导；寒则伤胃，佐甘草以和中，且桂枝、甘草同用，辛甘化气；白薇苦寒，清虚火；枣肉和丸，意在缓调。诸药合用，共奏安中益气之功。

【按语】胃者，水谷气血之海，产后则血气虚而胃气逆，故烦乱呕逆。本方并非补益之品，而是由除烦平逆，清热化气之品组成，实乃平壮火即不食气之意。可用于胃热脾虚而见心中烦热，呕逆，脉虚数者。

29.《妇人产后病脉证治第二十一》

【原文重读】产后下利虚极，白头翁加甘草阿胶汤主之。（十一）

白头翁加甘草阿胶汤方

白头翁二两　甘草　阿胶各二两　秦皮　黄连　柏皮各三两

上六味，以水七升，煮取二升半，内胶，令消尽，分温三服。

【文义直解】产后阴血虚，下利又伤其阴者，宜用白头翁加甘草阿胶汤治疗。

【释义略解】本条论述产后热利伤阴的证治。产后阴血本亏，又兼下利，更伤其阴，两虚相得，故谓“虚极”。此方测证，本条的“下利”当为湿热痢疾，症状应有发热、腹痛、里急后重、大便脓血等。治宜白头翁加甘草阿胶汤清热止利，补虚安中。白头翁汤为治湿热痢的主方，具有清热燥湿、凉血止利之功；因病发产后，故加阿胶滋阴养血，加甘草补中生阳和胃，且能缓和黄连、黄柏苦寒之性。

【按语】本方所治的痢疾必须是湿热证，同时兼阴血亏虚者。若只属湿热痢，用甘草、阿胶容易滞邪，若只为阴血亏虚，用白头翁汤苦寒必伤脾胃而更损其阴。按语本方，不必拘于“产后”两字，只要属于阴虚血弱而病湿热下利者即可酌情使用。

产后既已血虚，下利又复胃弱，未有不虚极者。白头翁汤，纯苦之剂，坚下焦也。加阿胶以补血，加甘草以和胃，二味佐白头翁汤，以治产后下利。

30.《妇人产后病脉证治第二十一》

【原文重读】附方：《千金》三物黄芩汤

治妇人在草蓐，自发露得风，四肢苦烦热。头痛者，与小柴胡汤，头不痛，但烦者，此汤主之。

黄芩一两　苦参二两　干地黄四两

上三味，以水八升，煮取二升，温服一升，多吐下虫。

【文义直解】妇人在分娩及产褥期，感受外邪，症见四肢烦热，伴头痛者，可选用小柴胡汤。烦热但无头痛者，选用三物黄芩汤。

【释义略解】本条论述妇人分娩时或产后感受病邪的证治。产妇在分娩时因产床不洁，或产后因保养不慎，感受外邪，若见四肢烦热、头痛且以两侧为重者，为邪客少阳，阻滞经络。治宜和解少阳，清热祛邪，方用小柴胡汤。若头不痛，但见烦热者，为邪已入里，热在血分，治当清热凉血，方宜三物黄芩汤。方中黄芩清热除烦；苦参清热解毒；干地黄补血养阴，诸药合用共清热除烦。

【按语】本证是因产后阴血亏虚，感受外邪所致的阴虚阳热亢盛之证，以烦热为主证，还应伴有口干口苦、大便热痛或秘结、舌红苔薄黄而干、脉数等。

31.《妇人产后病脉证治第二十一》

【原文重读】附方：《千金》内补当归建中汤

治妇人产后虚羸不足，腹中刺痛不止，吸吸少气，或苦少腹中急，摩痛，引腰者，不能食饮，产后一月，日得服四五剂为善。令人强壮，宜。

当归四两　桂枝三两　芍药六两　生姜三两　甘草二两　大枣十二枚

上六味，以水一斗，煮取三升，分温三服，一日令尽，若大虚，加饴糖六两，汤成内之于火上暖，令饴消。若去血过多，崩伤内衄不止，加地黄六两、阿胶二两，合八味，汤成内阿胶。若无当归，以芎䓖代之；若无生姜，以干姜代之。

【释义略解】本条论述产后虚寒腹痛的证治。妇人产后气血俱亏，再加之脾胃虚弱，生化不足，不能充养形体肌肉，则见虚弱羸瘦；气虚不能温煦，血虚不能濡养，经脉拘急，则见腹中刺痛，吸吸少气，或少腹拘急挛痛而牵引腰背；脾胃虚弱，故不能饮食。治当建中补虚，缓急止痛，方宜当归建中汤。本方即小建中汤加当归，小建中汤建立中气，缓急止痛，调和阴阳；加当归养血和血。此外，若产后身体虚弱，本方亦可作为调补之剂，服之可令身体强壮。

【按语】凡属中气不足，生化乏源，气血俱虚者均可服用本方。应用本方除身体瘦弱，腹中刺痛或拘急痛，不能饮食外，还应伴有面色不华、唇淡、口淡、舌质淡、脉虚缓等血虚中寒之证。

褚老认为本方与黄芪建中汤的不同之处在于：此方为小建中汤加当归，目的在于补血建中；后者为小建中汤加黄芪，目的在于补气建中。虽有补气补血的不同，但建中之意是一致的。

32.《妇人杂病脉证并治第二十二》

【原文重读】妇人中风，七八日续来寒热，发作有时，经水适断，此为热入血室。其血必结，故使如疟状，发作有时，小柴胡汤主之。(一)

小柴胡汤方

柴胡半斤　黄芩三两　人参三两　甘草（炙）三两　半夏半升（洗）　生姜三两（切）　大枣十二枚（擘）

上七味，以水一斗二升，煮取六升，去滓再煎，取三升，温服一升，日三服。

【文义直解】妇人患太阳中风证，已七八日不解，仍见往来寒热，发作有时如疟状，而以前来的月经在这时也停止了，这是邪热乘经期血虚侵入血室，与血相结而导致的，像疟疾一样发作有时，治宜小柴胡汤。

【释义略解】本条论述热入血室的证治。妇人患太阳中风证，已七八日不解，应无发热恶寒，而今仍继见往来寒热，发作有时。询知其在续来寒热之前适值经期，经水因感受外邪而适断，可知邪热乘经期血虚侵入血室，热与血相结所致。因血室内属于肝，肝与胆相表里，故见寒热如疟的少阳证，治以小柴胡汤和解少阳，兼散其血室之结。

【按语】妇人伤寒中风，六经传变，治例与男子同法。本证为妇人适值经期患病，七八日后出现往来寒热，并见经水闭结不行。究其所因，妇人经行之际，当气弱血虚之时，邪气因入血室，与正气相搏，则经为之断，血为之结也。血结则邪正分争，往来寒热，休作有时，与胎前产后、崩漏带下等病在治疗上是有区别的。故用小柴胡汤和解少阳，转邪外出；若血结稍甚，出现小腹疼痛或刺痛、闭经者，可于本方酌加活血祛瘀之品治疗。

33.《妇人杂病脉证并治第二十二》

【原文重读】妇人伤寒发热，经水适来，昼日明了，暮则谵语，如见鬼状者，此为热入血室，治之无犯胃气及上二焦，必自愈。（二）

【文义直解】无者，禁止之辞。妇人伤寒发热，又值经水适来之时，昼则明了，暮则谵语，如见鬼状也。此为热入胞宫，治疗时禁用攻下法伤及中焦胃气，也不用汗法损伤其上焦清气，则必定邪去病愈。

【释义略解】本条论述热入血室的证候和治疗禁忌。妇人患伤寒发热时，正逢经水来潮，虽经水正行而畅利，但邪热最易乘经期血虚而侵入血室，扰于血分。热入血分，血属阴，夜暮亦属阴，营气夜行于阴，血分热盛，热扰神明，故夜暮则胡言乱语、精神错乱。白昼属阳，卫气昼行于阳，气分无大热，故白昼神志清楚。此证不同阳明腑实证，又非邪犯心包，而是热入血室，血分热盛所致，故治之“无犯胃气及上二焦”，既不用攻下法伤及中焦胃气，也不用汗法损伤其上焦清气，所谓“必自愈”，亦并非不用药物而待自愈，而是因邪陷不深，尚未与血相结，月经正行，邪热可随月经外泄而愈。

【按语】可将原文“治之”和“必自愈”前后文联系理解为：这是热入血室，治疗应禁用发汗攻下之法，因辛温发汗会加重血分之热，攻下可使邪热内陷，当按照热入血室的治法处理，病必自愈。临床可用小柴胡汤加清热凉血之品治疗。此外，本条还提示要注意辨证准确，虽曰“伤寒发热”，但已非太阳伤寒的麻黄汤证，是言病从表入，邪已化热；虽曰“暮即谵语”，但非阳明腑实证，亦非承气之宜。今邪在血室中，则非汗、吐、下所宜矣。

34.《妇人杂病脉证并治第二十二》

【原文重读】妇人中风，发热恶寒，经水适来，得七八日，热除脉迟，身凉和，胸胁满，如结胸状，谵语者，此为热入血室也。当刺期门，随其实而取之。(三)

【文义直解】妇人外感风寒，出现发热恶寒，值经水适来，至七八日，发热症状已无，脉迟。胸胁胀满，如结胸状，谵语，这是热入血室。当刺期门而泻其实而治之。

【释义略解】本条论述热入血室、表证已罢的证治。妇人患中风，发热恶寒，正值经期，经水适来，历时七八日后，表热虽除，脉迟身凉和，但有胸胁满如结胸状、谵语等现象，此为表热已罢、瘀热结于血室之证。血室属肝，肝脉络于胁，瘀热而致肝之经脉不利，故胸胁满如结胸状；其谵语并非阳明腑实，而是血热上扰神明所致，故治疗宜取期门而刺之，以泻其实而清其瘀热。针刺期门穴和用小柴胡汤治疗热入血室，均能透邪热外出，消除瘀热。但刺期门者以肝经瘀热为著，服小柴胡汤者以少阳瘀热为著。

【按语】临床治疗热入血室，可先服小柴胡汤。若不愈，再针刺期门穴，或针药并用。

35.《妇人杂病脉证并治第二十二》

【原文重读】阳明病，下血谵语者，此为热入血室，但头汗出，当刺期门，随其实而泻之。濈然汗出者愈。（四）

【文义直解】妇人患阳明病，症见下血、烦躁谵语，这是热入血室，只有头部出汗，宜刺肝之募穴刺期门，泻其实热，使邪热去，阴阳和则周身微微汗出而愈。

【释义略解】本条论述阳明病热入血室的证治。妇人患阳明病，虽不逢经期，但阳明里热太盛，亦可热入血室，迫血下行，使前阴下血。既下血，则邪热当随血去而愈。但邪热内陷，尚在血室中，不能外出，邪热上扰，心神不宁，故烦躁谵语，肝与冲任之脉皆上行，由于里热熏蒸于头，故但头汗出。既热入血室，故治疗仍宜刺肝之募穴期门，以泻其实热，使邪热去，阴阳和则周身微汗出而愈。

【按语】本证见下血、谵语、头汗出等症，说明其邪热较前三证为重、为急，其治疗除针刺期门穴以外，还可酌情选用承气辈加清热凉血之品。

以上第一至第四条皆论热入血室证，病情虽各不相同，但邪热内陷血室的病机则是一致的，故必须以清透邪热为主。此外，还应视其经行是否闭结区别治疗，血未结者治宜清热凉血，血已结者治宜清热行瘀，既可以小柴胡汤为主随证加减，也可针刺期门穴。

36.《妇人杂病脉证并治第二十二》

【原文重读】妇人咽中如有炙脔，半夏厚朴汤主之。（五）

半夏厚朴汤方（《千金》作胸满，心下坚，咽中帖帖，如有炙肉，吐之不出，吞之不下）

半夏一升　厚朴三两　茯苓四两　生姜五两　干苏叶二两

上五味，以水七升，煮取四升，分温四服，日三夜一服。

【文义直解】咽中如有炙脔，谓咽中有痰涎，如同炙肉，咯之不出，咽之不下者，即今之梅核气。

【释义略解】本条论述咽中痰凝气滞的证治。妇人自觉咽中如有异物感，咯之不出，吞之不下，但饮食吞咽无碍，后世俗称梅核气。本病的发生多由七情郁结，气机不畅，气滞痰凝，上逆于咽喉之间。治用半夏厚朴汤开结化痰，顺气降逆。方中半夏、厚朴、生姜辛以散结，苦以降逆；佐茯苓利饮化痰；苏叶芳香宣气解郁。合而用之使气顺痰消，则咽中炙脔之感可除。本方采取“日三夜一服”的给药方式，能使药力持续，以发挥除痰顺气之功，并能防止痰气凝聚。

【按语】本方适用于气滞痰凝，搏结于咽喉所致的梅核气，主要特点为自觉咽中有异物感，咯之不出，吞之不下，但无碍于饮食，咽部淡红或暗红，舌淡红，苔白腻，脉多弦滑或涩滞，并常伴有精神抑郁、急躁易怒、胸中憋闷、喜太息或咳嗽有痰、恶心呕吐等症状。临证时，可酌加疏肝理气、咸味化痰之药，有助于提高疗效。此证男子亦有，不独妇人也。

37.《妇人杂病脉证并治第二十二》

【原文重读】妇人脏躁，喜悲伤欲哭，象如神灵所作，数欠伸，甘麦大枣汤主之。（六）

甘草小麦大枣汤方

甘草三两　小麦一斤　大枣十枚

上三味，以水六升，煮取三升，温分三服。亦补脾气。

【文义直解】脏，心脏也，心静则神藏。脏躁者，心脏虚也。《内经》曰：“心虚则悲”；又曰：“神不足则悲”。

妇人脏躁，喜悲伤欲哭，如神灵所主，频作呵欠，宜用甘麦大枣汤治疗。

【释义略解】本条论述脏燥的证治。《内经》曰：“心虚则悲”；又曰：“神不足则悲”。若为七情所伤，则心不得静，而神躁扰不宁也。本病多由情志不舒或思虑过多，肝郁化火，伤阴耗液，心脾两虚所致。一般表现为情志失常、无故悲伤欲哭、频作欠伸、神疲乏力等症。本病是始于肝，伤及心脾，累及肺肾，因悲出于肺，数欠伸源于肾，如《灵枢·口问》篇有“肾主为欠”之说。《内经》曰：“悲则心系急”。甘草、大枣甘草、大枣甘润补中缓急，使脏不燥则悲伤叹息诸症自去。《灵枢经》曰：“心病者，宜食麦”，是谷先入心矣。方中用小麦，谷之苦者也，用之养心安神，诸药合用补益心脾，安心宁神。

【按语】脏躁病多见于女子，但男子亦可见到。除原文所述主症外，还常伴心烦、易怒、失眠、便秘等，临床可与百合地黄汤、酸枣仁汤联合应用，并酌加养血、安神、解郁之药，以增强疗效。夫悲伤则心动，心动则宗脉感而液道开，故令人欲哭。然悲哀太甚则中气消，气消则荣卫不利，故令阴阳相引，而作伸欠也。妇人外无亡忧之触，而内有悲伤之怀，未有不象神灵所凭者。

褚老认为女子“阴常不足，阳常有余”。七七之岁，历经经、孕、产、乳，阴血数伤，则阴液亏虚，天癸已竭。阴虚阳浮，阴阳不济，营卫不和；肾水不足，脏阴皆虚，肝木失养，心火不济，致心肝火旺，临床用甘麦大枣汤合桂枝汤或百合地黄汤治疗切中病机。

38.《妇人杂病脉证并治第二十二》

【原文重读】妇人吐涎沫，医反下之，心下即痞，当先治其吐涎沫，小青龙汤主之；涎沫止，乃治痞，泻心汤主之。（七）

小青龙汤方

麻黄三两（去节）　芍药三两　五味子半升　干姜三两　甘草三两（炙）　细辛三两　桂枝三两（去皮）　半夏半升（洗）

上八味，以水一斗，先煮麻黄，减二升，去上沫，内诸药，煮取三升，去滓，温服一升。

泻心汤方

大黄二两　黄连一两　黄芩一两

上三味，以水三升，煮取一升，顿服之。

【文义直解】妇人吐延沫，此为水饮在上，医反用下法，会导致心下痞，治疗宜先用小青龙汤去水，水去则涎沫止，后乃用泻心汤以治痞。

【释义略解】本条论述上焦寒饮误下成痞的先后治法。经曰：“上焦有寒，其口多涎”，又曰：“水在肺，吐涎沫”。本条妇人“吐涎沫”亦是上焦寒饮之证，治当温化寒饮，但反误用攻下，而伤其中阳，遂成心下痞证。此与《伤寒论》“病发于阴，而反下之，因作痞也”的误下成痞是同一机制。虽经误下，而犹吐涎沫，说明上焦寒饮仍在，可先用小青龙汤温散之，俟吐涎沫止，再用泻心汤治痞。这又与《伤寒论》的“不可共痞，当先解表，表解乃可攻痞”是同一旨意。

【按语】本条列妇人病篇概示医者临床应审因论治，勿犯“虚虚实实”之戒。本病吐涎沫在先，是上焦阳虚，寒饮不化，故可用小青龙汤温化发散寒饮；心下痞是寒饮误下成痞，属继发病，若为寒热虚实错杂之证，应首选半夏泻心汤，或生姜泻心汤，或甘草泻心汤扶正祛邪，寒热并调，以消痞除满。若寒饮误下反成热痞者，可用大黄黄连泻心汤，或附子泻心汤。

39.*《妇人杂病脉证并治第二十二》*

【原文重读】妇人之病，因虚、积冷、结气，为诸经水断绝，至有历年，血寒积结，胞门寒伤，经络凝坚。

在上呕吐涎唾，久成肺痈，形体损分；在中盘结，绕脐寒疝，或两胁疼痛，与藏相连；或结热中，痛在关元，脉数无疮，肌若鱼鳞，时着男子，非止女身；在下未多，经候不匀，冷阴掣痛，少腹恶寒，或引腰脊，下根气街，气冲急痛，膝胫疼烦，奄忽眩冒，状如厥癫，或有郁惨，悲伤多嗔，此皆带下，非有鬼神。

久则羸瘦，脉虚多寒，三十六病，千变万端，审脉阴阳，虚实紧弦，行其针药，治危得安，其虽同病，脉各异源，子当辨记，勿谓不然。(八)

【释义略解】本条总论妇人杂病的病因、证候和治则，为妇人杂病的总纲。第一段论妇人杂病的病因，不外因虚、积冷、结气三个方面。“虚”是气血虚少，“积冷”是寒冷瘀积，“结气”指气机郁结。妇人应气血充盈，血脉流通，气机通畅，则月经应时而下。若三者之中一有所患，皆能造成经水不利甚或经水断绝的病证。原文以“积冷”为例，指出“至有历年，血寒积结，胞门寒伤，经络凝坚”，以说明寒冷久积，致胞宫受伤，气血凝滞，经络瘀凝不通，引起经水断绝的病变。

第二段论述因虚、积冷、结气在上、中、下三焦引起的病变。在上焦虚冷结气必影响于肺，若寒饮结肺，则见咳吐涎沫，如肺痿；日久寒郁化热，邪热壅肺，结而不散，损伤肺络，则形成肺痈，出现形体消瘦。在中焦虚冷结气必影响肝脾，又由于患者体质的不同，病有寒化或热化两种病变：如其人平素中焦虚寒，则病从寒化形成绕脐疼痛的寒疝病，或出现与肝脾直接相关的腹痛和两胁疼痛，此为寒邪盘结于中焦所致；如病从热化，可见脐下关元穴处作痛，此为热灼血瘀，不通则痛所致；又因内有瘀血，瘀久化热，则脉数。瘀血不去，新血不生，血不外荣，则肌肤失养，状如鳞甲，但非疮疡之疾。上述病变，无论男女皆可出现，故云："时着男子，非止女身"。在下焦虚冷结气必影响胞宫冲任，则专为妇人之病，如云："在下未多，经候不匀"，由于妇人以冲任为事，冲为血海，任主胞胎，故因虚、积冷、结气在下焦，主要病变为月经失调，同时兼见前阴掣痛，或少腹恶寒，甚至牵至腰背，或下连气街，冲气急痛，及两腿膝胫疼烦。此外，妇人情志不遂，气机失于调达，可导致晕厥、癫狂之疾；或为忧愁悲伤，时时发怒之证。此皆妇人杂病范畴，并非鬼神作怪。

第三段指出妇人杂病的论治方法和原则。妇人杂病，如果延久失治，必见身体羸瘦，脉虚弱而易感邪气（多寒）。妇人杂病，常见的有三十六种，其变化多端，错综复杂。因此，医者必须审脉之阴阳，而辨其寒热虚实，然后予以针对性治疗，或用针灸或用汤药，才能切中病机，收到转危为安的效果。对于同病异脉之证，尤应详加审查，辨明该病的根源，以免误治。所以，原文最后强调指出"子当辨记，勿谓不然"。其总的精神示人治妇人病要掌握辨证论治的基本原则。

【按语】本条所论"因虚""积冷""结气"三大病因，"因虚"泛指气血虚损，作为妇人病应指肝、肾、冲脉气血虚损，其病证可见月经过多、过少、提前、推后或终止等病变，临床治疗以补益气血为主；"积冷"应指瘀积和寒冷，"积冷"可使经脉气血凝瘀，致月经失调、经闭、宫寒不育、癥积等证，临床治疗以温经活血为主；"结气"指气机郁结，是病机概念，应为情志不遂致气机郁结，一般是气调则血调，气滞则血滞，气结则血结，其病证在妇人则表现为月经失调、梅核气、脏躁、晕厥、癫狂和乳癖等，临床治疗以疏肝利气，调畅气机为主。

40.《妇人杂病脉证并治第二十二》

【原文重读】问曰：妇人年五十，病下利数十日不止，暮即发热，少腹里急，腹满，手掌烦热，唇口干燥，何也？师曰：此病属带下。何以故？曾经半产，瘀血在少腹不去，何以知之？其证唇口干燥，故知之。当以温经汤主之。（九）

温经汤方

吴茱萸三两　当归二两　芎䓖二两　芍药二两　人参二两　桂枝二两　阿胶二两　生姜二两　牡丹二两（去心）　甘草二两　半夏半斤　麦门冬一升（去心）

上十二味，以水一斗，煮取三升，分温三服。亦主妇人少腹寒，久不受胎，兼取崩中去血，或月水来过多，及至期不来。

【文义直解】下利当指下血。问：妇人年五十，阴道下血数十日不止，夜里即发热，腹满里急，手掌烦热、唇口干燥。这是为什么呢？老师答：妇人五十而有此病，则属带下。之所以会出现这种情况，是因为她曾经半产，瘀血着于小腹不去所致，何以见得呢，这是依据患者唇口干燥的症状而得知的，治疗当用温经汤。

【释义略解】本条论述冲任虚寒兼有瘀血所致的崩漏证治。妇人50岁左右，气血已衰，冲任不充，理应绝经。今反下血数十日不止，此属崩漏之疾。病由冲任虚寒、曾经半产、瘀血停留于少腹所致。瘀血滞留少腹，故有腹满里急，或伴有刺痛、拒按等症。漏血数十日不止，阴血势必耗损，以至阴虚生内热，故见暮即发热、手掌烦热等症。瘀血不去则新血不生，津液失之上润，且津血同源，血亏津亦亏，故见唇口干燥。证属冲任虚寒、瘀血内停、阴虚生热，故用温经汤以温经散寒、活血祛瘀，兼以养阴清热。方中吴茱萸、桂枝、生姜温经散寒，通利血脉；阿胶、当归、芎䓖、芍药、丹皮活血祛瘀，养血调经；麦冬养阴润燥而清虚热；人参、甘草、半夏补中益气，降逆和胃。诸药配合共奏温补冲任、养血祛瘀、扶正祛邪之功，使血脉温和，瘀血去，新血生，虚热消则诸症除。方后注云“亦主妇人少腹寒，久不受胎”，即宫寒不孕证；“兼取崩中去血”，即崩漏下血；“月水来过多”即经量过多或经期延长；月水“至期不来”，即经期推后。这些证候确因冲任虚寒兼有瘀血阻滞所致者，均可用温经汤一方通治。

【按语】本证虚寒、瘀血、虚热共存，但以冲任虚寒兼有瘀血为关键，虚热是次要的。曾经半产、瘀血在少腹不去是瘀血之因。唇口干燥、腹满是瘀血之症，如本书《惊悸吐衄下血胸满瘀血病脉证治》篇指出：“口燥，但欲漱水不欲咽……腹不满，其人言我满，为有瘀血。”温经汤温经活血，是妇科调经的祖方，经少能通，经多能止，子宫虚寒者能孕。故临床上，凡冲任虚寒兼有瘀血阻滞的病证，皆可随症加减用之。

黄煌教授认为温经汤包含了当归四逆汤加吴茱萸生姜汤去细辛、通草与大枣；包含了胶艾汤去地黄、艾叶；包含了桂枝茯苓丸去桃仁、茯苓；包含了麦门冬汤去粳米、大枣；包含了半张当归芍药散。以药测证，温经汤证当有当归四逆加吴茱萸生姜汤的“内有久寒”证；当有胶艾汤的下血证；当有桂枝茯苓丸的瘀血证；当有麦门冬汤的“火逆上气”证；也当有当归芍药散的血虚证而无水停证。病变在血分，既有血虚，又有血瘀，还有血燥津枯，既有下冷之寒，又有上火之热。既是错杂之证当然也离不开复合之方。

褚老以本方为基础方，合薏苡附子败酱散治疗输卵管阻塞及不孕症、合五苓散治疗卵巢囊肿疗效满意。本方的作用，从现代医学来看，可能是参与调节神经及内分泌系统，调节子宫血液循环及子宫机能等多个环节，是“多靶点”的作用。既治月水来过多，又治至期不来，可见是具有双向调整作用。目前，此方多用来治疗排卵障碍相关的子宫异常出血。

41.《妇人杂病脉证并治第二十二》

【原文重读】带下，经水不利，少腹满痛，经一月再见者，土瓜根散主之。(十)

土瓜根散方（阴㿉肿亦主之）

土瓜根　芍药　桂枝　䗪虫各三两

上四味，杵为散，酒服方寸匕，日三服。

【文义直解】妇人患经水不畅利或兼经水一月两潮，并见少腹满痛者，宜用土瓜根散治疗。

【释义略解】本条论述因瘀血致经水不利的证治。此带下即广义带下病，泛指妇人疾病。妇人经水，上应太阴之盈亏，下应海潮之朝夕，故月月经行相符而不失其常轨。今妇女患经水不畅利或兼经水一月两潮者，并见少腹满痛症状，多因瘀血滞留胞宫所致。可伴有少腹按之有硬痛，月经量少，色紫有块，舌紫暗，脉涩等症。治当以活血通瘀为主，方用土瓜根散。方中土瓜根（即王瓜根）活血调经，以为君；䗪虫逐瘀破血，以为臣；芍药通顺血脉，养营血止腹痛以为佐，加酒以行药势；桂枝温通血脉，以为使，诸药合用，瘀血去则经水自调。方后指出用酒冲散，即能加强活血调经的作用。

阴㿉肿，多属瘀积为患，故本方亦能治疗。

【按语】经水不利，有血瘀和血虚的不同，前者必伴有少腹胀痛或刺痛，法当行气活血；后者则腹无胀痛，但有气血不足之象，治宜培补气血。本证由瘀血所致，故用土瓜根散祛瘀以调经。另外，经一月再见之证，临床上常见于血热所致的月经先期，或经期紊乱的疾患，当据具体脉证而辨证施治。土瓜根一般药房不备，可用丹参代之。

42.《妇人杂病脉证并治第二十二》

【原文重读】妇人陷经，漏下黑不解，胶姜汤主之。（十二）

【文义直解】妇人冲任虚寒经气下陷，阴道下血不止，宜用胶姜汤治疗。

【释义略解】本条论述妇人陷经的证治。今妇人陷经，漏下血色紫黑，日久不止者，乃因冲任虚寒，不能摄血所致。治以胶姜汤，温补冲任，养血止血。

【按语】陷经属冲任虚寒，经气下陷，致下血不止，其证虚损程度应重于胶艾汤方证。其辨证要点为漏下血色紫黑，并伴随其他虚寒脉证，可用胶姜汤或胶艾汤加干姜治疗。

前阴出血应注意鉴别，一般出血量多，或新出之血，则血色鲜红；如出血量少，或停留时间较长，其血多为紫黑色；瘀血化热，冲任有火者，其血可表现为紫红色。临床尚应结合全身症状及舌脉加以辨析。

43.《妇人杂病脉证并治第二十二》

【原文重读】妇人少腹满如敦状，小便微难而不渴，生后者，此为水与血并结在血室也，大黄甘遂汤主之。（十三）

大黄甘遂汤方

大黄四两　甘遂二两　阿胶二两

上三味，以水三升，煮取一升，顿服之，其血当下。

【文义直解】敦，大也。妇人产后少腹胀满，小便稍不利，不渴，是血水俱结血室，宜用大黄甘遂汤治疗。

【释义略解】本条论述妇人血水俱结血室的证治。妇人少腹满，有蓄水和蓄血的不同。区别在于若少腹满而小便自利，为蓄血；少腹满而小便不利，口渴，则为蓄水。今少腹胀满，其形高起如敦状，敦，有形物也，是水与血俱结于少腹，满于内而不形于外也。小便微难则水饮不行，不行则津液不竭，故不渴也。小便微难而不渴，且发生在产后，蓄水和蓄血之证兼而有之，故诊断为水与血俱结在血室。治当水血兼攻，以大黄甘遂汤破血逐水。方中大黄攻瘀，甘遂逐水；因是“生后”所患，故配阿胶养血扶正，使邪去而不伤正。本方“顿服之，其血当下”，此峻猛之剂，一次服下，更能增强破血逐水之力。

本方与抵挡汤皆主瘀血实证，并见少腹硬满症，但两者病机同中有异。抵挡汤证血热瘀结下焦，少腹硬满而小便自利，治宜荡热破瘀为法；本方证是水与血并结水室，少腹满如敦状而小便微难，故治宜破血逐水为法。

【按语】本证“水与血俱结在血室”是病机的关键，水结则肿，血结则瘀，水肿必满，血瘀必痛，故少腹肿满，疼痛拒按者，方可诊为水血俱结血室证。临床凡是既有瘀血阻滞，又有水气停蓄的水肿实证，或妇人经行闭阻，又见头面四肢浮肿者，均可以此方为基础化裁治之。

44.《妇人杂病脉证并治第二十二》

【原文重读】妇人经水不利下，抵当汤主之。（亦治男子膀胱满急，有瘀血者）（十四）

抵当汤方

水蛭三十个（熬） 虻虫三十枚（熬、去翅足） 桃仁二十个（去皮尖） 大黄三两（酒浸）

上四味，为末，以水五升，煮取三升，去滓，温服一升。

【文义直解】妇人经水不利下，指经行不通利快畅。

【释义略解】本条论述经闭属于瘀结实证的治法。本证妇人经水不利下，是因瘀血内结成实所致的经闭不行，欲使经行通利，必先去其瘀结，故用抵挡汤逐瘀破血通经。方中以水蛭、虻虫攻逐瘀血通经，且虻虫、水蛭之咸，用以软血结；大黄、桃仁攻下瘀血积滞，桃仁、大黄之苦，用以下血结。诸药合用，共奏逐瘀破结，伴瘀血去而新血生，则其经自行。以药测证，本证尚少腹硬满结痛拒按，或腹不满，而患者自诉腹满小便自利、舌青暗或有瘀点、脉象沉涩等。

本条“经水不利下”与第十条“经水不利”，虽皆由瘀血所致，但前者为经行不畅，后者则为经水闭阻不通，两者在一定程度上有轻重的不同。所以，第十条用土瓜根散活血通瘀，本条则用抵挡汤攻瘀破血。

【按语】从临床上看，一般是血滞经闭，经过理气活血行瘀的治疗即可获愈。此处用抵挡汤逐瘀峻剂，说明瘀结较重。

45.《妇人杂病脉证并治第二十二》

【原文重读】妇人经水闭不利，藏坚癖不止，中有干血，下白物，矾石丸主之。（十五）

矾石丸方

矾石三分（烧） 杏仁一分

上二味，末之，炼蜜和丸枣核大，内藏中，剧者再内之。

【文义直解】藏，阴内也。不止，不去也。妇人经行不畅或经闭，阴中坚块不去，为干血凝结不散，带下多，色白，宜用矾石丸治疗。

【释义略解】本条论述胞宫内有干血，郁为湿热而致带下的外治法。本条带下病是由经行不畅或经闭，致瘀血内留胞宫，瘀血内留日久，则结为干血凝结不散，反郁为湿热，进而腐化为白带。故以矾石丸为坐药，纳入阴中，以除湿热而止带下，这是治疗白带的外治法，亦为治标之剂。方中矾石酸涩，烧则质枯，枯涩之品，故《神农本草经》以能止白带，清热祛腐，解毒杀虫，酸涩收敛以止带；杏仁者，非以止带，以矾石质枯，佐杏仁一分以润之，使其同蜜易为丸，滑润易以纳阴中也。

【按语】本方虽为干血和带下并存，干血为因、为本，治宜先标而后本。本方用矾石清热解毒、化腐收敛，为治疗湿热带下确立了基本治法。矾石在后世妇科外洗剂多取用之。此外，将本方"炼蜜和丸枣核大，内藏中"，是用栓剂治疗妇人阴道疾病的最早记载。

46.《妇人杂病脉证并治第二十二》

【原文重读】妇人六十二种风，及腹中血气刺痛，红蓝花酒主之。(十六)

红蓝花酒方（疑非仲景方）

红蓝花一两

上一味，以酒一大升，煎减半，顿服一半，未止，再服。

【文义直解】凡妇人感受一切风寒等外邪所导致的疾病，以及血行涩滞出现的腹中刺痛等，宜用红蓝花酒治疗。

【释义略解】本条论述妇人腹中血气刺痛的治法。妇人六十二种风，风者，善行而数变，夫风内至五脏六腑，外至腠理肌肤，周身无所不至，故风为百病之长，人感之，重则有卒中、卒倒，轻则内有肠风、飧泄，外有痿痹不仁，皆所以伤其荣卫也。是以百病皆生于风，非止六十二种风也，可泛指一切风寒等外邪。妇人经产之后，风寒最易乘虚侵入腹中，与血气相搏，以至血行涩滞不通，故腹中刺痛。治用红蓝花酒方活血行瘀，利气止痛。方中红蓝花辛温活血行荣，通经祛瘀止痛；酒性辛热剽悍，通经行卫，能散寒行血以助红蓝花之力。两药相伍则周身内外上下无所不至，使气血通畅，瘀阻得通，通则不痛。

【按语】本证病机关键是血瘀，故治疗用血药而不用风药，血脉调和通畅，则风邪自然消散。本方适宜于风寒所致的血瘀腹痛证，临床常用于以腹中刺痛为主症的痛经，若阴虚有热者不宜使用。后世用红花泡酒服，或用红花酒浸后再煎，皆从本方和《金匮》书中之酒剂发展而来。

47.《妇人杂病脉证并治第二十二》

【原文重读】妇人腹中诸疾痛，当归芍药散主之。（十七）

当归芍药散方

当归三两　芍药一斤　茯苓四两　白术四两　泽泻半斤　芎䓖半斤（一作三两）

上六味，杵为散，取方寸匕，酒和，日三服。

【文义直解】妇人肝脾失调之腹痛，宜用当归芍药散治疗。

【释义略解】本条论述妇人肝脾失调腹中诸痛的治法。妇人腹痛的原因有很多，但以肝脾失调、气滞血凝较为多见。本条之腹痛，为气滞血凝，兼有水湿所致，以方测证还应有小便不利、腹微胀满、下肢微肿，带下清稀等。故治用当归芍药散调肝脾、理气血、除水湿，使肝脾和调、气血调畅、水湿消散，则腹痛自已。当归芍药散既能治疗妊娠腹痛，又能疗妇人杂病腹痛，其病机均属于肝脾失调，血水阻滞，故均以之调肝理气血，健脾利水湿，体现了异病同治的治则。

【按语】褚老认为当归芍药散方用当归、芍药、川芎可使肝脉、冲任、胞宫之脉络气血流畅，白术健脾益气，既能使脾胃健运，气血化生，又能祛除湿浊，黄芩清化湿热。以方测证，孕妇应为素体亏虚，或既往有堕胎滑胎病史，故致肝失所养，脾失健运，营血不足，湿热内停，故仲景先其时而治之。对条文“诸疾痛”宜灵活看待，无论何病引起的妇人腹痛，只要属于肝脾不和，湿停血滞者，均可用本方随症化裁治之，若不符合此病机则非所宜。

48.《妇人杂病脉证并治第二十二》

【原文重读】妇人腹中痛，小建中汤主之。

小建中汤方

桂枝三两（去皮）　甘草三两（炙）　大枣十二枚　芍药六两　生姜三两　胶饴一升

上六味，以水七升，煮取三升，去滓，内胶饴，更上微火消解，温服一升，日三服。

【文义直解】妇人脾胃阳虚出现腹痛者，宜用小建中汤治疗。

【释义略解】本条论述妇人脾胃阳虚里急腹痛的证治。妇人腹痛，因中焦脾胃虚寒所致者，临床症见腹痛喜按、心悸虚烦、面色无华、神疲纳少、大便溏薄、舌质淡红、脉细涩等。方用小建中汤治疗，意在建中培土，补气生血，调理阴阳，使脾胃健运，气血流畅，阴阳和谐，则腹痛自已。

妇人腹痛多与气血失和有关。其病机有偏气、偏血和寒热虚实的不同，故治法各异。气滞血瘀，腹中刺痛，用红蓝花酒活血行气；肝脾失调，腹中诸疾痛，用当归芍药散养血柔肝，健脾除湿；脾胃虚寒，腹中痛者，用小建中汤温中散寒，缓急止痛。可见妇人腹痛的治疗，仍当审证求因，审因论治。

【按语】本证病机关键是脾胃阳虚，临床以经后或经期脘腹绵绵作痛、喜温喜按、疼痛时减为主症。小建中汤调理阴阳，补益中气，并能甘温扶阳，缓急止痛。黄煌教授认为，小建中汤的适应证为：①慢性腹痛伴见动悸、烦热、虚弱、腹部扁平而肌紧张；②舌质嫩、苔少。伴自汗出、易感冒者加黄芪。

49.《妇人杂病脉证并治第二十二》

【原文重读】问曰：妇人病，饮食如故，烦热不得卧，而反倚息者，何也？师曰：此名转胞，不得溺也。以胞系了戾，故致此病，但利小便则愈，宜肾气丸主之。（十九）

肾气丸方

干地黄八两　薯蓣四两　山茱萸四两　泽泻三两　茯苓三两　牡丹皮三两　桂枝一两　附子（炮）一两

上八味末之，炼蜜和丸，梧子大，酒下十五丸，加至二十五丸，日再服。

【文义直解】转胞，指妊娠小便不通。

【释义略解】本条论述妇人转胞的证治。妇人转胞以脐下急痛，小便不通为主症。病由肾气虚弱、膀胱气化不行所致。病不在胃，故饮食如故；因病在膀胱，故少腹胀满急痛而不得溺《素问·逆调论篇》曰："夫不得卧，卧而喘者，是水气之客也。"水气不行，浊阴上逆，虚阳上扰，小便不行而热亦不得泄，故烦热不得卧而反倚息。予肾气丸通肾气而利小便。肾气丸者，补肾中真阳，肾阳充则气化行，小便通利，以肾与膀胱为表里，桂、附以益肾中之阳，则阳气自能开通沟渠，宣行便溺，脬系自不了戾矣。

【按语】转胞以妊娠期间脐下急痛，小便不通为突出表现，本方证是由肾阳虚膀胱气化不行、膀胱之系缭绕不顺所致，故用肾气丸温补肾阳，活血利水，临证可再加开通关窍，利小便之品。

50.《妇人杂病脉证并治第二十二》

【原文重读】少阴脉滑而数者，阴中即生疮，阴中蚀疮烂者，狼牙汤洗之。(二十一)

狼牙汤方

狼牙三两

上一味，以水四升，煮取半升，以绵缠筋如茧，浸汤沥阴中，日四遍。

【文义直解】阴疮，是指妇人外阴部结块红肿，或溃烂成疮，黄水淋漓，局部肿痛，甚则溃疡如虫蚀者。

【释义略解】本条论述下焦湿热而阴中生疮的证治。阴疮指阴中有疮疡糜烂的疾病。肾主二阴，少阴属肾，若少阴脉见滑而数，表明湿热内蕴下焦。若湿热之邪聚于前阴，日久必致阴中痒痛糜烂，并伴有带浊淋漓。治用狼牙汤煎水洗涤阴中，旨在清热燥湿，杀虫止痒。狼牙草味苦性寒，清热杀虫。

【按语】《金匮要略》开创了妇科外治法的先河，如"蛇床子散纳阴中"，本条所论述的狼牙汤沥阴中之法治疗阴疮也是外治法的代表。阴疮即阴中生疮，表现为阴中痒痛糜烂，伴带下色黄赤质黏稠，有腥臭味，尺脉滑数。临床用狼牙草煎汤外洗，或煎汤坐浴，再用带线棉球浸汁放入阴道，3~4 小时后取出。也可用狼牙草加苦参、黄连、蛇床子、白矾煎汤外洗。

褚老对带下病采用“内外合治，祛邪除秽”的原则，认为带浊溃遏，可成毒、成虫，故在内治服药的同时，尚可配合各种外治法，采用熏洗、冲洗、阴道纳药、物理治疗等方法以祛邪除秽。临床中对于阴道炎及反复发作缠绵难愈的外阴瘙痒等多采用外治法治疗：常选用苦参、黄柏、花椒、百部，老年肾阴虚、血燥者加当归、马鞭草、鹿衔草等；湿热重者加黄柏、栀子；瘙痒明显加威灵仙、地肤子、蛇床子。

51.《妇人杂病脉证并治第二十二》

【原文重读】胃气下泄，阴吹而正喧，此谷气之实也，膏发煎导之。（二十二）

猪膏发煎方

猪膏半斤　乱发如鸡子大三枚

上二味，和膏中煎之，发消药成，分再服，病从小便出。

【文义直解】阴吹，指妇女阴中时有排气如矢气之状，甚或带有响声的证候。膏发煎者，导小便药也，使其气以化小便，则不为阴吹之证矣。

【释义略解】本条论述阴吹的病因和证治。《内经》曰：“胃满则肠虚，肠满则胃虚，更虚更满，则气得上下。”今胃中谷气实，胃肠燥结，腑气不畅，浊气不能从肠道下行，遂从前阴外泄则肠中虚，虚则气不得上下，而肾又不能为胃关，其气但走胞门，而出于阴户，故阴中出气有声，犹如后阴矢气之状。以方测证，本证除阴吹而正喧外，还当有大便燥结，小便欠利等症，在病机上除胃肠燥结外，还兼有津亏血瘀，故治用猪膏发煎润肠化瘀通便，使浊气下泄归于肠道，则其病自愈。本书还用该方治疗胃肠燥结血瘀的萎黄。

【按语】猪膏发煎主治胃肠燥结所致的阴吹。从临床上看，阴吹除此因外，也可由气血不足，中气下陷，或脾肾两虚，或脾虚寒饮停滞，或湿热下注，或邪郁少阳等所致，故当辨证施治。如《温病条辨》提出“饮家阴吹，脉弦而迟，橘半桂苓枳姜汤主之”；若体虚气虚下陷则用补中益气汤。

《温热论》

1.《温热论·论妇人温病》

【原文重读】再妇人病温与男子同，但多胎前产后，以及经水适来适断。大凡胎前病，古人皆以四物加减用之，谓护胎为要，恐来害妊，如热极用井底泥，蓝布浸冷，覆盖腹上等，皆是保护之意，但亦要看其邪之可解处。用血腻之药不灵，又当省察，不可认板法。然须步步保护胎元，恐损正邪陷也。

【释义略解】本条论述妇人胎前病温的治法。妇女患温病，其证治一般与男子相同，但在怀孕、产后、经水适来适断等特殊情况下，则须特殊处理。凡在妊娠期间患温病，须特别注意保护胎元。古人治疗孕妇病温，多在四物汤的基础上加减用药，热势极盛时，用井底泥或凉水浸泡蓝布覆盖腹部，局部降温，减少邪热对胎元的影响。叶氏认为，孕妇病温，在保护胎元的同时“亦要看邪之可解处”，以祛除邪热达到保护胎元，即“邪去正自安”。若邪热在表，治宜辛凉宣透，使邪从表解，以免内陷伤胎；若阳明热炽，治宜辛寒清气，达热出表；若阳明热结，则适时攻下，使燥热从大便而解，不可过于顾虑胎元而延误治疗时机。若一味强调护胎，滥用养血滋腻药，非但不能祛除病邪，反而恋邪滞病，病更难解，即叶氏所说“不可认板法”。总之，无论运用何法，治疗中须步步注意保护胎元，防止正气损伤，导致邪气内陷。

2.《温热论·论妇人温病》

【原文重读】至于产后之法，方书谓慎用苦寒，恐伤已亡之阴也。然亦要辨其邪能从上中解者，稍从症用之，亦无妨也，不过勿犯下焦，且属虚体，当如虚怯人病邪而治。总之，无犯实实虚虚之禁。况产后当气血沸腾之际，最多空窦，邪势必乘虚内陷，虚处受邪，为难治也。

【释义略解】本条论述产后温病的治疗原则，由于产后不仅阴血耗损，阳气亦不足，历代医家有“胎前宜凉，产后宜温”之说，认为应慎用苦寒之品，以免苦燥伤阴，寒凉伤阳而使虚者更虚，病情加重，但这仅指一般产后调理常用之法，不是绝对的用药禁忌。若产后感受温邪发为温病，邪热充斥上、中二焦，为了及时祛邪外出，可酌量使用苦寒药以清热祛邪并无妨碍，但须注意勿使下焦阴血受损。

因产后体质虚弱，病温当按虚人病温治疗，防止邪热乘虚内陷而生变，故叶氏曰：“当如虚怯人病邪而治”。产后温病还须慎用补益药，以免滋腻恋邪，总之要注意勿犯“实实虚虚”之禁。

3.《温热论·论妇人温病》

【原文重读】如经水适来适断，邪将陷血室，少阳伤寒言之详悉，不必多赘。但数动与正伤寒不同。仲景立小柴胡汤提出所陷热邪，参、枣扶胃气，以冲脉隶属阳明也。此与虚者为合治。若热邪陷入，与血相结者，当从陶氏小柴胡汤去参、枣加生地、桃仁、楂肉、丹皮或犀角等。若本经血结自甚，必少腹满痛，轻者刺期门，重者小柴胡汤去甘药加延胡、归尾、桃仁，挟寒加肉桂心，气滞者加香附、陈皮、枳壳等。然热陷血室之症，多有谵语如狂之象，防是阳明胃，当辨之。此种病机，最需辨别。血结者身体必重，非若阳明之轻旋便捷者。何以故耶？阴主重浊，络脉被阻，侧旁气痹，连胸背皆拘束不遂，故去邪通络，正合其病。往往延久，上逆心包，胸中痛，即陶氏所谓血结胸也。王海藏出一桂枝红花汤加海蛤、桃仁，原欲表里上下一齐尽解之理，此方大有巧妙焉。

【释义略解】本条论述热入血室的证治。妇人感受温邪适值月经来潮，或将净之时，因血室较平时空虚，邪气容易乘虚内陷，易形成热入血室证。由于体质强弱和感邪轻重有别，热入血室的治疗用药也不尽相同。

如妇人经水适来适断之时感受寒邪，邪从少阳将陷血室，或初陷而未深，见寒热往来而脉弦者，可用小柴胡汤清透少阳，此《伤寒论》《金匮要略》中论述较详。血室与冲脉相系隶属阳明胃经，寒邪逐渐化热将内陷时，往往胃中空虚，故于小柴胡汤中加入甘温益气之人参、大枣，扶助胃气，驱邪外出，适用于邪热内陷而血未结者。在温病过程中，热入血室与血搏结，脉证与伤寒不同，不可用小柴胡汤原方，应适当加减。临证时若见神昏谵语如狂，少腹拘急疼痛，或经行不畅，舌绛或有瘀点，当用陶氏小柴胡汤去人参、大枣等甘温助热之品，加生地，桃仁、楂肉、丹皮或犀角（水牛角代）等清热凉血、活血祛瘀的药物；若血室及其经络血结较甚，见少腹满痛，轻者可刺期门，以行气活血；重者用小柴胡汤去参、草、枣等甘味壅补之品，加延胡、归尾、桃仁等活血散瘀药物；如兼寒邪凝滞，小腹畏寒者，加肉桂心温散寒邪；兼气滞而胁腹作胀明显者，加香附、陈皮、枳壳等理气行滞。

热入血室，瘀热扰心，证见谵语如狂，易与阳明胃热所致的谵语相混淆，应当加以鉴别。热入血室而神昏者，瘀血内阻，周身经络气血运行不畅，故可见身体困重，胁及少腹痞痛不舒，牵连胸背部亦拘束不遂，治宜凉血解毒祛邪，活血化瘀通络之法。阳明胃实而神昏者，无瘀血内阻，气血流畅，故肢体活动较为轻便。二者之鉴别，还须结合具体脉证及月经情况全面分析。

热入血室证，瘀热日久不解，上逆致使胸膈气血郁结，甚至内扰心包，形成血结胸，证见胸胁胀满硬痛，谵妄如狂，大便黑，小便利等症，治宜凉血解毒，活血祛瘀。王海藏用桂枝红花汤（即《伤寒论》桂枝汤加红花）加海蛤、桃仁，调和营卫，通行上下，为“表里上下一齐尽解”之剂，可供临床加减应用。

第五章

医家学术传承

本文发表于《河南中医》2004 年第 24 卷第 12 期

褚玉霞治疗经断前后诸证验案

田会霞，指导：褚玉霞
（濮阳市华龙区人民医院，河南 濮阳 457001）

经断前后诸证，西医称为绝经期综合征，多发生于妇女绝经期前后，症见头晕耳鸣，心悸失眠，多梦，烦躁易怒，潮热，烘热汗出，乍寒乍热，情志不宁，多疑善感等。症状轻重不一，参差出现，持续时间短者一年半载，长则迁延数年，甚者影响工作和生活。笔者根据褚玉霞老师的临床治疗经验，结合部分案例略作探析，供同道临证参考。

1　阴虚火旺，气阴亏损型

刘某，女，46 岁，干部，于 2004 年 5 月 18 日来诊。主诉心慌心烦，烘热多汗 2 月余。伴见头晕乏力，嗜睡。末次月经 5 月 16 日，量较前明显减少，2d 即净，色红无血块。舌质红苔薄黄，脉细数。辨证属阴虚火旺，营卫不和，治宜滋阴降火，调和营卫。方选百合地黄汤合桂枝汤加味。药用炙百合 30g，生地黄 20g，黄柏 10g，知母 20g，山茱萸 15g，郁金 15g，石菖蒲 30g，桂枝 10g，白芍 30g，五味子 15g，炙甘草 5g，生姜 3 片，大枣 5 枚为引，取 7 剂。1 周后复诊，诉出汗明显减少，心慌心烦明显改善，继服 5 剂，诸证消失。嘱患者调饮食，畅情志，加强体育锻炼，增强体质。

按：本患者阴虚为本，阳亢为标，治用百合、知母滋补阴血；黄柏、生地黄清热凉血；郁金、石菖蒲理气活血、豁痰开窍；山茱萸、五味子敛阴止汗；桂枝汤调营卫、和阴阳；正如尤怡《金匮心典》引徐彬之说“桂枝汤，外证得之，为解肌和营卫，内证得之，为化气和阴阳”。全方合用则阴血生，虚火降，营卫调，汗自止。

2　心脾两虚，肝郁气滞型

郭某，女，50岁，退休工人，于2004年4月1日来诊。主诉头晕，心悸，失眠，多梦易惊醒，烦躁易怒，疑神疑鬼近1年，加重3个月。患者2年前断经，近1年失眠心悸，噩梦连连，易惊醒，烦躁易怒，精神恍惚，幻听幻觉。曾服用舒乐安定片（具体用量不详）疗效欠佳，最近3个月诸症加重，伴见口干咽痛，嗳气，胸胁疼痛，四肢乏力，下肢尤甚，舌质红苔黄，脉沉数无力。辨证属心脾两虚，阴亏火旺。治宜补脾气，养心血，宁心神。方选百合地黄汤合归脾汤加减。药用炙百合30g，生地黄24g，黄芪30g，当归15g，太子参15g，白术10g，柴胡12g，茯神15g，川朴花15g，炙远志6g，柏子仁15g，五味子15g，丹参30g，合欢皮30g，炙甘草5g，取7剂。1周后复诊诉睡眠明显改善，口干及四肢乏力减轻。继服上方7剂诸症痊愈。嘱畅情志，按时休息，劳逸结合。常食百合大枣粥以巩固疗效。

按：《内经》曰：“心主血，心藏神”，本患者心血亏虚至极，以致神无所主，故见“心悸失眠，多梦易惊，如有神灵”之症，即西医所谓的“幻听”；又肝藏血，阴血亏，肝失所藏所养，故见烦躁易怒；肝失疏泄条达则胸胁疼痛；肝气犯胃则嗳气；脾虚失于运化则口干，四肢乏力，下肢尤甚。方中百合、生地黄滋阴养血，清心安神；柴胡、川朴花疏肝理气，宽胸止痛；归脾汤加减补脾气，养心血。全方共用则脾气健，心血旺，神自安。方证合拍，自收效快捷。

经断前后诸证是以阴血亏虚为本，虚热内扰为标为病机，正如《灵枢·五音五味》说：“妇人之生，有余于气，不足于血，以其数脱血也。”因心主血藏神，心血亏虚而见心悸、失眠多梦，甚则如有神灵之症；血亏及阴则心火偏亢，出现头晕耳鸣，潮热，烘热汗出等症；血亏肝失所藏，则肝失条达而见情志不宁，烦躁易怒，乍寒乍热之症。百合地黄汤是张仲景治疗百合病之方，其病机为阴虚内热，表现为情志异常。二者病机相同，临床表现有类同之症，褚老用之加味治疗经断前后诸证实为异病同治之法。

本文发表于《四川中医》2005 年第 23 卷第 7 期

褚玉霞教授防治流产与保胎的经验

李艳青[1]，高　红[1]，刘欣鑫[3]，王慧芳[2]

（1. 河南省中医院，河南 郑州 450002；

2. 河南中医学院 2002 级硕士研究生，河南 郑州 450002；

3. 山东省枣庄市薛城区人民医院，山东 枣庄 277000）

凡妊娠不足 28 周，胎儿体重不足 1000g 而终止者称为“流产”。在流产类疾病中，最具防治优势的为“先兆流产”及“习惯性流产”。吾师褚玉霞教授，从事妇科临床、教学、科研工作 30 余年，临证经验丰富，擅长诊治妇科各种疑难杂症，尤其在“流产与保胎”方面，颇有建树，现将其经验整理如下。

1　辨证求因，分型施治

关于流产的病因，历来医家都认为与脾肾亏虚有关，吾师褚玉霞教授在借鉴前贤经验基础上，结合多年临床实践，认为流产的发生除与脾肾亏虚有关外，阴虚热扰而致胎动不安亦不容忽视。因孕妇在妊娠期间，阴血下注养胎，机体处于阴血偏虚，阳气偏旺的特殊生理状态，故此期易致热扰胎动而出现各种流产先兆，故认为流产的病因主要为“脾肾亏虚，热扰胎动”，而治以“补肾培脾，清热养阴”之法。临证常以自拟方双保煎剂（川断、杜仲、菟丝子、太子参、白术、黄芩、白芍等）为基本方随证加减。褚教授根据自己多年的临证经验，将常用的保胎药物分为以下几种：（1）固肾安胎类：川断、杜仲、菟丝子、寄生等以补肾固冲；（2）健脾安胎类：党参、黄芪、白术、山药等益气升提；（3）养血安胎类：白芍、熟地、首乌、杞果、山萸肉等；（4）清热安胎类：黄芩、黄柏、栀子、茵陈、龙胆草、二花、公英等；（5）止血安胎类：黄芩炭、黑栀子、生地榆、旱莲草、藕节、仙鹤草、阿胶等；（6）理气安胎类：苏梗、陈皮、白芍、甘草，尤其芍药、甘草合用缓解腹痛效果更佳；（7）胃不和致胎动不安则和胃安胎，常用砂仁、豆蔻、陈皮、姜竹茹、生姜等；（8）宁心安神类：炒枣仁、远志、知母等，褚老认为保胎方药配以镇静之品，一则可缓解患者紧张情绪，二则因“胞脉者系于心”“胞脉者系于肾”，心肾交济与子宫的藏泻功能密切相关，故保胎方药多用之；（9）润肠通便类：火麻仁、炒决明子、肉苁蓉、生首乌等，褚老认为大便不畅易致气机失调而致胎动不安，并可加重先兆流产的症状，故褚老在诊治流产患者时特别注意孕妇大便情况，若不畅则多用此类药。

2　衷中参西，病症相参

褚老在发挥中医辨证论治的同时，积极借鉴现代医学的最新成果，认真探讨本病发生机理，对病人进行必要而系统的西医检查，以明病因。针对具体病因采用中医辨证与西医辨病相结合。若因孕卵或胚胎本身发育不良引起的流产，则尽快下胎益母；小月份的流产，多因黄体功能不全引起，临证则以脾肾亏虚论治，常以双保煎剂合举元煎加减，若同时出血量多，可配合西药黄体酮或 HCG，则保胎的成功率更高；若为子宫畸形或免疫因素引起的先兆流产，临床也按脾肾亏虚论治，此即中医之“异病同治”；若孕妇伴有感染因素存在的，则应在固肾安胎基础上重用清热安胎之品如二花、知母、公英、黄芩、黄柏等；对于母儿血型不合的先兆流产，则在双保煎剂基础上重用龙胆草、茵陈、二花、公英、栀子、黄柏等，可明显降低抗体效价起到安胎作用；对于宫颈内口松弛引起的先兆流产或习惯性流产，则应于妊娠第 14～16 周行宫颈内口环扎术，术后再配以中药双保煎剂加山萸肉、覆盆子等补肾固涩之品，也可起到很好的保胎作用。

3　调摄情志，防重于治

对于先兆流产尤其是习惯性流产的治疗，预防其发生是最重要的。褚老把“上工治病，不治已病治未病”牢记心头，故在孕前对孕妇进行系统而必要的检查，针对易引起流产的因素进行筛查并积极诊治，消除病因，以防孕后发生流产。对习惯性流产的患者，除孕前查找病因，消除诱因外，从确认怀孕之时起，口服双保煎剂至上次发生流产时间后两周以上方可停药。对于此类患者用药时，可酌配二花、公英等清热解毒之品以防体内免疫失常发生流产。其次，稳定心理、调节情志对于防治本病亦不容忽视，许多出现先兆流产的患者前来就诊时情绪都比较紧张，尤其习惯性流产患者更甚，一旦怀孕就有深深的忧虑感与恐惧感，此时不但不利于胎儿正常发育，且极易引起或加重流产先兆症状，故此时，做好患者思想工作，令其减轻心理负担，可预防性口服双保煎剂同时配以炒枣仁、莲子心、黄连、茯神、炙远志等安神之品。在《慎斋遗书》中曾写到“欲补肾者，须宁心，使心得降，肾始实”，故宁心安神之品在保胎方中不可少，这与西医学保胎病人合用镇静剂有异曲同工之妙。此外尚需忌辛辣、禁房室，绝对卧床休息。

4　病案举例

患者刘某，女，28岁，已婚，2001年10月6日初诊。主诉：停经60余天，阴道流血伴下腹痛1天。患者末次月经2001年8月14日，停经40天后偶感恶心、头晕。于昨日晨起跑步赶公共汽车后少量阴道出血至今，遂来院就诊。入院时见腰酸、下腹坠胀，阴道少量流血，色红，质稀，头晕耳鸣，舌质稍红，脉缓滑、两尺沉弱。查尿HCG（+）。妇科检查：宫口未开，子宫大小如孕60天左右。B超示：子宫腔内可见一妊娠囊，形态饱满，胎囊周围有液性暗区包绕，可见妊娠组织并见心管搏动。中医辨证：胎动不安（脾肾亏虚）。治则：补肾培脾，清热安胎。药用：川断30g，菟丝子30g，杜仲20g，黄芪30g，党参10g，白术炭10g，升麻3g，砂仁6g，苏梗15g，旱莲草30g，黄芩炭12g，阿胶20g，炙甘草5g。5剂，1日1剂。2001年10月11日复诊，阴道流血停止，小腹略胀，仍偶有恶心，B超示：胎囊周围液性暗区消失，妊娠囊形态饱满，囊内可见妊娠组织并见心管搏动。继服上方加姜竹茹

15g，5剂后复诊，不再有阴道流血，腰酸腹胀均缓解。该孕妇于2002年5月26日来我院产科顺娩一男活婴。

本文发表于《中医研究》2006年第19卷第7期

褚玉霞教授治疗药物流产后出血经验

孙　红，李艳青

（河南省中医院，河南 郑州 450002）

药物流产（简称“药流”）后出血异常是指用米非司酮配伍米索前列醇终止早孕后，阴道出血时间过长或出血量过多。药物流产以其安全有效，服用方便而倍受青睐。据最新报道，其完全流产率达93%~95%。但药物流产后出血量多、时间长，甚至潜在大出血是其不能完全取代吸宫术的重要障碍。长期出血不仅有损于患者身体健康，而且可诱发盆腔炎、不孕症。褚老嗜经典、阅现刊，博采各家之长，结合自己多年的临证揣悟，对药物流产后出血的病因病机认识深刻，总结出一套关于本病的治则及用药思路，现将其经验整理报道如下。

1　“损伤致瘀、瘀阻胞宫”是药物流产后出血的基本病机

导师认为，本病属于“产后恶露不绝”的范畴，辨证需注意产后“多虚”“多瘀”“易寒”的生理特点。中医学认为，妊娠时脏腑经络气血下注冲任，以载胎养胎；若此时用药物流产，行人为堕胎，促使胚胎排出，则如青藤摘瓜，生采其根蒂。“冲为血海”“任主胞胎”，故药物流产在胎元损伤，离胞而堕的同时，势必伤及冲任二脉及胞脉胞络，气血运行紊乱。若堕胎不全，则余血浊液瘀滞不行或溢于脉外，而成瘀血或蓄血。恶露乃血所化，出于胞中，源于血海；气血调和，冲任健固，胞宫缩复功能正常，则恶露排出，期量有度。反之，气血失于统摄，冲任失固；或血与寒搏，气血凝滞；或瘀阻冲任，胞宫缩复功能失常，瘀血不去，常血难安，故出血不止。具体到本病，总以血瘀居多。导致瘀阻的主要原因有五：①胎

物残留而为瘀；②血为寒凝而致瘀；③气虚失运，败血滞留而为瘀；④气滞血滞而为瘀；⑤热毒之邪与血相搏而成瘀。瘀阻为害，胞宫缩复、藏泻功能失常，而发本病。由此可知，其病因可或实或虚、或寒或热，但病机实质不离“损伤致瘀、瘀阻胞宫”。瘀血停于胞宫，已不能加于常血，即唐容川所说：“既是离经之血，虽清血鲜血，亦是瘀血”，使得新血不得归经，血海不宁，随化随行；加之堕胎后元气受损，胞宫正开，湿热、寒邪等可乘虚侵袭胞宫，与败血相搏，继而一方面使血瘀更甚，常血难安，血出不止；另一方面可出现虚瘀、寒瘀、热血等变证，二者均可影响胞宫的复旧。如此形成恶性循环，使该病难以痊愈。故“损伤致瘀、瘀阻胞宫”贯穿于药物流产后出血的整个病程中，虽可兼夹他证，但基本病机不变。

2　“活血逐瘀、益气温阳”是药物流产后出血的基本治法

由于药物流产后出血的病机实质为“损伤致瘀、瘀阻胞宫”，导师深悟缪仲醇“血不行经络者，行血则血行经络，不止自止”的观点，认为对于该病的治疗只能因势利导，引血归经，从而达到不止血而血自止的目的，切不可盲目单用止血之剂，非但无功，且易留邪。现代中药药理研究证实，行血止血，引血归经，是机体双向调节生理功能的表现，一是通过机体自身调节，使之达到内平衡；二是活血化瘀功能，本身具有双向调节功能，这种作用是活血化瘀药物的不同成分作用于靶器官与靶细胞的结果。单破则新血不生，纯补则瘀血不去，盖气血相关，有形之血生于无形之气，无形之气能生血行血，故配以益气养血之品，以达先祛其瘀，后补其虚，使血归经而正不伤。此外，导师强调：补气扶正虽为应有之品，但必须分清主次。益气虽可摄血，但由于本病主证为瘀，只要瘀血浊液不除，终要夺路而走，单单扶正只可取一时之效，终不能治本，血稍停而日后汹涌，故补气只能为辅助之品而非主药。医圣张仲景在《金匮要略·妇人产后脉证并治篇》云：“新产血虚……寒多”。提出产后易寒的观点。人以阳气为本，《素问·生气通天论》说：“阳气者，若天与日，失其所则折寿而

不彰”。气血津液，热则流通，寒则凝涩，恶露的排出也是如此。产后妇女气血俱虚，不耐风寒，在同样的气候条件下，需要比常人多加衣被。若偶受风寒侵袭，易使既虚之阳气受伤，则气血凝涩，亦必影响恶露的排出，因而治疗恶露不尽除活血化瘀、益气化瘀外，温经散寒之法必不可少，如生化汤中用炮姜，脱花煎中用肉桂，皆为温阳。故导师指出：治疗本病早期应佐以“温阳”之品，热毒感染多为继发因素，常发生于药物流产后 2w 或更长时间。基于上述认识，导师提出从“瘀”论治的思想，将活血逐瘀、祛瘀生新、益气温阳、调理冲任，作为治疗本病早期的基本治则，而未常规选用清热解毒之品。

3　临床经验用方与方义分析

“逐瘀清宫方”是导师根据产后“多虚”“多瘀”“易寒”的生理特点及药物流产后出血以“损伤致瘀、瘀阻胞宫”为主的病机实质，在从“瘀”论治的原则指导下，结合自己多年的临床经验及现代中药药理研究而拟定的经验方。方中莪术、水蛭活血破瘀为君；当归、川芎、红花、益母草养血活血、祛瘀生新为臣；枳壳、肉桂温经散寒、理气止痛，黄芪补气升提为佐；车前子利水消肿、滑利下行，合川牛膝引血下行为使。全方共奏活血逐瘀、益气温阳、调理冲任之效。现代药理研究表明：水蛭、川芎、红花、当归、益母草、川牛膝等可兴奋子宫平滑肌；水蛭、莪术、川芎、当归、益母草等活血化瘀之品均可通过改善局部微循环，使瘀血尽快吸收，促进子宫内膜的修复；人参的促性腺激素样作用，对子宫内膜的修复也有一定作用。川牛膝中的牛膝多糖、人参中的人参皂甙可增强机体免疫功能；当归有促进红细胞、血红蛋白生成作用，能改善体质，加速机体的向愈过程。总之，该方能够加强子宫收缩，促进瘀血残物排除，利于子宫内膜的修复及机体免疫力的改善，用于临床疗效显著。

4　病案举例

患者，女，26 岁，2004-06-08 初诊。主诉：药物流产后 10d，阴道淋漓出血至今。患者 10d 前口服米非司酮配伍米索前列醇后，有大量血块及妊娠组织排出，随后阴道淋漓出血至今，量时多时少，色暗有块，下腹坠痛，喜温喜按；舌淡暗边有瘀点，脉沉涩。复查B超示：宫腔内见强回声光团，大小约3.5cm×3cm，提示宫腔内少量残留物。中医辨为“产后恶露不绝”，因“损伤致瘀，瘀阻胞宫”引起，给予逐瘀清宫方，处方：黄芪30g，当归12g，川芎9g，红花15g，益母草30g，三棱30g，莪术30g，水蛭6g，枳壳15g，肉桂6g，川牛膝15g。5剂，每日1剂，水煎服。5d后复诊，已于1d前出血停止，未诉特殊不适，舌淡苔薄白，脉缓有力。复查B超示：宫内膜线居中，宫腔内未见异常回声，子宫附件未见异常。

本文发表于《辽宁中医杂志》2007年第34卷第6期

褚玉霞治疗不孕症的经验

孙　红

（河南省中医院，河南 郑州 450002）

不孕症是妇科常见病、疑难病之一，也是一个困扰社会和家庭的实际问题。目前随着人们思想观念的变化，不少妇女推迟婚龄及育龄，由此而出现的生育能力逐渐降低及遗传性疾病的发生率逐渐提高，使得对不孕症的诊治有某种程度上的紧迫感。褚玉霞教授，从事妇科临床、教学、科研工作40余年，治学严谨，学验俱丰，擅长诊治妇科各种疑难杂症，在不孕症的诊治方面，颇有建树，并有“送子观音”之称。笔者有幸随师临诊，受益匪浅，现将其经验整理如下。

1　重在治肾　兼调肝脾

中医认为，引起不孕证的病因病机复杂，褚老根据自己的多年临床经验认为不孕症的治疗应着重从肾入手。因“经水出诸肾”，“肾主生殖”，如禀赋不足，多产房劳，大病久病等均易致肾气亏损，肾精不足，冲任脉虚，从而致经血失调；孕育无能。故临证处方中常以生熟地、何首乌、枸杞子、山茱萸、桑椹子、龟板胶以及菟丝子、巴戟天、川续断、淫羊藿、炒杜仲、覆盆子、紫石英等为主药。肝藏血，主疏泄，调气机，体阴而用阳，且冲脉附于肝，与女子月经密切相关，若情志不畅，肝气郁结，气血失调，冲任不能相资也可致不孕。另外月经的主要成分是血，脾为气血生化之源，脾之生化赖肾阳之温煦，若脾虚血少，或脾虚聚湿成痰，或脾肾阳虚，可致胞宫失于温养或胞宫、胞脉受阻而不孕，故在治疗不孕症时，除重治肾外，尚需调理肝脾。在临证中常以香附、柴胡、枳壳、木香、青皮、陈皮、砂仁、焦山楂之属配伍于补肾之剂中，以使肝气畅达，脾气健运，而达肾肝脾功能相互协调，共同作用于胞宫，尽快地完善其主月经和孕育之功能。

2　循经各期　遣方用药

褚老认为，调经种子虽应以治肾为主，兼顾肝脾，但在具体应用时还要根据月经周期中阴阳消长的规律，掌握月经各期的特点，循时用药。褚教授总结近40年的临床经验，形成了“补肾（补肾阴为主）-补肾活血-补肾（补肾阳为主）-活血行气”的周期治疗模式。平素以当归、白芍、熟地、山茱萸、淫羊藿、香附、砂仁为基本方。经后期选加枸杞子、五味子、制首乌、女贞子、龟板胶、黄精等；排卵期于经后期方酌加丹皮、丹参、茺蔚子、川牛膝等；经前期以基本方加紫石英、巴戟天、肉苁蓉、鹿角霜、仙茅、黄芪等。行经期以活血通经汤（当归、川芎、赤芍、桃仁、红花、泽兰、丹参、香附、川牛膝）加减，如偏寒者加乌药、小茴香、炮姜、肉桂；偏热者熟地易生地加丹皮、大黄、郁金等。

3　衷中参西　病证相参

褚老在发挥中医辨证论治的同时，积极借鉴现代医学的最新成果，认真探讨本病发生机理，对病人进行必要而系统的西医检查，以明病因。针对具体病因采用中医辨证与西医辨病相结合。褚老认为如子宫发育不良者，应以补肾为主，且于补肾之剂中重用鹿角胶、紫河车等血肉有情之品。若为多囊卵巢综合征，常表现为肥胖、多毛、双侧卵巢增大、卵巢包膜增厚而无排卵，LH/FSH 比值大于 2.5，多为肾虚气化失调，津液在下焦凝聚成痰而致，可在补肾的同时酌加化痰之品，如浙贝母、僵蚕、天竺黄、橘红、白芥子、胆南星之属，西药可配服克罗米酚。高泌乳血症，常有闭经、溢乳、乳房胀痛，为肝失疏泄，肝血不能下注胞宫而为经血，反上逆为乳，应肝肾同治，拟补肾疏肝之法，常于补肾药中加夏枯草、柴胡、枳壳、青皮、麦芽、薄荷等；西药可酌加服溴隐亭、维生素 B_6 等。若为席汉氏综合征，常见形体消瘦，面色无华，肌肤不泽，毛发脱落，畏冷倦怠，生殖器官萎缩，多因产后大出血，血去精亏，冲任失养，以人参养荣汤加紫河车、淫羊藿、鹿角胶、阿胶等大补精血；西药可酌情补充雌孕激素、睾丸素、强的松、甲状腺素等。若卵巢早衰，除闭经外，尚见烘热汗出，烦躁失眠，阴道干涩，生殖器官萎缩等围绝经期综合征的表现，中医治疗除补肾调冲之外，应辨证施以滋阴降火、调和营卫、补益心脾、甘润滋补之法，方用知柏地黄汤、百合地黄汤、桂枝汤、归脾汤、甘麦大枣汤等；西药可用超大剂量外源性促性腺激素刺激卵泡发育，然后再用 HCG 诱发排卵，对免疫性早衰者可加用强的松，此外，仍可用雌孕激素替代治疗。排卵障碍性不孕，病因复杂，中医药治疗收效缓慢，但无副作用，西药治疗有时虽立竿见影，但有一定副作用，所以应用性激素治疗不宜超过 3 个月，以免出现卵巢功能废用性退化。免疫性不孕由冲任损伤而致，冲任之本在肾，因而本病的发生应以肾虚为本，瘀血湿热为标，治疗时辨证施以温肾补肾、滋阴降火，化瘀利湿，清热解毒之法，西药酌用强的松或抗凝剂肠溶阿司匹林。在中西医结合治疗中，中药的应用，在一定程度上控制了西药的副作用，且提高了疗效，起到了相得益彰的效果。

4　多种途径　综合治疗

褚老认为不孕症的发生发展与脏腑冲任经脉的虚损、郁结、瘀阻、邪伏等密切相关。因其病因复杂，所产生的病症各有特征，病情有轻重之殊，人体有寒热虚实之别，故在辨证过程中，从整体观念出发，多途径用药，进行综合治疗是攻克不孕症的有效方法之一。常用的方法有：内服药物，中药保留灌肠，下腹部外敷药物，理疗，宫腔及输卵管注药，输卵管阻塞的介入治疗，中药制剂静滴或肌注，盆腔封闭，对外阴、阴道、宫颈疾病的熏洗、坐浴、纳药等，均有自拟的系列药物。经临床验证，综合疗法常用于妇科内外生殖器官的急慢性感染疾病，诸如子宫肌炎、子宫周围炎、子宫内膜炎、骶韧带炎、附件炎、盆腔炎性包块、输卵管积水、宫颈炎、阴道炎、外阴炎、子宫内膜异位症、宫外孕未破损或已破损稳定型，陈旧性宫外孕等。这些疾病可直接或间接引起不孕症的发生，通过多途径综合用药，共同作用于机体，能从多方位调整人体的阴阳平衡，解除各种可能引起不孕症的隐患，达到殊途同归的疗效。褚老除针对病因积极用药调治外，亦非常重视心理疏导，尤对久婚不孕，盼子心切，终日悲观失望的患者，做好思想工作，解除患者思想负担，增强信心，可助药力之不逮。

5　病案举例

刘某，女，28 岁，已婚，2005 年 9 月 2 日初诊。主诉：婚后 2 年未避孕而未受孕。患者既往月经规则，末次月经 2005 年 8 月 9 日，经期、量、色、质正常，无痛经。患者于 1 个多月前行腹腔镜检查示：盆腔正常，子宫略小，双侧输卵管通畅。实验室免疫检查均正常。妇检：外阴阴道发育较差，宫体略小，余未见明显异常。褚老诊断为原发性不孕，并认为本病主要因子宫发育不良，应以补肾为主，目前为经前期，应以温补肾阳为主，药用：黄芪、当归、白芍、熟地、山茱萸、淫羊藿、香附、砂仁、紫石英、紫河车、巴戟天。二诊：2005 年 9 月 10 日月经来潮第 1 天，量少，色淡，无痛经。舌淡苔薄白，脉弦细。治疗以养血活血通经为主，因势利导引血下行。药用：当归、川芎、赤芍、桃仁、红花、泽兰、墨旱莲、丹参、香附、川牛膝。三诊：2005 年 9 月 18 日月经干净 3 天，时有腰酸，小腹下坠。舌淡苔薄白，脉沉细。辨证为肾阴虚，结合经后期，治疗以滋肾养阴为主，药用：当归、白芍、熟地、山茱萸、淫羊藿、香附，砂仁、枸杞子、女贞子、龟板胶、黄精。并嘱其 4 天后来院检测卵泡发育。四诊：2005 年 9 月 23 日患者来院做 B 超检测到右侧卵巢有一大小约 20mm×8mm 优势卵泡，其有成熟卵泡，嘱回家后房事可提高受孕几率，并在上方基础上增加丹皮、丹参、茺蔚子、皂刺以促进卵子排出。五诊：2005 年 10 月 20 日患者来院自诉月经未潮，纳差，恶心，时有干呕，嗜睡。舌淡红苔薄白，脉滑数。测尿 HCG（+），初步考虑早孕，遂告知孕期注意事项，并建议定期来院围产保健。该患者于 2006 年 6 月 12 日在本院妇产科顺娩一男活婴。

本文发表于《中医杂志》2008 年第 49 卷第 8 期

消癥饮治疗湿热瘀阻型慢性前列腺炎 200 例临床观察

王祖龙[1]，孙自学[1]，李　灿[2]，宋竖旗[3]，李　晖[1]

（1. 河南中医学院第二附属医院男科，郑州市东风路 6 号，450002；2. 河南省药品审评认证中心；3. 中国中医科学院广安门医院）

慢性前列腺炎（chronic prostatitis，CP）是成年男性的常见病、多发病，据估计我国 50% 的男性在一生中曾患过前列腺炎，该病就诊率约占男科门诊的 30%～50%，本病病因未明，缺乏有效治疗方法，易反复发作，缠绵难愈，严重影响了男性的身体健康和生活质量。

消癥饮为河南省著名妇科专家褚玉霞教授治疗妇科湿热瘀滞引起的癥瘕积聚、盆腔炎的经验效方，因与慢性前列腺炎的基本病机湿、热、瘀相同，根据中医异病同治的理论，2004 年 1 月～2006 年 12 月，我们运用消癥饮治疗慢性前列腺炎中最常见证型——湿热瘀阻证 200 例，现报告如下。

1　临床资料

1.1　一般资料

300 例均为河南中医学院第二附属医院男科门诊确诊为慢性前列腺炎湿热瘀阻证的患者，按随机数字表法（2∶1）随机分为治疗组和对照组。其中治疗组 200 例，年龄 18～49 岁，平均（24±1.9）岁；病程 6 个月～7 年，<1 年者 42 例，1～5 年者 146 例，>5 年者 12 例，平均（23±2.6）个月；已婚者

148 例，未婚者 52 例；前列腺液（EPS）细菌培养阳性者 12 例；病情轻度 34 例，中度 136 例，重度 30 例；治疗前症状平均总积分为（18.37±3.25）岁。对照组 100 例，年龄 19~49 岁，平均（24±2.1）岁；病程 5 个月~7 年，<1 年者 14 例，1~5 年者 76 例，>5 年者 10 例，平均（24±2.4）个月；已婚者 74 例，未婚者 26 例；EPS 细菌培养阳性者 6 例；病情轻度 22 例，中度 72 例，重度 6 例；治疗前症状平均总积分为（18.47±3.33）分。两组在年龄、病程、婚姻状况、细菌培养、病情、治疗前症状平均总积分值等方面比较差异无统计学意义（$P>0.05$），具有可比性。

1.2 诊断标准

1.2.1 西医诊断标准

参照《吴阶平泌尿外科学》（2004 年）、《中国泌尿外科疾病诊断治疗指南》（2007 年）及美国国立卫生研究院（NIH）慢性前列腺炎分类标准（1995 年）进行诊断分型。

1.2.2 中医辨证标准

依据《中药新药治疗慢性前列腺炎的临床研究指导原则》（2002 年）制定湿热瘀阻证辨证标准：（1）主症：①阴囊潮湿、尿道灼热感；②小腹、会阴、睾丸坠胀疼痛或刺痛不适；③舌质紫暗或瘀点，苔黄腻，脉滑数或濡数。（2）次症：①尿痛、尿急、尿频；②尿余沥不尽、尿等待；③尿道滴白；（3）辨证标准：主症任 2 项；主症①+②或①+③加次症 1 或 2 项；主症③加次症 1 项；（4）评分标准：主症每项无为 0 分，轻为 1 分，中为 2 分，重为 3 分；次症每项无为 0 分，有为 1 分；积分≤10 分为轻度，11~18 分为中度，>18 分为重度。

1.3 纳入标准

（1）符合西医慢性前列腺炎的诊断标准；（2）中医辨证为湿热瘀阻证；（3）年龄 18~49 岁；（4）病程>3 个月。

1.4 排除标准

（1）合并前列腺增生症、前列腺肿瘤、尿道狭窄者；（2）合并有严重心、脑、血管、肝、肾和造血系统原发性疾病，精神病患者；（3）对治疗药物过敏者；（4）不配合各项检查及资料不全者。

2 方法

2.1 治疗方法

治疗组：用消癥饮（由生薏苡仁 30g，败酱草 30g，红藤 20g，牡丹皮 15g，赤芍 15g，桃仁 10g，王不留行 15g，桂枝 6g，黄芪 30g，茯苓 15g，延胡索 12g，川牛膝 15g 组成。加减：少腹、会阴部胀痛不适者，加橘核 15g，荔枝核 15g；会阴、肛门部下坠者，加柴胡 6g，升麻 5g；失眠者加酸枣仁 6g。）治疗，每日 1 剂，水煎 2 次，取汁 500ml，分 2 次温服。对照组：口服清浊祛毒丸（广西桂南制药集团有限责任公司，批号：041008），每次 8g，每天 3 次，饭前 30 分钟服用。以上两组均忌酒，忌辛辣，避免劳累，少坐多活动，EPS 细菌培养阳性者均配合服用乳酸左氧氟沙星片（宜昌长江药业有限公司，批号：040711）每次 0.2g，每日 2 次。

2.2 观察指标及研究方法

采用随机分组，阳性药物平行对照，剂量视情况增减的试验方案。入选后受试者被随机分配进入 8 周的治疗期，其间分别于治疗后的第 2、4、6、8 周末安排 4 次访视，分别作 EPS 常规检查、EPS 细菌培养及前列腺触诊，观察疗效与安全性。在治疗前和第 8 周末对患者进行疗效评分，评价其症状改善情况。

2.3 疗效判定标准

参照《中药新药临床研究指导原则》（2002 年）标准制定。治愈：临床症状积分减少≥80%，前列腺压痛消失，质地正常或接近正常，EPS 检查连续 2 次以上正常；显效：临床症状积分减少≥60%但<80%，前列腺压痛及质地均有明显改善，ESP 检查连续 2 次以上 WBC 计数较治疗前减少≥60%；有效：临床症状积分减少≥30%但<60%，前列腺压痛及质地均有所改善，EPS 检查连续 2 次以上 WBC 计数较治疗前减少≥30%但<60%；无效：临床症状积分减少<30%或无变化，前列腺压痛及质地均无改善，EPS 检查连续 2 次以上 WBC 计数较前减

少<30%或无变化。

2.4 统计学方法

采用 SPSS13.0 软件进行统计分析，计量资料采用 t 检验，计数资料采用 χ^2 检验，等级资料采用 Ridit 检验。

3 结果

3.1 两组临床疗效比较表 1 示，治疗组总有效率高于对照组（$P<0.05$）。

表 1 两组临床疗效比较［例（%）］

组别	例数	治愈	显效	有效	无效	总有效
治疗组	200	72（36.0）	60（30.0）	49（24.5）	19（9.5）	181（90.5）
对照组	100	24（24.0）	17（17.0）	33（33.0）	26（26.0）	74（74.0）

3.2 两组患者治疗前后中医症状积分比较表 2 示，治疗组与对照组治疗前积分比较差异无统计学意义（$P>0.05$）；两组治疗后与本组治疗前比较差异有统计学意义（$P<0.05$）；治疗组症状改善优于对照组（$P<0.05$）。

表 2 两组治疗前后中医症状积分比较（分，$\bar{x}\pm s$）

组别	例数	治疗前	治疗后
治疗组	200	18.3±3.25	6.5±3.53＊△
对照组	100	18.4±3.33	11.4±4.47

与本组治疗前比较，＊$P<0.05$；与对照组治疗后比较，△$P<0.05$

3.3 两组患者治疗前后前列腺液白细胞变化的比较表 3 示，两组治疗后与本组治疗前比较，前列腺白细胞变化有统计学意义；与对照组治疗后比较，治疗组前列腺白细胞变化优于对照组（$P<0.05$）。

表3 两组治疗前后前列腺液白细胞变化比较［例（%）］

组别	时间	例数	<10个/HP	10~29个/HP	≥30个/HP
治疗组	治疗前	200	0	176（88）	24（12）
	治疗后	200	142（72）	56（28）	0
对照组	治疗前	100	0	84（84）	16（16）
	治疗后	100	28（28）	54（54）	8（8）

3.4 不良反应情况

经观察未发现患者服用消癥饮后有不良反应。

4 讨论

慢性前列腺炎是男性生殖系统疾病中最常见的感染性疾患之一。由于前列腺病灶周围瘢痕包绕缺少血管，药物难以进入病灶，EPS的pH值升高，破坏了正常前列腺和血浆pH梯度，使进入前列腺的抗生素90%呈非离子型，易返回血浆内，以致药物浓度不足以杀死致病微生物。中医药在我国已经成为主要的治疗方法之一。

慢性前列腺炎属于中医“精浊”的范畴，与思欲不遂或房劳过度，相火妄动，或酒色劳倦、脾胃受损、湿热下注、败精瘀阻等因素有关，而湿热下注是本病的重要因素之一，正如高锦庭在《疡科心得集》中说“……在下部者，俱属湿火湿热，湿性下趋故也……”。湿热之邪，可由外侵，亦可由内生。外侵者可因外感湿热火毒，蕴结不散，湿热秽浊之邪下注；或者下阴不洁，包皮过长，藏污纳垢，或性交不洁，湿热之邪由下窍浸淫，留于精室，精浊混淆，精离其位而成本病。内生者可由嗜食肥甘酒酪和辛辣炙煿之品，脾胃受损，运化失常，积湿生热，下注膀胱。湿热长期不得清利，相火久遏不泄，精道气血瘀滞而形成了慢性前列腺炎的“湿、热、瘀”病机特点。研究显示，感染湿热邪毒后，病邪循经络下注，邪毒伏留于前列腺内，损伤腺体组织，破坏腺体内环境，导致腺管内的瘀浊排出不畅、腺体组织增生及病灶纤维化，这种炎症浸润，腺管水肿，腺体充血、纤维化正是中医学认为“湿热瘀阻”的微观病理基础。所以治疗应针对其病机，湿者宜利，热者宜清，瘀者宜活，故选用消癥饮治疗。

消癥饮方中薏苡仁健脾利水渗湿，清热排脓消痈，此处用之，一可清热利湿除湿热之标，二可强健脾胃除生湿之源，三可排脓消痈治疗局部炎症，为君药。败酱草配红藤既清热解毒、消痈排脓，又活血祛瘀止痛；牡丹皮、赤芍味苦而微寒，能活血化瘀，又能凉血以清退瘀久所化之热，并能缓急止痛；桃仁善泄血分之壅滞，治疗热毒壅聚、气血凝滞之痈；王不留行具有通淋、通经、通乳的“三通”作用，共为臣药；桂枝辛甘而温，可温通血脉以行瘀滞，取“结者非温不行”之义。血得温而行，遇寒则凝，凡痈肿瘀结之症有热者，过用清热，则热清而瘀结难散，此方在大量清凉药中佐桂枝辛散使热清瘀消；茯苓健脾益胃、渗湿祛痰；黄芪益气，既可助行瘀，又防辛散药物久用伤气；延胡索理气止痛；川牛膝引药下行，共为佐使药，奏清热利湿、祛瘀止痛之功。全方配伍得当，切中病机，故临床应用取得了满意的效果。

本文发表在《上海中医药杂志》2008 年第 42 卷第 11 期

褚玉霞辨治免疫性不孕症经验

杨宝芹

（河南中医学院，河南 郑州 450002）

褚玉霞教授系河南中医学院硕士研究生导师，现任中华中医药学会妇科委员会副主任委员、中华中医药学会河南省妇科委员会主任委员。褚老从事中医不孕症研究 40 余年，尤其是对免疫性不孕症的诊治独具匠心，疗效显著。笔者有幸随诊左右，深得教诲，今将褚老治疗本病经验简要整理如下。

不孕症是妇科的疑难病之一。引起不孕症的病因病机相当复杂，据统计，近年发现的不孕症中，20%～40%是由于免疫原因引起的。免疫性不孕症患者，其夫妇双方各项不孕症检查指标均正常，但有抗生育免疫证据存在。目前已发现的免疫因素主要有抗精子抗体、抗子宫内膜抗体、抗卵巢抗体、抗心磷脂抗体、抗绒毛膜促性腺激素抗体等。中医学并无有关本病的专项记载，大都归属于"月经不调""无嗣"等范畴。免疫性不孕症的治疗现代医学多采用隔绝疗法、免疫抑制及辅助生殖技术等，不仅妊娠率低，副作用大，且费用高。褚老在多年的临床实践中，不断探索本病中医病机，总结出中医治疗与现代医学手段相结合的治疗方法，在临床中取得良好疗效。

1　肾虚为本，湿热为标，血瘀为变

褚老认为，本病多由房事不节，经期、产后、人流术后等感染湿热邪气，导致冲任损伤。冲任之本在肾，肾虚是免疫性不孕症的主要病因，正如《素问·六节藏象论》曰："肾者，主蛰，封藏之本，精之处也。"肾精为生殖发育之源泉，肾精化生肾气，内寓元阴元阳，是维持人体阴阳的本源。肾中精气的盛衰主宰着人体的生长发育及生殖功能的成熟与衰退。《内经》曰"肾生骨髓"，"其充在骨"。中医学中"髓"包括了骨髓和脊髓等。现代医学认为骨髓是免疫系统的中枢免疫器官，是免疫活性细胞的发源地及分化成熟的微环境，在免疫应答及免疫调节过程中起重要作用，因而认为肾为免疫之本。若先天肾气不足，或房劳过度，耗伤肾气，精血亏虚，则可导致肾虚难以受孕；肾为气血之根，若机体肾虚，湿热邪毒则乘机内侵胞宫冲任，影响气血畅行，血随气结，以致气滞血瘀，瘀阻冲任胞脉，则瘀血湿热内阻，冲任不得相资，则不能摄精成孕。诚如《医宗金鉴妇科心法要诀白话解》云："妇人不孕之故"乃"血积在胞宫，影响新血的化生，新血不生就不能成孕"。综上所述，褚老认为本病病位在肾，其病机关键是以肾虚为本，湿热为标，血瘀则为其变。

2　扶正为主，驱邪为辅，循时用药

根据本病的病因病机特点，褚老提出治疗以补肾滋肾为主，佐以化瘀利湿，清热解毒之品。褚老拟定经验方，主要组成为紫河车、紫石英、仙灵脾、熟地黄、菟丝子、枸杞子、黄芪、黄柏、金银花、赤芍药、丹参、香附、砂仁、川牛膝。方中紫河车为血肉有情之品，既可大补元气元阴，又可生精益血；紫石英和紫河车同补督脉、温肾阳，填精益髓；仙灵脾、熟地黄、枸杞子补肾滋肾、调理冲任；菟丝子具有补肾益精、调补肝脾之效，为平补肝肾之良药；黄芪扶助正气，托邪外出；黄柏、金银花清热燥湿，泻火解毒；丹参味苦、性微寒，养血活血，行血中之滞，静中有动；赤芍药、香附活血化瘀、理气开郁；砂仁性辛散温通，其芳香健脾，可健胃，防补药滋腻；川牛膝性善下行，有引血下行及引药直达病所之功。纵观全方，诸药共奏补肾滋肾、活血化瘀、清热助孕之功。褚老还强调在具体应用时还要依据月经周期中阴阳消长的规律、月经各期的生理特点，循时用药。平素以紫河车、紫石英、仙灵脾、熟地黄、菟丝子、枸杞子、香附、砂仁、川牛膝为基本方。行经期，胞脉充盛，血海由满而溢，治以活血化瘀、理气通经促进经血排泄，合用活血通经汤，其方由当归、川芎、赤芍药、桃仁、红花、香附、丹参、元胡、乌药、川牛膝组成。月经后期，冲任空虚，气血不足，为阴长阳消时，治疗上当着重扶正固本，以补肾阴、填精补血为主，宜加入黄精、白芍药、女贞子、旱莲草；氤氲期，在重视阴血、阴精前提下，推动转化，治疗以温肾益精，佐以活血之品，以促进卵子的排出，宜加入茺蔚子、莪术、三棱；经前期为“阳长阶段”，治疗当以温补肾阳为主，佐以滋阴之品，方中加入杜仲、巴戟天、鹿角霜、黄芪。

3　衷中参西，提高疗效

褚老强调辨证施治是中医治疗学的基础，但在组方选药时，不仅需考虑对证用药，熟练掌握中药功效，又当积极借鉴现代药理研究成果。如补肾中药具有促进免疫功能、减少自身免疫、调节免疫平衡的作用；活血化瘀类中药可有效降低毛细血管通透性、减少炎症渗出和促进炎症吸收，并对已沉积的抗原复合物有促进吸收的作用，能改善血液流变性，防止免疫复合物的产生。褚老在中药施治的同时，又适时酌用小剂量的肠溶阿司匹林和维生素 E。肠溶阿司匹林具有抗凝和免疫调节作用；维生素 E 为抗氧化剂，能保护细胞和细胞器的稳定性，减少抗原的产生，加速抗体的消除。褚老认为在中西医结合治疗中，中药的应用不仅在一定程度上控制了西药的不良反应，且提高了疗效，起到了相得益彰的效果。

4　心理疏导，促进早日受孕

褚老在治疗过程中时，除针对性地进行药物治疗外，还注重心理治疗。她不仅耐心倾听患者的叙述，开导患者，避免精神紧张，而且对患者进行治疗方案的解释，以增强其对治愈疾病的信心，消除其心理障碍。同时，褚老还十分强调饮食调摄，劝患者忌辛辣甘肥生冷，多食蔬菜、水果之品，这样方能达到最佳的治疗效果。

5　病案举例

方某，女，30 岁，2007 年 3 月初诊。不孕 3 年。于 2004 年行人工流产术后，至今未孕。在外院治疗 2 年余，效果不佳。月经初潮 13 岁，月经周期为 4～6/25～28d，色红，量中等，夹少量血块。经前感腰酸；舌质红，苔黄腻，脉滑数。妇科检查无明显异常。盆腔 B 型超声示：子宫、附件未见明显异常。输卵管通畅试验显示双输卵管通畅。内分泌检查未见明显异常。女方查血清抗精子抗体及抗子宫内膜抗体均阳性，男方诸项检查均无异常。西医诊断：免疫性不孕症。中医辨证属肾虚血瘀。治以益肾补气，活血化瘀。处方：紫河车 30g，紫石英 30g，仙灵脾 20g，生地黄 20g，枸杞子 30g，黄芪 30g，当归 15g，丹参 30g，赤芍药 15g，香附 15g，砂仁 6g，川牛膝 15g。每日 1 剂，水煎服。肠溶阿司匹林片 25mg，每日 3 次，口服。此方加减服用 1 个月后复查，血清抗精子抗体及抗子宫内膜抗体均阴性。并指导其在排卵期同房。2007 年 7 月月经未潮，查尿 HCG 阳性，B 型超声示宫内见孕囊。嘱其注意休息，禁剧烈活动，禁房事。2007 年 11 月复查 B 型超声示：双顶径 3.2cm，胎心胎动可见，胎盘附着于宫体前壁，厚约 1.8cm，羊水最大暗区厚约 4.5cm。提示：宫内孕，单活胎。

本文发表于《中国中医基础医学杂志》2009年第15卷第5期

消癥饮治疗湿热瘀滞型精液不液化60例

王祖龙[1]，宋竖旗[2]

（1. 河南中医学院第二附属医院，河南 郑州 450002；
2. 中国中医科学院广安门医院，北京 100053）

笔者在临床中，通过用显微镜对精液液化过程的观察，提出精液不液化与精液黏稠度过高的区分方法，并采用中药消癥饮治疗湿热瘀滞型精液不液化不育，取得了较为满意的疗效，现总结报道如下。

1　临床资料

1.1　一般资料

2006年1月~2007年12月来自河南中医学院第二附属医院男科门诊的精液不液化不育症患者120例，按随机数字表法（1∶1）随机分为A、B 2组。A组60例，年龄28.47±2.06岁，病程1.71±0.24年，精子活力A级14.37%±3.28%，A+B28.48%±4.27%；B组60例，年龄27.86±3.14岁，病程1.69±0.31年，精子活力A级15.16%±2.25%，A+B 29.06%±3.73%，2组年龄、病程、精子活力比较，差异无统计学意义（$P>0.05$），具有可比性。

1.2　诊断标准

1.2.1　精液不液化及精液黏稠度过高诊断标准　参照世界卫生组织及文献资料制定：所有病人禁欲3~7d后来我科取精室，手淫取精液于干燥消毒量杯内，置37℃水浴箱内，60min后仍未呈液态，显微镜下观察有明显的凝胶状物质存在，即诊为精液不液化。如镜下未见凝胶状物质，则用一宽孔的5ml滴管轻轻吸入精液，而后让精液依靠重力滴落并观察拉丝长度。正常精液在移液管口形成不连续的小滴，如果黏稠度异常液滴会形成>2cm的拉丝。或将一玻璃棒插入精液，提起玻璃棒，并观察拉丝长度，如超过2cm，即可诊为精液黏稠度过高。

1.2.2 湿热瘀滞证 主证：精液不液化。尿频、尿急、尿痛，排尿困难，会阴坠胀不适或疼痛，尿道口有乳白色分泌物；次证：尿不尽、尿有余沥、尿黄、尿道有灼热感；口苦口干，阴囊潮湿。舌红，苔黄腻，脉弦数或弦滑；中医证型的诊断标准：具备上述主证1项、次证2项和舌脉者，即辨证成立。

1.2.3 男性不育症诊断标准 育龄夫妇婚后同居1年以上，性生活正常，未采取任何避孕措施，女方有受孕能力，由于男方原因而致女方不能怀孕者。

1.3 纳入标准

（1）24~49岁的男性不育症患者；（2）符合精液不液化西医诊断标准；（3）中医辨证属湿热瘀滞证。

1.4 排除标准

（1）精子密度 $<20\times10^6$/ml 或其他原因引起的男性不育症；（2）对治疗药物过敏者；（3）未按规定接受治疗，或无法判断疗效，或资料不全等影响疗效判断者；（4）合并有严重心、肝、肾、造血系统疾病或有精神病者；（5）依从性差者。

1.5 治疗方法

1.5.1 A组采用消癥饮（由生薏仁30g，败酱草20g，红藤20g，丹皮10g，赤芍10g，桃仁10g，水蛭5g，桂枝6g，黄芪15g，茯苓15g，丹参30g，玄参10g等组成）治疗，每日1付，水煎2次，取汁500ml，分2次温服。

1.5.2 B组采用α-糜蛋白酶，上海第一生化药业公司提供，批准文号国药准字H31022112，4000IU，隔日1次，肌注。

1.5.3 该实验经医院伦理委员会批准，所有患者均签署知情同意书。2组均30d为1个疗程，1个疗程结束后统计疗效。治疗期间停用其他药物及忌酒、勿食辛辣刺激食物，避免劳累，少坐多活动。

1.6 观察指标

1.6.1 液化情况 疗程前后，新鲜精液标本按诊断标准各观察1次。

1.6.2 精子活力 疗程前后，在观察液化情况后，由我科生殖实验室采用WLJY-9000型伟力彩色精子质量检测系统检查各观察1次。

1.6.3 安全性指标 治疗期间观察药物不良反应。疗程前后各查1次三大常规、肝功能、肾功能。

1.7 疗效判定标准

参照WHO及文献资料拟定：痊愈：精液排出体外，37℃下60min呈液态，显微镜下未见凝胶状物质或治疗期间其妻怀孕者；显效：精液排出体外，37℃下60min呈液态，显微镜下见凝胶状物质较前减少75%以上；有效：精液未完全呈液态，显微镜下见凝胶状物质较前减少50%以上；无效：精液未液化，镜下可见大量凝胶状物质存在。

1.8 统计方法

采用SPSS13.0软件包进行统计分析，计量资料用$\bar{x}\pm s$表示，采用t检验。计数资料采用χ^2检验，$P<0.05$为有显著性差异。

2 结果

2.1 2组总有效率比较（见表1）

表1 2组总有效率比较（例）

组别	n	痊愈	显效	有效	无效	总有效率（%）
A	60	36（60.0）	9（15.0）	6（10.0）	9（15.0）	51（85.0）
B	60	21（35.0）	7（11.7）	9（15.0）	23（38.3）	37（61.7）

注：2组总有效率：$\chi^2=8.352$，$P<0.05$

2.2 2组精子活力比较（见表2）

表2　2组精子活力比较（$\bar{x}\pm s$）

	A组（n=60）		B组（n=60）	
	A级（%）	A+B（%）	A级（%）	A+B（%）
治疗前	14.40±1.84	27.20±2.78	14.10±2.51	27.50±3.03
治疗后	21.90±2.29*	41.80±2.66*	17.20±2.65*△	34.50±3.22*△

注：与治疗前比较：*P<0.05；与A组比较：△P<0.05

2.3　经观察2组治疗中未发现明显不良反应，疗程前后查三大常规、肝功能、肾功能均正常。

3　讨论

精液凝固是人类在自然生殖过程中防止交配后精液流出阴道的一种自我保护机制。性交时排出体外的精液在精囊腺分泌的凝固因子作用下呈稠厚的胶冻状，利于在女性阴道中停留。随后在前列腺分泌的液化因子作用下开始液化，精子运动活跃，精液正常的凝固和液化是精囊腺和前列腺之间的动态平衡，如果这种平衡被打破，尤其是前列腺分泌的液化因子相对或绝对减少，就会出现精液液化异常。有关因精液不液化导致男性不育症发生率的报道不一，有报道为2.51%~42.65%及1.19%~9.8%，河南地区发病率为4.05%。但大部分文献均未明确区分精液不液化与精液黏稠度过高，笼统地叙述为“采用形态学肉眼观察（胶冻样物质）”或“根据世界卫生组织标准”进行观察，所以报道的精液不液化中相当一部分是黏稠度过高，而不是真正的不液化。

笔者在显微镜下观察了精液液化过程，发觉与Huggins等描述相似：“射精后3min，精液的薄片中出现大量交错排列的、界限清晰，具有折光性的细长纤维束，在4min后纤维显现膨胀，5min时纤维的有序排列消失呈现无序状，6min时纤维迅速分解，大规模的液化伴随液体移动，8min后纤维消失。”在我们肉眼诊断的不液化标本中，大约12.5%的镜下可见凝胶状纤维束，87.5%不含这种物质而符合精液黏稠度过高标准。同时观察到精子在含凝胶状物质精液中呈极不均匀分布，在不含凝胶状物的标本中分布均匀；精子的运动在凝胶状区域内呈阻滞状，非凝胶状区域内呈自由状态，交界处呈现停滞状，而在不含凝胶状物的标本中，活动基本正常，与文献报道相似。鉴于上述情况，笔者提出对于肉眼判断为不液化的标本，要经过显微镜下检验，含凝胶状物质者可诊断为不液化；不含凝胶状物质者，如果拉丝>2cm，应诊断为精液黏稠度过高。

湿热瘀滞是慢性前列腺炎的主要证型，也是引起精液不液化的主要原因，正如高锦庭在《疡科心得集》中说："在下部者，俱属湿火湿热，水性下趋故也"。湿热之邪，可由外侵亦可由内生。湿热长期不得清利，相火久遏不泄，精道气血瘀滞而形成慢性前列腺炎的"湿、热、瘀"证。研究显示，感染湿热邪毒后，病邪循经络下注，邪毒伏留于前列腺内，损伤腺体组织，破坏腺体内环境，导致腺管内的瘀浊排出不畅、腺体组织增生及病灶纤维化，这种炎症浸润、腺管水肿、腺体充血和纤维化梗阻正是中医学认为"湿热瘀滞"的微观病理基础，而这种瘀阻直接影响液化因子的分泌和排泄，导致精液不液化。所以治疗应针对其病机，湿者宜利，热者宜清，瘀者宜活，并选用消癥饮治疗。

消癥饮是河南省名老中医、著名妇科专家褚玉霞教授治疗湿热瘀阻性盆腔炎的有效验方，本着"异病同治"的原则，应用于精液不液化的治疗，取得了满意的效果。方中薏苡仁健脾利水渗湿，清热排脓消痈，此处用之，一可清热利湿除湿热之标，二可强健脾胃除生湿之源，三可排脓消痈治疗局部炎症，为君药。水蛭功擅活血化瘀、通经利水，其富含的水蛭素、肝素等物质通过影响蛋白酶系统而促进精液液化；丹参活血散结，玄参滋阴散结，配合水蛭促进精液液化。临床报道，单味水蛭、玄参、丹参均有促进液化作用；败酱草配红藤既清热解毒、消痈排脓，又活血祛瘀止痛；丹皮、赤芍味苦而微寒，能活血化瘀，又能凉血以清退瘀久所化之热，并能缓急止痛；桃仁善泄血分之壅滞，治疗热毒壅聚、气血凝滞之痈，共为臣药。桂枝辛甘而温，可温通血脉以行瘀滞，取"结者非温不行"之义。血得温而行，遇寒则凝，凡痈肿瘀结之症有热者，过用清热，则热清而瘀结难散，此方在大量清凉药中佐桂枝辛散使热清瘀消；茯苓健脾益胃、渗湿祛痰；黄芪益气，既可助行瘀又防辛散药物久用伤气，共为佐使药。全方共奏“清热利湿、祛瘀化精”之功，药证相符，故取得了满意的临床效果。

本文发表在《中国中医药现代远程教育》2009 年第 7 卷第 4 期

褚玉霞教授治疗崩漏经验

王占利，吴青燕，朱　敏
（河南中医学院 2006 级硕士研究生，450002）

褚玉霞教授系著名中医妇科专家，中华中医药学会妇科专业委员会副主任委员，河南省中医妇科委员会主任委员。从医执教 40 余年，潜心于妇科疾病的研究。其治学严谨，学术造诣精深，临床经验丰富，在治疗妇科疾病方面具有独到的见解。现撷取褚先生治疗崩漏的经验介绍如下。

1　对病因病机的认识

褚先生认为本病的病因多缘于虚、瘀、热三个方面，然而三者中尤其不能忽视“瘀”的作用。《素问·阴阳别论》曰：“阴虚阳搏谓之崩”。首先提出本病的病因为阴虚阳盛。崩漏指非时而下的非正常出血，所谓离经之血即为瘀血；又因本病持续出血时间长，由于失血耗气伤阴，均可不同程度存在气阴亏虚挟瘀的病机，故瘀也是本病病因很重要的一方面，辨证论治时尤其不能忽视。

2　辨证论治经验

对于治疗方面，褚先生十分推崇方约之的治崩三法——塞流、澄源、复旧。三法不是截然分开的，而是互为前提，相互为用，各有侧重，常相互为参，往往是塞流需澄源，复旧当固本。塞流治崩时，不能忽视活血化瘀的重要性，复旧时以补肾为重。

2.1　塞流止崩，勿忘祛瘀

本着“急则治其标，缓则治其本”的原则，止血当为治疗的当务之急。然止血不能徒用止血药，尤其不赞成止血就用一锅炭。法则补气升提，祛瘀止血。何以出血时间长，不先补血而先补气？因为气能摄血，补气不仅可以摄血，起止血作用，而且《傅青主女科·血崩》中有“若不急补其气以生血，而先补其血而遗气，则有形之血，恐不能速生，而无形之气，必且至尽散，此所以不先补血而先补气也”。补气亦即补血，且不留瘀遏之弊，常用黄芪、白术、升麻、党参或红参。血属阴，病人失血时间长常有阴虚的表现，如手足心热，失眠多梦等，故酌加黄芩炭以及凉血止血之品，如茜草、贯众炭、旱莲草、生地榆等。许多人不赞同治疗崩漏应用活血化瘀药，然吾师认为活血化瘀药必不可少，一则促进瘀血排出，二则防止血止后留瘀，反致漏下淋漓，或为崩漏的复发留下隐患，可选用化瘀止血的三七粉、茜草、炒红花等。对于用其他方法治疗崩漏效果不佳者，无论出血时间长短，以及出血量多与少，应用活血化瘀法反能收到良效。依此组成经验方宫血立停方。

2.2　澄源复旧并重，注重补肾

崩漏为经期与周期均出现严重紊乱的疾病，故血止后则需巩固治疗，调整月经周期，即复旧，常采用中药人工周期。

本病以肾虚为本，《傅青主女科》谓：“经本于肾”，“经水出诸肾”。《素问·奇病论》云：“胞络者，系于肾。”因肾气盛，任通冲盛，月事才能以时下。少女肾气未盛，天癸未充，或育龄期房劳多产损伤肾气，或七七之年肾气渐衰，天癸渐竭，或久病大病穷及于肾，皆可致肾气虚封藏失司，冲任不固，不能制约经血，经血非时而下不止而成崩漏。故崩漏的产生虽与肝、脾、肾相关，然肾虚当属重要病因，补肾乃是治崩的必要一环。临床上复旧治疗时褚先生常选用自拟二紫胶囊（紫石英、紫河车、菟丝子、覆盆子、熟地、枸杞子、砂仁等）。至经期则需补气活血，防止崩漏的再发生，方仍以宫血立停方为主。中药人工周期治疗时也应根据各年龄段灵活加减。

3　主张中西医结合治疗

褚先生常将西药作为中药的有效辅助治疗手段，“以中医为主，西医为辅，中西医结合”方是对中西医的正确态度，且有时西药效果迅速而确切，故不能对西药持完全敌对态度。

如出血时间长、出血量大者，服用中药的同时静滴止血芳酸、维生素 C 针剂等，帮助止血；对于育龄期患者复旧可行促进排卵治疗等。

4　病案举例

王某，35 岁，2007 年 4 月 17 日以月经淋漓不断二十余天已半年为主诉来诊。月经周期紊乱，末次月经 4 月 1 日，淋漓至今仍未净，经色鲜红有块。现觉头晕乏力，恶心欲吐。查血常规：Hb 66g/L。舌质淡，舌体胖大，脉细软无力。病属崩漏，证属气虚血瘀，治以补气升提，祛瘀止血。方用宫血立停方加减：黄芪 30g，白术炭 10g，升麻 3g，坤草 30g，红参 10g（另煎），贯众炭 15g，茜草 12g，炒红花 10g，黄芩炭 12g，旱莲草 30g，炙甘草 5g，阿胶 20g（烊化），取 5 付，每日 1 付水煎服。4 月 23 日二诊，血止，全身乏力减轻。开始调整月经周期，给予二紫胶囊，每服 4 粒，日 3 次；下次经期备用宫血立停方 5 付。5 月 29 日三诊，末次月经 5 月 23 日，备用中药方已服，现仍有少量出血，伴有部分小血块，右侧小腹轻微疼痛，腰酸，乏力，平时易疲劳，口干。处方仍以宫血立停方 3 付加栀子 12g，山萸肉 20g，川断 30g。6 月 8 日四诊，药后第 2 天血止，现无不适。二紫胶囊服至下次经期，经期服用宫血立停方 3 至 5 付。以上方法连续使用 3 个月经周期后停药，月经恢复正常。半年后随访未复发。

本文发表在《辽宁中医杂志》2009 年第 36 卷第 7 期

褚玉霞辨治妊娠病学术思想探析

郭兰春

（河南职工医学院，河南 新郑 451191）

褚玉霞教授为河南省中医院妇产科主任医师、教授，全国著名的中医妇科专家，褚老从医执教 40 余载，对妇科病症的诊治有独到的见解。现将褚老辨治妊娠病学术思想作一整理。

1　学术思想渊源

1.1　安胎以补肾培脾，养阴清热

《素问·上古天真论》说："女子七岁，肾气盛，齿更发长；二七癸至，任脉通，太冲脉盛，月事以时下，故有子。"《灵枢·决气》云："两神相搏，合而成形，常先身生是谓精。"因此，肾精又被称为元阴、元阳，是生命的根本，肾气的盛衰是人体生殖、发育和衰老的根本。先生安胎以补肾为主的思想即源于此，先生认为胎元的坚固依赖于肾脏的封藏，另外，先生认为肾以载胎，肾气的盛衰，不仅关系到能否受孕，而且影响到整个妊娠期的始终。安胎重在补肾以固胎元，是以固摄之法制动以静，使之恢复封藏之功。

先生认为滋养胎儿又赖母体后天脾胃生化的气血。妇人妊娠之后，气血流注胞宫以养胎，脾健则生化有源，气血充足以养胎，故有"胎气系于脾"之说。先生非常重视中焦生理功能的正常发挥对胎儿正常发育的作用。脾胃在肺肾之间，居于中州，为上下之枢纽，其升清降浊的作用十分重要，是为造化之机，气血生化之源，后天之本。脾胃健则血源足，脾又能统血，经孕产乳都是以血为用，以血为主。脾气健运则血循常道，气血充沛，胎有所养，胎元自固。

先生主张"补肾培脾"，尤其强调脾肾之间相辅相成的作用对胎元稳固正常的重要性，补肾之中不忘培脾，培脾之中寓有固肾，脾肾兼顾的辨治思想。先生认为胎儿居于胞宫之内，赖母血以供养，与脾肾两脏有着密不可分的关系。脾非先天之气不能化，肾非后天之气不能生，补肾而不补脾，则肾之精无以生，是补后天之脾，正所以补先天之肾也。肾主先天，脾主后天，肾脾合治，从先天以固胎元，从后天以养胎体，脾肾健壮则胎自安。

先生主张安胎宜养阴清热。妊娠以后，阴血聚于下以养胎，机体处于阴血偏虚，阳气偏亢的生理状态，体内阴血相应衰少，阴血虚衰，阳气浮亢生热，内热油然而生。妊娠贵其气血平和则胎安，而热证的特点是易于动血，迫血妄行，并扰动冲任、胞宫，从而影响胎元。气旺血热，血海不宁，则胎气易动而多坠。先生认为清热的同时，要兼顾养阴，因血热以阴虚阳亢居多，肾阴不足或肝肾阴虚，水不制火，虚阳亢盛，相火内动，则封藏失职。热灼阴伤，亦足以损伤阴精，影响肾之封藏。因而在清热之际，须顾护阴津，兼顾养阴，热去精藏，以达保胎之功。

总之，先生强调安胎一定要重视肾、脾的重要作用，补肾培脾，同时勿忘养阴清热。

1.2　重视“治未病”思想

先生在妊娠病中十分重视“治未病”思想的运用。先生认为产生疾病的根本原因是机体阴阳失去平衡，在阴阳未失平衡时，注重调养、摄生，就是“治未病”。“治未病”思想包含“未病先防”和“即病防变”。妇人妊娠期间，由于生理上的特殊变化，容易产生一些与妊娠有关的疾病，如胎漏、恶阻、子烦等，故对于妊娠病防重于治，妊娠期间的预防养生非常重要。

先生认为胎前的养生主要有以下几个方面：首先要调情抑性；其次要节制房事；再者要饮食有节、不妄作劳。这些摄生方法都使腠理这一气血流行和内脏正气通会之处成为防御外邪的坚强门户，御邪于外，则病无从可生。“治未病”的另一方面就是疾病要早期发现、早期诊断、早期治疗的预防措施。先生在妊娠病中时刻不忘治未病这一思想，主张病未成而先治。如滑胎一病，先生认为滑胎之治重在预防，防重于治，药宜服于未孕之先，莫迟服于已孕之后，除孕后辨证论治外，重在预防，一则未孕先治，固肾为本，从而固其根蒂，预防再次流产。二则既孕防病，已病早治。既孕之后，先生认为应根据孕妇体质之强弱，禀赋之厚薄，即使未出现相应的临床症状，亦配以适当的药物治疗，做到未病先防。先生在临证中对治未病思想运用灵活而广泛，重视对病情的细心观察、分析综合，掌握具体病势，重点辨证论治，采用果断有效的方法，截断病势的去路，防止疾病的传变。

1.3　中西汇通　病症相参

先生认为，我国同时并存的中医和西医这样两种截然不同的医学理论体系，其区别在于对疾病认识的方法和手段不同而已，其研究和服务的目的是相同的，即防治疾病。先生认为，临床医生不应抱有门户之见，要充分发挥中西医结合的优势。先生主张临床上应辨病和辨证相结合，宏观和微观相结合，把西医侧重病因和病理形态的诊断与中医侧重全身生理病理的疾病反应状态的诊断相结合，将获得的西医辨病和中医辨证相对照，求同存异，融会贯通，从而对整个病情有更为全面的了解，增强诊断的深度和广度。

先生很重视现代医学对中医临床的作用，常常在辨证论治的基础上，根据西医检查结果，进行加减。例如，对复发性自然流产的诊治，在辨证的基础上，先生常建议患者作必要而系统的西医检查，如夫妇双方染色体、免疫功能相关检查（封闭抗体、抗磷脂抗体、抗精子抗体、抗子宫内膜抗体等）、TORCH 等，以期排除可能因素后，再给予辨证治疗，做到有的放矢。如抗磷脂抗体、抗精子抗体等阳性或封闭抗体不足，二紫赞育胶囊（自制）结合小剂量肠溶阿司匹林有很好的作用。将中医的辨证经验与西医的诊断完美地结合起来。

先生还重视在理论上中西医的汇通。先生认为，西医学的下丘脑—垂体—卵巢轴与中医的肾气—天癸—冲任—子宫轴在理论上具有相同之处，二者虽然不能等同，但可以互参。同时，先生强调，中医学理论有其独特的理论体系，西医的理论和现代药理学研究只能作为参考和补充，而不能以西医的诊断代替中医的辨证论治，不能以现代药理学研究代替中药学性味归经，不能以动物实验代替传统中医的研究方法。

总之，先生立足于中医本质，弘扬祖国医学，博采现代科技，能中不西，先中后西，衷中参西，中西结合。

2　临证原则及用药规律

先生在临证中，谨遵治病与安胎并举的原则，对于妊娠病临证用药主要有以下几个方面。

补肾安胎：多用川断、杜仲、桑寄生、菟丝子、山萸肉、覆盆子等。杜仲甘温，补力强劲，善温补肝肾而安胎；续断苦辛行散，补中有行，补而不滞，既补肝肾又行血脉以安胎。菟丝子辛甘性平，质润涩敛，平补阴阳兼固涩，善补阳益阴，先生认为应把菟丝子作为补肾安胎药物的主药加以重用。《本草正义》说："菟丝子多脂微辛，阴中有阳，守而能走，与其他滋阴诸药之偏于腻者绝异。"现代医学实验表明，菟丝子能促进卵巢黄体形成，川断含有维生素 E，能促进子宫和胚胎发育。桑寄生苦甘性平，养血而补肝肾，通过养血、补肝肾以固冲任而安胎；山萸肉、覆盆子有收涩固肾的功用，在临证过程中，若宫颈机能不全时导致大月份流产时可加用收涩固肾的药物。

益气安胎：先生认为益气安胎非举元煎（《景岳全书》）莫属，先生在治疗妊娠病，习惯上一般不用人参，常用太子参或党参，党参用在调理脾胃时一般不超过 10g，因其性燥，先生更喜用太子参，即益气安胎又健脾胃。因升麻少用则升，多用则散，故升麻不要超过 6g，一般 3g 即可。如对于胎盘低置患者，应益气升提安胎，先生常用举元煎合寿胎丸加减。

养阴安胎：多用白芍、熟地、首乌、枸杞子、山萸肉、阿胶等。白芍养血敛阴，柔肝止痛，可用于妊娠腹痛。阿胶为补血止血养阴安胎要药，山萸肉滋补肝肾，收涩止血。

清热安胎：多用黄芩、黄连、栀子、茵陈、龙胆草、黄柏等。先生推崇黄芩、白术二药配合，作为安胎的要药。白术生用能减其燥性，配黄芩之苦寒，又可治其燥，白术之甘合黄芩之寒，甘寒又可生津，先生在妊娠病治疗中用之深有体会。茵陈清利肝胆湿热，先生治疗母儿血型不合时常用茵陈蒿汤加减（去大黄，大黄有泻下，通经破血的功用）来降抗体效价，每获良效。

止血安胎：多用黄芩炭、黑栀子、生地榆、墨旱莲、白芍炭、藕节、仙鹤草、杜仲炭、阿胶等。生地榆走大肠而不入胞宫，也可用于崩漏、下血。墨旱莲可以替代何首乌，补阴养血止血。止血时忌用贯众炭、田三七等逐瘀止血之品，贯众虽能清热解毒，但贯众提取液有明显的加强子宫收缩的作用，三七活血化瘀止痛，保胎时忌用。

理气和胃止痛安胎：多用苏梗、砂仁、陈皮、竹茹、木香、香附、白芍、甘草等。妊娠恶阻先生喜苏梗与砂仁同用，增强其理气止痛安胎之效。竹茹兼有清热安胎、除烦止呕之功，亦可用于妊娠恶阻。香附《中藏经》用于安胎，临床试验研究表明香附有抑制子宫收缩，舒张子宫平滑肌的功用。木香也有很好的理气止痛功效，因其气辛温，临床应用中一般6g即止。白芍重用至30g，以达缓急止痛之效。忌用枳壳、枳实、降香等破气、降气之品，若用之，多会造成流产。

润肠通便：多用炒决明子、肉苁蓉、生何首乌等。一般胎前多热，况妊娠保胎之病人，一般会卧床休息，这更加促使便秘的形成，先生认为用炒决明子量用至30g，一般能达到治疗脾约证麻子仁丸的功用。肉苁蓉、生何首乌先生也都用量至30g。

镇心安神：多用枣仁、炒枣仁、炙远志（不躁）、知母等。传统认为知母养胃阴，知母与黄柏合用能去肾经虚火，属于抑性剂，如知柏地黄汤可以抑制中枢神经兴奋，因每一个流产病人心情都会紧张，中枢神经处于兴奋状态，用之能很好地起到镇心安神的功用。

清热解毒：多用金银花、蒲公英等。中医有胎毒之说，金银花、蒲公英清热解毒，从而顾护胎元。现代医学所称的TORCH综合征，治疗时用清热解毒之法，效佳。

先生认为，妊娠病选用药物不宜用当归、川芎等辛温“走而不守”之品，特别是在有阴道出血期间，更应禁用，用之往往增加出血量。当归、川芎其气辛温，走而不守，系血中之气药，能活血、行血，如《本草正·当归、川芎》条云：当归“气辛而动，故欲其静者当避之”。“芎、归俱属血药，而芎之散动，尤甚于归，则有余，补则不足”。故胎漏、胎动不安之证，川芎、当归等药，当慎之、避之。对于艾叶，先生主张妊娠期亦要慎用，自《金匮要略》胶艾汤用治妊娠腹中痛以来，艾叶安胎沿用至今。但现代药理证明，艾叶有促凝血作用，又有毒副作用，其水煎剂可使动物体外子宫产生痉挛、收缩，而有兴奋子宫作用。艾叶的安胎作用只在于止血，乃治其标，应慎用或不用。

先生临证用药亦十分注重剂量变化和归经对药效的影响。比如先兆流产多由肾虚不固，选用药物应以肾经固涩之品为主，以菟丝子、杜仲、川断等为首选。同一药物用量不同，则效果不一，如柴胡重用（约 18g）可以退热解表，如《伤寒论》大小柴胡汤；常量（6~9g）可以疏肝解郁，如《和剂局方》逍遥散；轻用（约 3g）可以升举阳气，如《脾胃论》补中益气汤。白芍一般用量可以和血平肝，如逍遥散，重用可以缓急止痛，如芍药甘草汤。甘草一般用量可以和中而调诸药，重用可以起免疫抑制的作用。砂仁因其性燥，一般不宜用量过大，6g 左右即可。

本文发表于《辽宁中医杂志》2010 年第 37 卷第 10 期

褚玉霞治疗绝经前后诸症经验

李艳青，傅金英，孙　红
（河南省中医院，河南 郑州 450002）

绝经前后诸症是指妇女在绝经前后由于卵巢功能衰退，卵巢内分泌功能减退至完全消失，人体不能适应这一变化而出现的一系列证候，如月经紊乱，精神疲乏，烦躁易怒，心烦躁热，心悸失眠，头昏耳鸣，潮热汗出，口干，纳差，甚至情志失常等。吾师褚玉霞教授，从事妇科临床、教学、科研工作 30 余年，临证经验丰富，擅长诊治妇科各种疑难杂症，尤其在“绝经前后诸症”辨证论治方面，颇有建树，现将其经验整理如下。

1　对病因病机的认识

妇女进入绝经前后时期，正是中年向老年过渡的时期，亦即是“肾气—天癸—冲任—子宫”生殖轴功能减退的过程，此时肾气渐衰，天癸渐竭，冲任二脉虚衰，致月经渐少至绝经，生殖能力减退至消失。这是妇女正常的生理变化过程，多数妇女可以顺利度过，部分妇女由于体质、营养、劳逸、产育、疾病、社会环境、精神因素等方面的差异，不能适应和调节这一生理变化，常导致阴阳失调而发生本病。褚老认为本病主要由于肾气虚，冲任精血不足，不能濡养脏腑，阴阳失调，常涉及心、肝、脾等脏。因肾气为五脏六腑之本，也是维持阴阳之根本。与人体的自然兴衰过程密切相关。且肾主生殖，对

“精髓、骨、脑、齿、腰脊、前后二阴、髀股、足跟、足心所生病”（《医方类聚》）均有影响。而妇女在绝经前后，生理上随着肾气的渐衰，天癸不足，精血日趋衰少，肾之阴阳失衡。故在此年龄阶段或早或迟地出现月经紊乱至绝止，倦怠乏力，健忘少寐，颜面憔悴，情绪易波动等症状。身心健康者一般多可自身调节逐渐适应。因肾与心、肝、脾等脏腑关系密切，致肾的阴阳失调。从而涉及心、肝、脾等脏腑。生理上心肾水火相交，若肾阴不足，不能上济心火，常出现心火亢盛证候；肝肾乙癸同源，肾阴不足，精亏不能化血，导致肝肾阴虚，出现肝阳上亢证候；肾为先天之本，脾为后天之本，先后天互相充养。先天之精靠后天水谷之精以滋养，脾赖肾阳以温煦，肾虚阳衰，火不暖土，又导致脾肾阳虚证候。综上所述，本病以肾虚为本，肾的阴阳失调，影响到心、肝、脾脏及冲任二脉，产生一系列的病理变化，从而出现绝经前后诸多证候。但因妇女一生经、孕、产、乳，屡伤于血，处于“阴常不足，阳常有余”的状态，所以临床以肾阴虚致病者居多。

2　辨证分型治疗

基于以上对本病的病因病机认识，褚老认为治疗上应补肾气以资天癸，养精血以营脏腑，调冲任，从而提高患者肾气的活力，使机体“阴平阴秘，精神乃治”。结合临床辨证，将其分为以下 6 型。

2.1　肝肾阴虚症状：月经紊乱，月经提前量少或量多，或崩漏，或绝闭，烦躁易怒，烘热汗出，腰膝酸软，头晕耳鸣，舌红少苔，脉细数。治以滋肾养肝，平肝潜阳。治以养阴清热，方选自拟之滋肾调肝汤加减。药用：生地黄、山药、山萸肉、知母、黄柏、丹皮、茯神、丹参、炒枣仁、炙远志、桂枝、白芍、炙甘草，若烘热汗出明显者加五味子、浮小麦；月经先期或漏下者加墨旱莲、茜草、生地榆；烦躁易怒，情志异常者加柴胡、佛手、青皮、川楝子；阴虚血燥，肌肤瘙痒者选加当归、赤芍、生首乌、荆芥、蝉蜕等；若头痛、眩晕较重者加天麻、钩藤；大便秘结加炒草决明、肉苁蓉、生何首乌；小便涩赤不爽者加通草、白茅根、冬葵子。

2.2　肾精亏虚症状：月经后期量少，甚或过早停闭，头晕健忘，耳鸣耳聋，甚者齿摇发脱，腰膝酸软，骨节酸痛，舌淡苔薄，脉细弱。治以滋肾填精。方选《景岳全书》之左归丸加减。药用：熟地黄、山茱萸、山药、枸杞子、菟丝子、川牛膝、阿胶、龟板胶、制首乌等。若月经过早停闭或月经过少者加紫河车、人参、鸡子黄；腰膝酸软，骨节酸痛明显者加续断、桑寄生、狗脊；耳鸣重者加磁石、菊花。

2.3　气滞血瘀症见绝经前后月经紊乱，量少淋漓或量多如崩，色紫黑有块，小腹作痛，胸胁胀痛或周身刺痛，心烦易怒，潮热汗出，心悸失眠，夜梦易惊，焦虑抑郁，记忆力减退，舌暗红或有瘀点，脉弦或涩。治宜活血化瘀，安神除烦。宜《医林改错》之血府逐瘀汤加减。药用：当归、川芎、桃仁、红花、赤芍、生地黄、柴胡、枳壳、川牛膝、甘草。若血瘀性崩漏，加五灵脂、益母草、蒲黄；失眠重者加琥珀、炒酸枣仁；焦虑抑郁重者加柴胡、合欢皮、夜交藤；心烦加栀子、淡豆豉；心悸加丹参、远志。

2.4　痰湿内阻症状：绝经前后，月经紊乱，后期量少，头重如裹，面部虚浮，四肢浮肿，心悸胸闷，失眠多梦，汗出潮热，纳差神疲，大便溏薄，舌苔厚腻，脉濡缓。治以祛湿化痰，健脾和胃。用《万氏夫人科》之二陈加穹归汤加减。药用：半夏、陈皮、茯苓、橘红、砂仁、当归、川穹、合欢花、厚朴花、淫羊藿、甘草。痰迷清窍加胆南星、石菖蒲、广郁金；心悸加琥珀、远志、柏子仁；腹胀者加大腹皮、莱菔子。

2.5　脾肾阳虚症状：经断前后，经行量多，色淡暗，或崩中漏下，形寒肢冷，面浮肢肿，倦怠乏力，精神萎靡，腰背冷痛，纳呆便溏，小便清长，夜尿频数，甚或五更泄泻，舌淡苔白，脉沉细弱。治以温肾扶阳，健脾止泻。方选《景岳全书》之右归丸合《伤寒论》之理中丸加减。药用：菟丝子、枸杞子、覆盆子、山茱萸、山药、杜仲、仙茅、淫羊藿、党参、白术、陈皮、干姜、炙甘草。若月经量多、崩中、漏下者加益母草、炮姜炭、艾叶炭等；腰背冷痛明显者加制附子、川椒；面浮肢肿者，酌加茯苓、泽泻；大便溏薄加肉豆蔻、吴茱萸。

3　病案举例

案1：张某，51岁，已婚。初诊：2008年10月25日。患者绝经2年，近几个月精神紧张，烦躁易怒，心悸失眠健忘，烘热汗出，纳可，口干苦，二便调，舌质暗红、苔薄黄燥，脉细数。中医诊断：绝经前后诸症（肝肾阴虚型）。治拟滋肾养肝。药用：炙百合30g，生地黄24g，山药30g，山萸肉20g，知母20g，黄柏10g，丹皮15g，茯神15g，丹参30g，炒枣仁30g，炙远志6g，桂枝10g，白芍20g，炙甘草6g，大枣5枚，生姜3片为引，取7剂，日1剂煎服。二诊诉服上药后诸症减轻，烘热不汗出，睡眠改善，苔薄黄燥转白，脉细。继服上药5剂后，诸症消失。随访6月未见复发。

案2：朱某，49岁，已婚。初诊：2008年12月8日。患者近2年来月经量时多时少，时悲伤欲哭，烦躁不安，失眠，重则彻夜难眠，渐至精神异常，喜怒无常。面部及前胸常阵发性烘热汗出，末次月经2008年11月23日，经前乳房胀痛，舌红，苔薄黄而燥，脉弦细。中医诊断：绝经前后诸症（肝郁化火，心阴不足型）。治宜疏肝解郁清热，滋阴养血安神。药用：丹皮15g，栀子12g，柴胡12g，青皮12g，郁金15g，当归15g，白芍30g，五味子30g，石菖蒲30g，桂枝10g，浮小麦15g，炙甘草5g，生姜3片，大枣5枚为引。7剂，日1剂。服药后烘热汗出症状改善，夜寐渐安，精神好转。又随症加减服药7剂，诸症消失。

4　临床体会

褚老认为本病的发生主要是由于妇女在进入绝经前后时期，机体处于肾气渐衰，天癸渐竭，冲任二脉虚衰的正常生理衰退过程，一般健康女性常可自身调节逐渐适应，而有的妇女则易受到内外因素的影响，致肾的阴阳失衡，进一步涉及心、肝、脾等脏腑，导致绝经前后诸症的发生。但因妇女一生“有余于气，不足于血”，故在临床上多见于肾阴虚者，而肾阴虚不能上济于心，心火偏亢久则不能下交于肾，心肾不得交合，阴阳紊乱，致发此病，故治疗上多以滋肾清心调理子宫冲任。但褚老亦体会到调治心肾子宫的同时，必须注意脾胃的变化，尤其是绝经后期。金元四大家的刘完素曾指出“天癸已绝，乃属太阴经也”，故调理脾胃不能忽视。此外，本病的发生亦与患者本身的体质情况、生活环境、疾病史、家庭、社会、心理等诸因素有关，故我们在临床治疗中亦应重视加强宣教生理卫生知识，解除其心理负担，从而使广大妇女能健康、快乐地度过这一特殊生理阶段。

本文发表于《中医学报》2010 年第 25 卷 总第 149 期

褚玉霞治疗子宫内膜异位症经验

孙　红，王祖龙

（河南省中医院，河南 郑州 450002）

子宫内膜异位症（以下简称“内异症”）是指具有生长功能的子宫内膜组织出现在子宫腔被覆黏膜以外的身体其他部位所引起的一种疾病。临床主要表现为痛经、盆腔疼痛、月经失调、不孕、包块等。异位的内膜组织虽在形态学上完全良性，但却具有增生、浸润、扩散甚至经血管播散和远处转移、容易复发的恶性病变的特性，病程较长，缠绵难愈，既为生育期妇女的常见病、多发病，又是疑难病。近年来其发病率逐渐上升，严重危害着患者的身心健康，因而备受中西医妇科学界的关注。褚玉霞教授是河南省中医妇科名家，她执教、临床 40 余载，学验俱丰，对妇科疑难杂证的研究造诣颇深，论治内异症独具特色，现将其经验总结如下，以飨同道。

1　肾虚血瘀，本虚标实

根据内异症的主要症状及体征，属中医学“痛经”、“癥瘕”、“不孕”、“月经失调”等范畴。褚玉霞教授总结数十年临床经验，研习经典，结合现代医学知识，认为本病病机关键在于肾虚血瘀。《诸病源候论》曰：“血瘕令人腰痛，不可以仰俯，横骨下有结气，牢如石，小腹里急苦痛，深达腰腹，下挛阴里……月水不时，乍来乍不来，此病令人无子”，明代王肯堂《证治准绳》亦云：“血瘕之聚……腰痛不可俯仰，小腹里急苦痛，背脊疼，深达腰腹……此病令人无子。”所论“血癥”“血瘕之聚”与本病类似，明确了“血瘀”为其病机所在。血瘀致病已得到了广泛认同，因为本病多发于数孕多产，或经行产后感受寒冷、不禁房事，或宫腔手术（如人工流产、剖宫产等）创伤，致使胞宫藏泄功能失职，余血浊液当泻不泻，滞留胞宫，或散溢脉外，离经之血停蓄成为瘀血。瘀血阻滞胞宫、冲任，行经之时瘀血加重，故而经行腹痛；血瘀日久，积而成癥。西医学认为其主要病理变化是异位内膜随卵巢激素的变化而发生周期性出血，并伴有周围纤维组织增生和粘连形成，以致病变区形成紫蓝色实性结节或包块。有形之积血及结节、包块也为中医学病机研究提供了实证和借鉴。而褚老认为，本病并非仅由血瘀所致，其病之根本在肾。因本病多见于素体肾虚之人，且数孕多产或经行产后防护不慎也多伤肾，肾虚伴随疾病发生发展的始终。血得气则行，得温则化。肾寓阴阳二气，肾阳为一身阳气之根。阳气旺盛，瘀血得行得化，则无留滞为患之机；反之阳气不足，失于温化，则瘀血留而不去变生他病，因此，褚老尤为强调肾阳不足在疾病发生发展中的作用。正如《内经》云：“正气存内，邪不可干，邪之所凑，其气必虚。”从其症状而言，本病常伴见月经失调、不孕，肾为先天之本、主生殖，冲任之本在肾。“经水出诸肾”，月经失调、不孕多是肾虚、血瘀共同作用的结果；痛经、癥瘕者也然，如《景岳全书·妇人规》曰：“凡妇人经行作痛，挟虚者多，全实者少。”又云：“妇人久癥宿痞，脾肾必亏，邪正相博，牢固不动，气联子脏则不孕，气联冲任则月水不通。”该病不仅源于肾虚，而且因其缠绵难愈，久病必然伤肾，如此因果相干，形成虚实错杂的病机证候。由此，褚老提出了肾虚为本，血瘀为标的病机特点。

此外，褚老还认为脾为后天之本，气血生化之源，主统摄；肝主疏泄，调畅气机，主藏血，二者也参与着本病的发生发展。因此，褚老在强调肾虚血瘀的同时，也非常重视变证的辨证。

2　分期论治，病证结合

针对其“肾虚血瘀”的病机特点，褚老拟定出补肾、化瘀的治疗大法。内异症与月经周期密切相关，病症表现有明显的周期性，因而褚老提出应顺应月经周期、肾阴肾阳的转化和气血盈亏规律分经期、非经期调治。经行之时，胞宫泻而不藏，应因势利导以化瘀、通经、止痛为要，佐以补肾；非经期，胞宫藏而不泻，肾阴肾阳渐长、气血日益充盈，治疗应补肾扶正，破瘀逐邪，把握好正邪虚实、标本缓急，正确处理扶正与逐邪的关系。内异症可见于中医学“痛经”、“癥瘕”、“不孕”、“月经失调”等不同疾病，患者的突出症状和体征也不尽相同，有的经行腹痛较为突出，有的包块较为显著，有的并见有不孕、月经量多或经期延长等，不同的疾病和主症病理机转各具特点，痛经多为阳虚寒凝血瘀，也有肝郁气滞血瘀者；不孕、月经异常者，多因肾虚精亏、冲任瘀阻；癥瘕者，多久瘀积聚，常夹虚夹痰夹湿夹热。另外，患者的求治目的也有区别，有生育要求者，应侧重不孕的防治；暂无生育要求或已完成生育任务者，须有效及时解除其明显的痛苦，预防疾病复发。据此，褚老认为本病的治疗还要病证结合，综合考虑，采取个性化方案。

遣方用药中褚老善用自拟二紫赞育方（紫河车、紫石英、菟丝子、枸杞子、熟地黄、淫羊藿、丹参、香附、砂仁、川牛膝）、潮舒煎（当归、川芎、赤芍药、桃仁、红花、香附、丹参、泽兰、延胡索、乌药、川牛膝）、棱莪消癥饮（三棱、莪术、生牡蛎、鸡内金、鳖甲、丹参、香附、黄芪、桂枝、乌药、川牛）化裁。经期治疗重在活血化瘀，通经止痛佐以补肾，用自拟潮舒煎加减，于经前3~5天开始服用。该方系桃红四物汤加减而成，其中桃红四物汤去熟地黄、白芍药易赤芍药，加丹参、泽兰养血活血、化瘀调经；乌药温肾散寒、行气止痛，香附、延胡索行气解郁、活血止痛；川牛膝通利血脉，补益肝肾，引血下行。疼痛剧烈者，酌加全蝎、蜈蚣、血竭以解痉通络止痛；如伴有下腹冷痛者，加肉桂、吴茱萸、紫石英助阳散寒、暖宫止痛；如经前乳房胀痛、下腹胀痛者，加柴胡、郁金、枳壳疏肝行气；伴腰骶痛甚者，加川续断、杜仲补肝肾、壮腰脊；伴有恶心呕吐，加姜半夏降逆止呕；如有包块者，加莪术、三棱、土鳖虫活血破瘀消癥；月经量多、经期延长者，去川牛膝、川芎、桃仁，加益母草、贯众炭、三七粉、炒川续断、黄芪等以祛瘀止血、补虚固本。非经期补肾助阳、化瘀消癥，根据患者体质、主要临床表现，灵活选用扶正、祛邪的主次或并重，善用自拟二紫赞育方、棱莪消癥饮加减。如为巧克力囊肿或结节明显者，以活血破瘀、软坚散结为主，辅以补肾益气扶正，用自拟棱莪消癥饮加紫河车。方中三棱、莪术、生牡蛎、鸡内金、鳖甲破血祛瘀、软坚散结、行气止痛；香附、桂枝、丹参疏肝行气、温通经脉、活血散瘀；紫河车、黄芪补肾益精、养血益气以扶正固本，寓前人“养正积自除”之意，又无祛邪伤正之避；乌药温肾，主行下焦之气，川牛膝通利血脉、补益肝肾，引药下行，直达病所。不孕、月经失调者偏于肾虚多见于黄体功能不全、卵泡黄素化不破裂综合征，应补肾温阳为主、辅以活血化瘀，以自拟二紫赞育方加血竭、土鳖虫。方中紫河车、紫石英、菟丝子、枸杞子、熟地黄、淫羊藿既可温肾暖宫散寒，又能滋肾益精养血；丹参活血散瘀通经，香附疏肝行气调经；砂仁善于调理脾胃气滞，以防补药滋腻，川牛膝活血通经，补益肝肾，引血下行。全方共奏滋肾补肾、理气活血、调经助孕之功，加入血竭、土鳖虫以加强破瘀散结、活血定痛之效。不孕者偏血瘀多伴有输卵管不通，褚老善拟活血化瘀通络、佐以补肾扶正，用棱莪消癥饮加皂刺、路路通、穿山甲、紫河车、黄芪等，如伴有带下量多、色黄，多挟湿热，去紫河车，加生薏苡仁、败酱草、车前子等以清热利湿。

3　中西合参，综合调治

内异症临床表现各异、病情轻重有别，褚老强调临证之时还须中西合参，充分发挥各自优势，综合调治，以缩短疗程，提高疗效。如对于较大的异位囊肿，应以西医手术为先，术后则以中医药治疗，以防复发，并针对其伴随病症如不孕、月经不调进行辨治；如痛经剧烈难以忍受者，可中医药与西药孕三烯酮、黄体酮、米非司酮等联合应用，以快速止痛，并可缩短西药疗程，减少其副反应；难治性不孕者，可行辅助生育技术，配以中医药调理，增加其受孕几率。因本病病情顽固，治疗起效较慢，病程较长，褚老常采用内服、外治相结合，并灵活选择剂型、适时合理应用。如囊肿、结节、输卵管阻塞、疼痛者，汤药内服同时，可酌情用药渣伴大青盐炒后布包敷小腹部，也可将汤药浓煎至100ml于非经期保留灌肠。对于病势缓解或近期治愈者，如囊肿剥除术后、半根治术后、痛经控制后等须巩固疗效，预防复发，可改为胶囊剂，长期服用。

4 病案举例

王某，女，26岁，已婚，2008年7月21日初诊。主诉：继发性痛经、不孕3年余。2005年初人工流产术后始出现经期小腹部疼痛，随后渐进性加重，3年多来性生活基本正常，未避孕而不孕。曾经间断就治，服用中药（具体药物不详）及布洛芬、止痛片等明显改善。今年3月份B超提示：左侧卵巢囊性包块，大小约41mm×32mm，考虑巧克力囊肿，监测排卵正常。2008年6月23日输卵管造影：输卵管通而不畅，左侧上举。平素月经规律，月经周期为28~30d，经期为5~6d，量可，色暗红，夹有血块，末次月经2008年7月12日。小腹疼痛始于经前1天，持续整个经期，以经期前3天疼痛最甚，涉及腰骶，时伴头晕、恶心、呕吐，小腹发凉，喜暖。$G_2P_0A_2$，2003年底、2005年初分别于早孕行人工流产术。妇科检查：宫颈轻度糜烂；宫体后位，常大，活动欠佳，于右侧骶韧带处可及一直径约0.8cm触痛结节；左侧附件可触及一约50mm×40mm×40mm包块，活动可，压痛。患者时腰酸困乏力，纳、眠可，二便调，舌质暗红、苔薄白，脉沉细。阴式B超示：左侧卵巢囊性包块，大小约45mm×38mm×40mm，囊壁较厚，有分隔，内可见细小点状回声，提示左侧卵巢巧克力囊肿。CA125 60.5U/ml。西医诊断：子宫内膜异位症（巧克力囊肿）；不孕症。中医诊断：痛经；不孕症；癥瘕。证属血瘀兼肾虚型。非经期治宜破瘀消癥，佐以补肾扶正。以棱莪消癥饮加减：三棱、莪术、生牡蛎、鳖甲、黄芪、紫石英各30g，鸡内金、路路通、川牛膝各15g，乌药12g，桂枝、皂刺、穿山甲各10g，紫河车粉（装胶囊另冲）3g。经期拟温阳散寒，化瘀止痛之法。用潮经舒加减：当归、赤芍药、泽兰、香附、延胡索、川牛膝各15g，川芎10g，生地黄20g，丹参30g，乌药12g，肉桂、全蝎、土鳖虫各6g，吴茱萸5g。每日1剂，水煎分早晚温服。

随后以此为基本方增损化裁，调治2个周期，痛经明显减轻，继续治疗于2008年12月10日月经逾期2d未至，查尿HCG（+），CA125 21.0U/ml。停止用药，停经52d时，B超提示：宫内早孕，单活胎，双侧卵巢未探及囊肿。

本文发表于《中国中医基础医学杂志》2011年第17卷第10期

褚玉霞治疗先兆流产用药经验分析

王祖龙，李 晖，孙 红
（河南中医学院第二附属医院，河南 郑州 450002）

褚玉霞教授系河南省首届名中医、河南中医学院硕士研究生导师，中华中医药学会河南省妇科委员会主任委员，曾任河南中医学院妇科教研室主任，河南省中医院妇产科主任，中国中医药学会妇科委员会副主任委员。40余年她全心致力于中医妇科临床、教学、科研工作，治学严谨，善于诊治妇科经带胎产及各种疑难杂证，疗效显著。笔者有幸侍诊于侧，聆听教诲，受益匪浅，现采用聚类分析方法将褚老治疗先兆流产的用药经验分析总结如下。

1 资料与方法

1.1 一般资料

所有病例均来源于2009年1月~2010年6月到褚玉霞教授妇科工作室就诊的先兆流产患者。共收集368份资料，其中年龄最小22岁，最大42岁，平均28.42±2.38岁；孕期最短35d，最长86d，平均46.51±5.67d；病程最短2d，最长18d，平均9.51±3.18d；主要症状为阴道出血301例占81.79%，腹痛兼下坠283例占76.90%，腰酸疼痛251例占68.21%。

1.2 诊断标准

参照乐杰主编的全国高校教材《妇产科学》制定：停经35d以上，尿HCG阳性，出现阴道流血、腰酸疼痛、腹痛或兼下坠中1项以上者；有自然流产史而本次孕后又兼上1项以上临床表现者；盆腔B超及β-HCG确诊为宫内妊娠活胎；排除“妊娠尿血”、“死胎不下”、“宫外孕”、“葡萄胎”等。

1.3　调查内容及方法

建立Epidata 3.0软件数据库，收集褚老师治疗确诊为先兆流产患者的处方及其他资料，将每一味药作为1个统计变量，药物按有=1、无=2赋值。

1.4　统计方法

采用SPSS15.0统计软件分析所收集资料，计数资料以频数及频率描述，计量资料采用 $\bar{x} \pm s$ 表示，聚类分析采用指标聚类分析方法。

2　结果

2.1　药物频数及频率分析（表1）

表1　药物频数及频率分析表

药物	频数	频率（%）	药物	频数	频率（%）
黄　芪	353	95.92	旱莲草	229	62.23
党　参	331	89.94	山　药	220	59.78
白术（炭）	331	89.94	仙鹤草	218	59.24
杜　仲	330	89.67	炒枣仁	179	48.64
续　断	328	89.13	知　母	92	25.00
菟丝子	328	89.13	炒决明子	83	22.25
山萸肉	327	88.86	田大云	79	21.46
黄芩（炭）	324	88.04	金银花	69	18.75
阿　胶	306	83.15	生　姜	62	16.85
枸杞子	283	76.90	竹　茹	62	16.85
砂　仁	281	76.73	龙胆草	52	14.13

续 表

药物	频数	频率（%）	药物	频数	频率（%）
白芍药	253	68.75	茵　陈	38	10.33
甘　草	253	68.75	（黑）栀子	37	10.05
苏　梗	247	67.12			

2.2　药物的聚类分析

表 2 显示，以筛选的频率>10%的 27 味药为基础，将药物聚为 5~12 类，结合临床情况并征求褚老师意见，取聚 9 类分析结果。每一类代表了一种常用药物组合，9 类药物代表了褚老治疗先兆流产的用药规律，包括补肾、益气健脾、养血、清热、止血、理气、和胃、宁心安神、润肠通便 9 个方面。

表 2　药物聚类分析表

类别	药　　物
第 1 类	川续断、杜仲、菟丝子、山萸肉
第 2 类	党参、黄芪、白术、山药
第 3 类	白芍药、熟地黄、枸杞子
第 4 类	黄芩、金银花、龙胆草、茵陈、栀子
第 5 类	黄芩炭、仙鹤草、旱莲草、阿胶、黑栀子
第 6 类	苏梗、陈皮、甘草
第 7 类	砂仁、姜竹茹、生姜
第 8 类	炒枣仁、知母
第 9 类	炒决明子、田大云

3　讨论

先兆流产指妊娠 28 周前，出现少量阴道流血和（或）下腹疼痛，宫口未开，胎膜未破，妊娠物尚未排出，子宫大小与停经周数相符者；早期先兆流产临床表现常为停经后有早孕反应，以后出现阴道少量流血，或时下时止，或淋漓不断、色红，持续数日或数周，无腹痛或有轻微下腹胀痛、腰痛及下腹坠胀感。中医称先兆流产为“胎漏，胎动不安”，进而发展可有坠胎、小产之虞。如在坠胎或小产之后，下次受孕仍如期而坠，或屡孕屡坠达3次以上者，称为“滑胎”。

历来医家多认为先兆流产与脾肾亏虚有关，吾师褚玉霞教授在借鉴前贤经验基础上，结合多年临床实践，认为流产的发生除与脾肾亏虚有关外，阴虚热扰而致胎动不安亦不容忽视。因孕妇在妊娠期间，阴血下注养胎，机体处于阴血偏虚、阳气偏旺的特殊生理状态，易致热扰胎动而出现各种流产先兆，故认为流产的病因主要为“脾肾亏虚，热扰胎动”，而应治以“补肾培脾，清热养阴”之法。

通过临床用药的频数及频率来看，褚老治疗先兆流产善于使用举元煎和寿胎丸，是使用频率最高的方剂，分别代表着补肾、益气健脾两种治法。黄芪、党参、白术、续断、菟丝子、杜仲、山萸肉、黄芩（炭）、阿胶、枸杞子、砂仁、白芍药、甘草、苏梗、旱莲草、山药、仙鹤草、炒枣仁等18味使用频率>30%的药物也主要归属于补肾、益气健脾、清热养阴治法中，反映了褚老“脾肾亏虚，热扰胎动”的病机思想。用聚类分析的方法将9类药物和其他药物清晰地区分开来，代表了褚老治疗兆流产的常用药物群。

第1类属固肾安胎类，代表药物为川续断、杜仲、菟丝子、山萸肉等。《素问·上古天真论》说：“女子七岁，肾气盛，齿更发长；二七而天癸至，任脉通，太冲脉盛，月事以时下，故有子。”肾主生殖，肾气的盛衰是人体生殖、发育和衰老的根本。先生安胎以补肾为主的思想即源于此，胎元的坚固依赖于肾气的盛衰，安胎重在补肾以固胎元，是以固摄之法制动以静，使之恢复封藏之功。第2类属益气健脾安胎类，代表药物为党参（太子参）、黄芪、白术、升麻、山药等。先生认为滋养胎儿又赖母体后天脾胃生化的气血。妇人妊娠之后，气血流注胞宫以养胎，脾健则生化有源，气血充足以养胎，故有“胎气系于脾”之说。脾气健运则血循常道，气血充沛，胎有所养，胎元自固。第 3 类属养血安胎类，代表药物为白芍药、阿胶、熟地黄、枸杞子、山萸肉等。第 4 类属清热安胎类，代表药物为黄芩、金银花、龙胆草、茵陈、黄柏、栀子等。先生主张安胎宜养阴清热。妊娠以后，阴血聚于下以养胎，机体处于阴血偏虚，阳气偏亢的生理状态。妊娠气血平和则胎安，而热易动血，迫血妄行，并扰动冲任、胞宫，从而影响胎元，胎气易动而多坠。先生为清热的同时，要兼顾养阴，热去精藏，以达保胎之功。第 5 类属止血安胎类，代表药物为黄芩炭、黑栀子、仙鹤草、旱莲草、藕节等。妊娠后阴血易虚，若加出血不止，则胎元易失血养而致胎动不安，止血亦即养胎。第 6 类属理气安胎类，代表药物为苏梗、陈皮、白芍、甘草。芍药、甘草合用为芍药甘草汤，缓解腹痛效果更佳。第 7 类属和胃安胎类，代表药物为砂仁、姜竹茹、生姜、陈皮、豆蔻等。所谓胃不和则胎不安，和胃即可安胎。第 8 类属宁心安神类，代表药物为炒枣仁、远志、知母等。褚老认为保胎方药配以镇静之品，一则可缓解患者紧张情绪，二则因“胞脉者系于心”，“胞脉者系于肾”，心肾交济与子宫的藏泻功能密切相关，故保胎方药多用之。第 9 类属润肠通便类，代表药物为炒决明子、肉苁蓉、火麻仁等，褚老认为大便不畅易致气机失调而致胎动不安，并可加重先兆流产的症状，故褚老在诊治流产患者时特别注意孕妇大便情况，若不畅则多用此类药。

综上所述，药物的频率、频数分析及聚类分析方法揭示了褚老治疗先兆流产的思路及用药规律。褚老根据“补肾健脾、养阴清热”的原则，将党参、白术、白芍、炙甘草、黄芩、砂仁、川断、杜仲、枸杞子、菟丝子、阿胶、旱莲草、仙鹤草组成一方，取名“双保煎剂”（既保孕妇又保胎儿之意），随症加减，灵活应用，效若桴鼓。

本文发表于《中国中医基础医学杂志》2011年第17卷第7期

褚玉霞治疗崩漏用药经验分析

王祖龙，李　晖，孙　红

（河南中医学院第二附属医院，河南郑州450002）

褚玉霞教授系河南省首届名中医，河南中医学院硕士研究生导师，中华中医药学会妇科委员会副主任委员，中华中医药学会河南省妇科专业委员会主任委员，曾任河南中医学院妇科教研室主任，河南省中医院妇产科主任，善于诊治妇科经带胎产及各种疑难杂证，效若桴鼓。笔者有幸侍诊于侧，聆听教诲，受益匪浅。现采用聚类分析方法将褚老师治疗崩漏用药经验分析总结如下。

1　资料与方法

1.1　一般资料所有病例均来源于2009年6月至2010年6月到褚玉霞教授妇科工作室就诊的崩漏患者，共收集完整资料280份。其中年龄最小13岁，最大50岁，平均29.15±3.64岁；病程最短10天，最长6年，平均28.31±5.28岁；轻度贫血85例，中度贫血172例，重度贫血23例。

1.2　诊断标准参照乐杰主编的全国高等医药院校卫生部规划教材《妇产科学》中的有关标准拟定。临床表现：不规则子宫出血，经期长短不一，出血量时多时少，甚至大量出血，出血量大时伴心慌、头晕等。辅助检查：①基础体温单相型，阴道脱落细胞涂片无排卵周期性变化，出血前1～2d宫颈黏液呈现羊齿植物叶状结晶；②内膜病理检查可见增生期变化或增生过长，无分泌期变化。

1.3　调查内容及方法

建立Epidata 3.0软件数据库，收集褚老师治疗确诊为崩漏患者的处方及一般资料，将每1味药作为1个统计变量，药物按有=1，无=2赋值。

1.4　统计方法

采用SPSS15.0统计软件分析所收集资料，计数资料以频数及频率描述，计量资料用$\bar{x}\pm s$表示，聚类分析采用指标聚类分析方法。

2 结果

2.1 药物频数及频率分析（表1）

表1 药物频数及频率分析表

药物	频数	频率（%）	药物	频数	频率（%）
黄芪	240	85.71	白芍药（炭）	123	43.93
党参	240	85.71	蒲黄	116	41.43
白术（炭）	240	85.71	五灵脂（炭）	116	41.43
升麻	238	85.00	煅龙牡	107	38.21
炙甘草	238	85.00	乌贼骨	103	36.76
益母草	235	83.93	陈皮	98	35.00
枳壳	235	83.93	砂仁	96	34.29
黄芩（炭）	218	77.86	麦芽	89	31.79
贯众炭	216	77.14	五味子	88	31.43
生地榆	216	77.14	枸杞子	86	30.71
旱莲草	216	77.14	菟丝子	86	30.71
茜草	214	76.43	紫河车	84	30.00
炒红花	205	73.21	紫石英	84	30.00
三七粉	201	71.79	山萸肉	73	26.07
阿胶	198	70.71	仙茅	72	25.71
太子参	182	65.00	仙灵脾	72	25.71
生山药	180	64.29	艾叶炭	53	18.93
黑栀子	143	51.07	炮姜炭	46	16.43
黄柏炭	139	49.64	柴胡	43	15.36
藕节	138	49.28	当归	35	12.50
荷叶炭	127	45.36	香附	32	11.43
熟地黄（炭）	123	43.93	阿胶珠	28	10.00

2.2　药物的聚类分析

表2显示，以筛选的频率>10%的45味药为基础，将药物聚为4~15类，结合临床情况并征求褚老师意见，取聚8类分析结果。每一类代表一种常用药物组合，8类药物代表褚老师治疗崩漏的用药规律，包括益气健脾止血法、凉血止血法、祛瘀止血法、收涩止血法、养血止血法、温经止血法、补肾法、调肝法8个方面。

表2　药物聚类分析表

类别	药　　物
第1类	黄芪、党参、太子参、山药、白术（炭）、升麻、炙甘草
第2类	黄芩炭、旱莲草、生地榆、黄柏炭、黑栀子、藕节、荷叶炭
第3类	益母草、茜草、贯众炭、炒红花、田三七、灵脂炭、蒲黄炭
第4类	煅龙牡、炒麦芽、五味子、乌贼骨、阿胶珠
第5类	阿胶、熟地炭、白芍炭
第6类	艾叶炭、炮姜炭
第7类	熟地、山萸肉、旱莲草、枸杞子、菟丝子、紫河车、仙茅、仙灵脾
第8类	柴胡、当归、白芍药、香附、枳壳

3　讨论

崩漏是妇科急重症，经血非时崩下不止或淋漓漏下不尽者称为崩漏，前者又称崩中或经崩，后者又称漏下或经漏。多见于青春期少女及绝经期妇女，相当于西医的功能性子宫出血中无排卵型功血，特点为无周期性，经期长短不一，经量多少不定，与崩漏特点符合。

崩漏病因病机较复杂，历代医家各执其理，如肾虚、肝郁、气虚、血热、血瘀等。褚老认为，崩漏病因不外“虚、瘀、热”三端，“肾气受损，冲任不固”是崩漏发病关键。治疗时，褚老本着“急则治其标，缓则治其本”的治疗原则，推崇“塞流、澄源、复旧”三大治法。明·方约之《丹溪心法附余》中云：“治崩次第，初用止血以塞其流；中用清热凉血以澄其源；末用补血以还其旧。若止塞其流，不澄其源，则滔天之势不能遏；若止澄其源，而不复其旧，则孤阳上浮无以止，不可不审也。”对其三法褚老理解为：出血多时先予以止血；出血稍缓给予审证求因，辨证施治；血止后又应固冲复旧，恢复机体自身的功能，建立正常的月经周期。并根据病情和患者不同年龄等生理特点，在辨证的基础上乘时而用。

通过临床用药的频数及频率来看，褚老治疗崩漏使用黄芪、党参、白术（炭）、升麻、炙甘草、益母草、枳壳、黄芩（炭）、贯众炭、生地榆、旱莲草、茜草、炒红花、三七粉、阿胶、太子参、生山药、黑栀子等18味频率>50%的药物主要归属于益气健脾止血、凉血止血、祛瘀止血、养血止血治法中，也反映了褚老“病因不外‘虚、瘀、热’三端，‘肾气受损，冲任不固’是崩漏发病关键”的学术思想。用聚类分析的方法将8类药物和其他药物清晰地区分开来，代表了褚老治疗崩漏的常用药物群。

第1类属益气健脾止血法，代表药物黄芪、党参、太子参、山药、白术（炭）、升麻、炙甘草。“脾统血”，指脾有统摄血液在经脉之中运行、防止溢出脉外的功能。《难经·四十二难》：“（脾）主裹血，温五脏”；脾主中焦，化生营气，营行脉中，血由气摄，脾虚则营气化生不足，影响统摄血液的功能，容易引起各种出血疾患。益气健脾贯穿于崩漏治疗的始终，无论是塞流、澄源还是复旧，均离不开益气健脾。

第2类属凉血止血法，代表药物黄芩炭、旱莲草、生地榆、黄柏炭、黑栀子、藕节、荷叶炭。热迫血行是导致崩漏的主要病因，但这种热实热少、虚热多，往往属于阴虚生内热。褚老在治疗中很少用大剂量苦寒之品直折火势，多寓清热于养阴之中，使虚补热清血止。

第3类属祛瘀止血法，代表药物益母草、茜草、贯众炭、炒红花、田三七、灵脂炭、蒲黄炭。褚老认为，崩漏出血期的基本病机为“虚、瘀、热因果互干，离经之血阻滞胞宫”。《血证论》曰：“既是离经之血，虽是鲜血，亦是瘀血。”崩漏出血乃离经之血不循常道，冲任失其所主，离经之血阻滞胞宫，瘀积胞宫之血阻碍胞宫的正常泻下功能，瘀血不去，新血不得归经，加重瘀积，瘀血积而化热，血热迫血妄行；同时，因于热者，热扰冲任，煎阴灼血成瘀；因于虚者，血脉空虚，气血无以流畅而郁滞成瘀，此时，虚、瘀、热因果互干，加重了冲任胞脉的损伤，而致出血不止或崩或漏，瘀在出血过程中占重要地位。所以祛瘀止血是常用的方法。但崩漏的基础是虚，祛瘀不可伤正，不可大剂量使用走而不守的祛瘀药，一般选择既有祛瘀又有止血作用的药物。

第4类属收涩止血法，代表药物煅龙牡、炒麦芽、五味子、乌贼骨、阿胶珠。使用收涩止血法可以达到尽快控制出血的目的，在辨证的基础上可以适当选用。

第5类属养血止血法，代表药物阿胶、熟地炭、白芍炭。崩漏病人多血虚，止血的同时可以补血，但应注意补不留瘀。

第6类属温经止血法，代表药物艾叶炭、炮姜炭。崩漏因寒者少，所以温经止血法应用不多，但确因寒而引起崩漏者，临床可以选择应用。另外，在崩漏的治疗中，温经药可作为反佐药少量使用。

第7类属补肾法，代表药物熟地、山萸肉、旱莲草、枸杞子、菟丝子、紫河车、仙茅、仙灵脾。崩漏的病机是“肾气受损，冲任不固”，由于担心“温阳助火”，在“塞流”阶段很少用补肾药。但在“复旧”阶段，尤其是青春期崩漏的“复旧”阶段，补肾调冲任是主要的治法。只有肾气盛，天癸至冲任调，血才能循经而行且无崩漏之虑。

第8类属调肝法，代表药物柴胡、当归、白芍药、香附、枳壳。对于中年患者，复旧阶段以调肝为主，兼顾脾肾。

综上所述，本研究揭示了褚老治疗崩漏的学术思想及用药规律："虚、瘀、热"是崩漏的病因；"肾气受损，冲任不固"是崩漏的病机；治疗中初用"益气清热、祛瘀止血"塞其流，次用"辨证求因"澄其源，后用"补肾疏肝健脾"还其旧。并认为塞流、澄源、复旧三者不可截然分开，应在辨证的基础上，或塞流澄源并用，或澄源复旧共施，常用药物 8 大类 45 味。褚老选择黄芪、党参、白术（炭）、升麻、炙甘草、黄芩炭、旱莲草、生地榆、益母草、贯众炭、炒红花、田三七组成一方，取名"宫血立停煎剂"，用于临床治疗崩漏，效如桴鼓。

本文发表于《中国中医药现代远程教育》2011 年第 9 卷第 17 期

褚玉霞调理奇经治疗妇科病举隅

孙　红，李　晖，王祖龙
（河南省中医院，河南 郑州 450002）

褚玉霞教授系河南省著名中医妇科专家，对经、带、胎、产及妇科杂病的诊治匠心独具，疗效斐然，重视奇经的调治为其诊治特色之一。八脉之中冲、任、督之脉皆起于胞中，带脉环腰一周，络胞而过，约束诸经，与女性的生理、病理密切相关，经、带、胎、产、杂诸疾均可因冲、任、督、带直接或间接损伤而致，因此，褚师认为调理冲、任、督、带是妇科疾病的重要治法之一。笔者有幸随师侍诊，现将褚师调理奇经治疗妇科病的验案例举一二。

1　补肾温督、暖宫散寒——宫寒不孕

翟某，女，29 岁。2010 年 10 月 26 日初诊。主诉：未避孕不孕 4 年。

患者 14 岁月经初潮，正常行经 4 年后，周期时常后错 10～30d 不等，经期 3～7d，量偏少，色淡暗，伴小腹发凉喜温，隐痛不适，Lmp10. 9。结婚四年未避孕未曾怀孕。两个月前行输卵管造影提示：双侧通畅。月经第 3 天性激素六项检查均正常，监测 BBT 2 个周期为单向型。阴超：子宫、附件未见异常。男方精液分析无异常。曾间断给予中药及克罗米芬、黄体酮等治疗。平素自感小腹不温，腰寒肢冷，纳食、睡眠可，二便自调，舌淡暗，苔薄白，脉沉细无力。诊断：原发性不孕症；月经后期。证型：肾阳不足，督脉虚寒。治法：补肾扶阳，温督暖宫。方药：鹿角霜、熟地黄、淫羊藿、杜仲、当归、川牛膝、香附各15g，紫石英、菟丝子、丹参各30g，紫河车9g，枸杞子20g，砂仁6g。每日1剂，水煎服。

11月3日2诊：药后小腹不温、腰寒减轻，效不更方，继服上药。经期改方药为：当归、赤芍、红花、川牛膝、香附各15g，川芎、熟地黄各10g，桃仁、肉桂各6g，丹参30g，乌药12g。每日1剂，水煎服。

以上为主方加减周期治疗。Lmp2011. 01. 12，于2011年2月13日月经未潮，停药查尿HCG（+），后停经52d时B超示：宫内早孕，胚胎存活。

按：督脉起胞中，“贯脊属肾”，得命火温养，总督一身之阳经，敷布命门之火，温煦脏腑，有调整和振奋全身阳气的作用，为“阳脉之海”。肾为先天之本，生命始生之门，寓元阴、元阳，藏精，主生殖。督脉与肾一荣俱荣，一损俱损。若先天不足，或感受寒邪、或大病久病、房劳多产损伤阳气，致督阳不足，肾阳难展；或肾阳不足，督脉虚寒，则胞宫胞脉失煦，宫寒不孕。如《素问·骨空论》云：“督脉……此生病……其女子不孕。”“鹿性阳入督脉”，本案方中以鹿角霜温督壮阳，紫石英补肾温阳、暖胞散寒，二者共为君药。淫羊藿、杜仲温肾扶阳；菟丝子既助肾阳，又益阴精，温而不燥，补而不腻；紫河车为血肉有情之品，既可益气温阳，又能填精生血。四味相合加强君药之力，又达阴中求阳之功共为臣药。熟地黄、枸杞子、当归补肾肝，滋阴血，养冲任；砂仁理气健脾；丹参入肝经血分，养血活血；香附主入肝经气分，善疏肝解郁行气，六者共为佐药。川牛膝活血通经，引血下行而为使药。经期则因势利导，温经散寒、活血通经。褚老治本案以温督补肾、暖宫散寒为主，填补精血为辅，阴阳气血同治，肝脾肾、冲任督同调，静中有动，补而不滞，则经脉通盛，故而有子。

2 益气升提、固摄冲任——崩漏

侯某，女，48岁。2010年3月2日初诊。主诉：不规则阴道出血20d，伴量多3d。患者近半年月经紊乱，周期先后不定，出血日久，时断时续，量时多时少，3个月前因出血量多行诊刮术，病理为：子宫内膜增生样改变。术后月经正常一个周期，症状复发如前。彩超示：子宫、附件未见异常。曾服中、西药治疗无明显效果，因不愿用激素类药物，慕名前来求治。症见：出血多于平时经量约一倍，色淡暗，有血块，伴倦怠乏力，少气懒言，动则心慌，面色萎黄，口唇淡白，舌淡暗，苔薄白，脉虚细无力。血常规：Hb 80g/L。中医诊断：崩漏。西医诊断：更年期功血。证型：气虚冲任不固。治以：益气升提，祛瘀止血，固摄冲任。方药：黄芪、旱莲草、生地榆、益母草、仙鹤草各30g，西洋参（另炖）、白术炭各10g，升麻3g，阿胶珠、五味子、乌贼骨各15g，茜草炭12g，三七粉3g（冲服），炙甘草5g。每日1剂，水煎服。并给予琥珀酸亚铁、维生素C、氨甲环酸补血、止血类西药。

3月5日2诊：阴道出血明显减少，余症减轻。上方去三七粉，加山萸肉20g，川断30g。服5剂。每日1剂，水煎服。

3月10日3诊：出血停止1d，诸症减轻。方药：黄芪、旱莲草、川断、白芍30g，西洋参、炒白术各10g，升麻3g，阿胶（烊化）、山萸肉各20g，五味子、茯苓15g，木香、砂仁6g，炙甘草5g。每日1剂，水煎服。

3月18日4诊：诸症消失，继用上方。经期处方改为：黄芪、旱莲草、生地榆各30g，党参、白术炭、焦山楂各10g，升麻、三七粉（另冲）各3g，贯众炭、炒红花各15g，炙甘草5g。于月经第2d开始服用。以此为主加减治疗2个周期，月经正常，随访3个月，未再复发。

按：冲脉隶属阳明，通厥阴肝，并少阴肾，贯通人体上下前后，统帅诸经，通行十二经之气血，有“十二经脉之海”“血海”之称。任脉行于人体前正中线，与肝脾肾相通，诸阴经交会，总任一身精血津液，为“阴脉之海”。冲任二脉皆起于胞中。经云“任脉通，太冲脉盛，月事以时下。”若体虚多病，或过劳伤脾，中气不足，冲任虚弱，固摄无权，不能制约经血而发崩漏，症见月经紊乱，经血非时淋漓不断或暴下如注，伴倦怠乏力、少气懒言等。离经之血即为瘀血，冲任脉虚夹瘀，故出血兼有血块、舌质淡暗。出血期，褚师主张塞流、澄源并施，用黄芪、西洋参、白术炭、升麻益气健脾、升提固摄，五味子、旱莲草、阿胶珠、乌贼骨滋阴养血、收涩固冲，炒红花、焦山楂、益母草、贯众炭、茜草炭、三七粉、生地榆、仙鹤草类祛瘀止血。诸药相合，共奏益气升提、祛瘀止血、固摄冲任之效，使补而不留瘀，祛瘀不伤正。出血停止，改为益气健脾，滋阴养血，调养冲任以复旧。褚师治疗本病，推崇方药之治崩三法，出血期固摄冲任与血止后调养冲任有机结合，使冲任充盛，月事如常。

3　健脾祛湿、固任束带——带下病

代某，36 岁。2010 年 9 月 10 日初诊。主诉：带下量多半年。患者近半年带下量多，时感下腹隐痛。月经正常，Lmp9. 2。孕 4 产 1，人流 3 次。曾做白带检查：清洁度在Ⅱ、Ⅲ度徘徊，未见滴虫、真菌及线索细胞。支原体、衣原体培养阴性。间断性给予止带片、洁阴康洗液、保妇康栓、复方甲硝唑阴道栓等药治疗无明显效果，故来求治。症见：带下量多，色淡黄，质黏稠、无异味，时小腹隐痛，纳食、睡眠正常，二便自调；舌淡胖、苔白腻，脉沉细。妇科检查：外阴（-）；阴道：分泌物中等，色微黄，质稠；宫颈Ⅰ度糜烂；宫体后位，常大，活动可，中硬，压痛（+）；附件：右侧压痛，左侧（-）。中医诊断：带下过多。西医诊断：慢性盆腔炎。证型：脾虚湿盛，任带失约。治以：健脾祛湿，固任束带。处方：党参、白芍、乌贼骨、茯苓各 15g，白术、苍术、白果、芡实各 10g，山药、生薏苡仁各 30g，黄柏 9g，炙甘草 5g。7 剂，日 1 剂，水煎分 2 次服。

2010 年 9 月 16 日二诊：服药后患者带下明显减少，腹痛消失，感腰部酸困，舌淡胖，苔薄白，脉沉细。上方加川断 30g。服 10 剂，患者诸症消失。

按：带脉环腰1周，附于脾，居中焦与脾同位，脾气盈满，周流带脉，则生理如常。如唐容川曰："盖带脉下系胞宫，中束人身，居身之中央，属于脾经。"本案患者素体脾虚，湿邪内生，久则伤及任带二脉，失于约束，致带下历时半年不愈。褚师认为，带下病有脏腑之虚，也有湿、热、寒、毒之实，但脾虚、湿邪是致病的主因，任带二脉的虚损是的病机核心。《傅青主女科》指出："夫带下俱是湿症。而以'带'名者，因带脉不能约束而有此病，故以名之。"《素问·骨空论》有"任脉为病，……女子带下瘕聚"之论。患者曾反复用药，但未及病之症结所在，故而难以奏效。褚师强调益气健脾，固任束带，祛除湿邪为治疗关键。药用党参、白术、茯苓、山药健脾益气，升化水湿；苍术芳香化湿，生薏仁健脾利湿，因带下淡黄，有湿郁化热之象，故加黄柏合生薏仁清热利湿；白芍养血敛阴，缓带脉之急；乌贼骨、芡实、白果收敛固涩。诸药合力使任脉得固，带脉约束，湿邪消除，而带下自止。

4　健脾和胃、平冲止呕——妊娠剧吐

焦某，2010年6月18日初诊。主诉：停经51d，伴恶心、呕吐10d，加重5d。患者素月经规律，Lmp4. 28。10天前开始出现恶心、呕吐，查尿HCG（+），停经46天做B超检查提示：宫内早孕。近5d恶心、呕吐加重，不能进食，食入即吐，伴神疲倦怠，乏力懒言，查尿酮体（+++），即住院给予营养支持治疗，神疲乏力减轻，余症如前，呕吐痰涎，胃脘满闷，小便可，3d未解大便，舌质淡、边有齿痕，苔薄白，脉滑细无力。中医诊断：恶阻。西医诊断：妊娠剧吐。证属：脾胃虚弱，冲气上逆。治以：健脾和胃，平冲止呕。处方：太子参、茯苓、苏梗各15g，白术、姜半夏各10g，砂仁6g，姜竹茹、陈皮、藿香各12g，炙甘草5g，生姜3片。3剂，日1剂，水煎频服，服前以生姜汁涂于舌面，以不拒药为宜。

2010年6月21日二诊：患者恶心、呕吐大减，已能进食稀粥，时感胃脘胀满，舌脉如前。上方加厚朴花10g。继服6剂，病告痊愈。

按：《素问·骨空论》云："冲脉为病，逆气里急。"冲脉起于胞宫，隶属于阳明。该患者脾胃素虚，孕后阴血盛于下以养胎元，冲脉之气较盛，冲脉之气挟胃气上逆，胃失和降，故致恶心呕吐，甚或食入即吐。褚老以太子参、茯苓、白术、甘草健脾益气和胃；砂仁、陈皮、苏梗理气和中，顺气安胎；姜半夏、竹茹、生姜平冲降逆止呕。虽半夏有动胎之性，属妊娠禁忌药，但遵从"有故无殒，亦无殒也"的原则，用之每获良效，一般可用至10g；藿香气味芳香，定逆止呕，醒脾悦胃。诸药相合脾胃强健、冲气平降，呕吐乃愈。

《奇经八脉考》云："盖正经犹夫沟渠，奇经犹夫湖泽，正经之脉隆盛，则溢于奇经。"脏腑十二经脉气血的旺盛，是冲任督带生理功能的基础，如离开脏腑，奇经将成为无源之水，无本之木。由于冲任督带的循行路线及生理功能与女子胞宫及肝脾肾等脏腑的特殊联系，脏腑气血病变波及冲任督带则发生经带胎产诸疾，因此，冲任督带损伤和功能失调是妇科疾病的基本病机和最终病位。如《妇人大全良方》云："妇人病有三十六种，皆由冲任损伤而致。"脏腑虚损可殃及奇经，奇经损伤须脏腑气血功能强盛得以修复，故诊治妇科疾病，褚老主张冲任督带奇经辨证应融于脏腑气血辨证之中，调理脏腑气血与调理奇经互为一体。

褚师认为，脏腑损伤，病久累及八脉，故奇经多虚证，即为实者也多虚实夹杂。所以，冲任督带的调治主要是扶正，重在"精气血"，落实在"肾肝脾"。治疗奇经病变当先资其源，以培补阴阳气血为基础，但八脉各有所主，禀性功用各有不同，治疗用药存有异同，组方用药有一定的规律。一般而言，督脉多虚寒，冲、带多气虚，任脉多阴血不足，带脉多湿而夹痰。治督脉主以温阳补气，辅以填补精血；治任脉主以养血补阴，辅以调气和血；治冲脉主以补血、补气或补阳，辅以收涩、镇纳，行气降逆；治带脉主以补血、补气或补阳，辅以收涩，行气和血、除湿化痰。褚师调理奇经，多选用补益类药物，特别是血肉有情之品。但经脉贵在流通，奇经亦不乏实证，因此，褚师强调通补结合，补而不滞才为调理之上策，从以上验案中可以窥见褚老调理奇经特色之一斑。

本文发表于《新中医》2012 年第 44 卷第 6 期

褚玉霞教授治疗多囊卵巢综合征用药经验分析

孙 红，李 晖，王祖龙
（河南省中医院，河南 郑州 450002）

褚玉霞教授是河南省中医妇科名家，对多囊卵巢综合征（PCOS）的诊断治疗有很深造诣，处方用药独具特色，疗效备受称誉。笔者有幸从师学习，受益匪浅。今采用聚类分析方法将褚教授治疗 PCOS 的用药经验分析总结如下。

1 资料与方法

1.1 一般资料 观察病例来源于 2009 年 11 月～2011 年 6 月在褚玉霞名医工作室就诊的 PCOS 患者，共收集完整资料 221 份。患者年龄 17～36 岁，平均（27.53±5.12）岁；病程 3 个月～5 年，平均（2.6±0.9）年。

1.2 诊断标准 依据丰有吉、沈铿主编的《妇产科学》中的诊断标准。

1.3 调查内容及方法 在 SPSS 软件环境下建立数据文件，收集褚教授治疗 PCOS 患者的处方及相关临床资料，将每一味药物作为一个统计变量，药物按有=1、无=0 赋值。

1.4 统计学方法采用 SPSS17.0 软件分析临床资料，计数资料以频数及频率描述，计量资料以（$\bar{x}\pm s$）表示，聚类分析采用指标聚类分析方法。

2 结果

2.1 药物频数及频率分析结果 见表 1。

表 1　药物频数及频率分析表

药物	频数	频率（%）	药物	频数	频率（%）
川牛膝	195	88.2	栀　子	65	29.4
丹　参	189	85.5	金银花	63	28.5
紫河车	187	84.6	泽　兰	48	21.7
菟丝子	177	80.1	土　元	45	20.4
香　附	171	77.4	鹿角胶	44	19.9
紫石英	155	70.1	赤　芍	44	19.9
淫羊藿	145	65.6	生地黄	43	19.5
熟地黄	134	60.6	川　芎	42	19.0
砂　仁	109	49.3	牡丹皮	42	19.0
茯　苓	91	41.2	桃　仁	39	17.6
白　术	91	41.2	红　花	35	15.8
枸杞子	89	40.3	浙贝母	32	14.5
山茱萸	75	33.9	白芥子	32	14.5
当　归	79	35.7	党　参	30	13.6
巴戟天	76	34.3	枳　壳	27	12.2
苍　术	68	30.8	柴　胡	24	10.9
胆南星	68	30.8	半　夏	22	10.0
陈　皮	68	30.8	黄　芩	22	10.0
天竺黄	68	30.8	白　芍	22	10.0

2.2　药物的聚类分析　以筛选的频率>10%的 38 味药物为基础，分别将药物聚为 3~18 类，结合临床实际情况并征求褚教授意见，取聚 9 类分析结果。每一类代表了褚教授常用的药物组合，并反映了褚教授治疗 PCOS 的用药规律。结果见表 2。

表 2 药物聚类分析表

类别	药　　物
第 1 类	紫石英、菟丝子、丹参、紫河车、香附、淫羊藿
第 2 类	川牛膝
第 3 类	鹿角胶、巴戟天、枸杞子、砂仁
第 4 类	熟地黄、山茱萸
第 5 类	生地黄、当归、牡丹皮、白芍、柴胡、黄芩、赤芍
第 6 类	川芎、枳壳、红花、桃仁、泽兰、土元
第 7 类	金银花、栀子
第 8 类	半夏、白芥子、浙贝母、苍术、陈皮、天竺黄、胆南星
第 9 类	党参、白术、茯苓

3　讨论

PCOS 是以持续无排卵、高雄激素或胰岛素抵抗为特征的内分泌紊乱的症候群。其临床主要表现为月经紊乱、不孕、多毛、肥胖等，是一种发病多因性，临床表现多态性的综合征。

育龄期妇女中的发病率为 5%~10%。现代医学认为，本病难以治愈，远期可引起代谢紊乱，为妇科常见病、疑难病之一。中医学无此病名，根据其临床表现，属中医学月经不调、闭经、不孕、癥瘕等范畴。

PCOS 可分属多个中医病证，病因病机复杂，治疗各具特色。褚教授认为本病病机以肾脾阳虚为本，气滞湿阻、痰瘀互结为标，即以虚为本，虚实相兼为患。虚者有阳虚、精亏、血虚，重在阳虚；实者有痰、瘀、热之别，多在痰、瘀；责之于肾、肝、脾三脏，本在肾虚。治疗以补肾为主，兼化痰、祛瘀，通补结合。

从褚教授用药的频率看，38 味药中，川牛膝、丹参、紫河车、紫石英、淫羊藿、巴戟天、菟丝子、香附、砂仁、熟地黄、山茱萸、枸杞子、白术、苍术、陈皮、天竺黄、胆南星、当归等18味药的使用频率>30%，18味药具有补肾、健脾、疏肝、化痰、活血等功效，其中川牛膝、丹参、紫石英、紫河车、淫羊藿、菟丝子、香附、熟地黄8味药的使用频率>60%，为褚教授经验方——二紫赞育方的主要组成部分，重在补肾活血，调养冲任；另10味药则以祛湿化痰为主。可见，褚教授治疗用药重在补肾、活血、化痰，反映出褚教授对本病病因病机中肾虚、血瘀、痰湿的关注。

第1类补肾调冲类（紫石英、紫河车、淫羊藿、菟丝子、丹参、香附）。此类中紫石英、紫河车、淫羊藿、菟丝子皆可温肾扶阳，其中紫石英、淫羊藿专事壮阳暖宫散寒；紫河车兼能大补气血，为血肉有形之品；菟丝子禀气和中，补阳不燥，滋阴不腻，为平补肝肾阴阳之良药。褚教授常将四者配合运用，以补阳为主，阴中求阳。丹参入肝经血分，养血活血，“功同四物”，为妇科之要药；香附入肝经气分，疏肝理气调经，《本草正义》称之“乃气病之总司，女科之主帅”。此类以温补肾阳为主，兼以滋阴养血填精，辅以疏肝理气、活血通经以调理气血。PCOS患者主要表现在月经后期、闭经、不孕，中医学认为，“经水出诸肾”、“肾主生殖”，肾虚、冲任不盛是病之根本，而盛而不通是发病的又一关键。因而，褚教授在补虚的同时，不忘调理气血，畅通冲任，使补而不滞，通补结合。

第2类引经药类（川牛膝）。此类一味川牛膝，入肝、肾经，能活血通经，引血下行，兼补肝肾。PCOS多表现为闭止性月经失调，而川牛膝集通补于一身，且有“走而能补，行善下行”，直达病所的特殊功效，故褚教授善以之作为使药。

第3类补肾和胃类（鹿角胶、巴戟天、枸杞子、砂仁）。鹿角胶温补肝肾，益精生血；巴戟天补肾助阳，性质柔润，不若淫羊藿之燥散；枸杞子药性平和，甘平滋润，补肾养肝益精；砂仁气味芳香，化湿行气，入脾胃而善于调理脾胃气滞，可防补药滋腻，又能养后天以补先天，以奏调经助孕之效。此类药物与第1类药物皆能温肾阳、益精血，但温补之力较之柔和，并兼顾后天脾胃。褚教授临证时常两类合用，加强药力，达到肾、肝、脾、冲任、阴阳、气血同调之功。

第 4 类养血滋阴类（熟地黄、山茱萸）。熟地黄甘、微温，入肝、肾二经，质地柔润，温而不燥，有养血滋阴、补精益髓之效。《珍珠囊》曰其“主补血气，滋肾水，益真阴”，为补血生精之佳品。山茱萸补益肝肾，养阴生精，可与各类配伍以滋肾益肝，长养精血。

第 5 类疏肝清肝类（生地黄、丹皮、赤芍、白芍、黄芩、柴胡、当归）。PCOS 部分患者的突出表现为高雄激素血症、痤疮，褚教授认为系多兼有肝郁致气滞、血瘀、水停，久从化热而致，故以白芍、柴胡、当归养肝疏肝，黄芩清热利湿，牡丹皮、赤芍清肝凉血散瘀。褚教授认为，女性多阴血不足，行气药多辛燥，苦寒药易伤阴，故忌重用行气、苦寒之品，多配以生地黄、白芍、当归滋阴养血之属以养肝、疏肝、清肝。本类药物可与补肾、化痰类药物灵活配伍应用，治疗多种复合证候。

第 6 类活血化瘀类（川芎、枳壳、红花、桃仁、泽兰、土元）。冲任、胞宫瘀血内阻是其致病因素之一，褚教授多以川芎、枳壳、红花、泽兰行气活血化瘀，瘀滞甚者以桃仁、土元破瘀散结。因本病多虚，故常与补肾温阳、滋阴养血类药物联合应用。痰阻、血瘀互结者，与化痰药并施。

第 7 类清热泻火类（栀子、金银花）。本病多阳虚，温阳之品有生热之弊，褚教授善选栀子、金银花相佐为用，以清解热邪，为褚教授寒热虚实同用的用药特色之具体体现。肝火较盛者，也常与第 5 类药物合用。

第 8 类利湿化痰类（半夏、白芥子、浙贝母、苍术、陈皮、天竺黄、胆南星）。痰湿为 PCOS 的又一发病因素，即有脾肾不足，痰湿内生，也见素有痰湿内停，致使冲任、胞宫受阻者，表现为月经稀发、闭经，不孕与肥胖、卵巢增大并见等。褚教授以苍术、陈皮健脾利湿；半夏、天竺黄、胆南星、白芥子、浙贝母化痰散结。所谓“痰之本水也，源于肾；痰之动湿也，主于脾”，因而褚教授常将此类药与第 1 类、第

9 类药物结合，灵活加减运用。

第 9 类益气健脾类（党参、白术、茯苓）。脾为后天之本，脾虚先天失于资助则肾虚精亏；脾虚运化失司，则水停湿聚成痰。褚教授以党参、白术、茯苓益气健脾，常与第 1、3、4、8 类药物相合治疗兼有脾虚之证。

综上所述，褚教授治疗 PCOS 所用药物涉及有温肾、滋肾、健脾、养血、疏肝、清肝、活血、化痰、清热等种类，常用的药物组合如上述 9 类。对褚教授治疗 PCOS 用药的频数及聚类的分析，不仅清楚地展现出褚教授的组方用药规律，也揭示了褚教授对本病病机实质的认识和诊治思路。正因为褚教授辨证准确，审因论治，药证相合，才能取得显著疗效。

本文发表于《中国中医基础医学杂志》2013 年第 19 卷第 3 期

褚玉霞学术思想在辅助生育技术中的应用

周艳艳[1,2]，吴　昕[2]，冯光荣[3]

（1. 湖南中医药大学，湖南 长沙 410007；

2. 河南省中医院妇产科，河南 郑州 450002；

3. 郑州市妇幼保健院，河南 郑州 450053）

随着环境的污染和社会压力的增加，不孕症的发病率逐渐增高，与之相应的辅助生殖技术也日趋成熟。但目前依然存在成功率低及由大剂量外源性激素引起的一系列并发症问题。褚玉霞教授为我国名老中医，中医理论底蕴深厚，不断汲取新知，在辅助生殖技术的前后调理治疗上有一定的临床经验，极大地提高了辅助生殖的成功率。笔者随师侍诊，深得教诲，现将其经验总结如下。

研究表明，辅助生殖技术的成功率理论在 30%~40%，而在临床成功率则更低。就女方而言，辅助生殖技术的难点在于子宫内膜容受性欠佳、卵巢功能低下、免疫因素等影响孕卵的着床及发育。褚玉霞在临床上潜心研究，提出从孕前调理、移植后保胎两方面着手攻克疑难，取得了较好的疗效。

1　孕前调理

辅助生育技术失败多见于促排卵药物不敏感、促排失败、子宫内膜薄难于种植成功等。褚玉霞在治疗时明辨虚实，提出运用中药通过孕前调理治疗使机体阴平阳秘，提高胚胎移植的成功率。

褚玉霞认为“肾主生殖”，肾中精气的盛衰主宰着人体的生长、发育与生殖，辅助生育失败多责之于肾。如禀赋不足、多产房劳、大病久病等均易致肾气亏损，肾精不足，冲任脉虚，从而致经血失调，不能摄精成孕。或是素体阳虚，命门火衰，则生发之气不足，不能触发氤氲乐育之气，致令不能摄精成孕，正如古云“重阴之渊，不长鱼龙”、“寒水之地，不生草木”。故自拟二紫赞育方，床运用多年疗效显著。方中紫河车补肝肾，益精血；紫石英暖宫散寒，二者共温补肾阳，填精益髓，为君药；臣以菟丝子补阳而不燥，补阴而不腻，为平补肝肾之良药；枸杞子补肾养肝以益精；熟地补血滋阴；仙灵脾体轻气雄，可壮阳益精，四药协助君药补肾滋肾，调理冲任；丹参入肝经血分而善活血通经；香附味辛以疏散肝气之郁结，味苦以降泄肝气之横逆，味甘而能缓肝之急，乃疏肝调经要药；二药相伍能活血理气调经，旨在取其“气行血行”、“静中有动”之意；砂仁入脾胃而善于理脾胃气滞，共为佐药；川牛膝味苦降泄，性善下行为使。纵观全方，诸药共奏滋肾补肾、理气调经助孕之功。褚玉霞在临证时灵活加减运用此方，一般在孕前用该方调理 3 个月经周期，以期肾气充盛，任通冲盛，则孕育有望。

2　及时安胎

褚玉霞临床谨记“上工治病，不治已病治未病”的思想，认为人为干预妊娠更易出现流产，故在移植成功后，未出现先兆流产征兆即开始积极治疗。通过及时有效的安胎治疗，可以明显提高辅助生育的抱婴率。

辅助生育时多伴有先天不足、后天失养，故此时保胎除移植后常规用药之外，还多参考先兆流产的证治。妊娠期间，阴血下注冲任以养胎元，机体处于阴血偏虚、阳气偏旺的特殊生理状态，此期相火妄动易热扰胎动而出现各种流产先兆。故褚玉霞认为流产的病因主要为“脾肾亏虚，热扰胎动”，治以“补肾培脾，清热养阴”之法。临证常以自拟褚氏安胎方为基本方随证加减：川断、杜仲、菟丝子、太子参、白术、黄芩、白芍。临床如早孕反应明显者，加苏梗、砂仁、陈皮；见有阴道出血者，加黄芩炭、生地榆、旱莲草、仙鹤草；如有脾胃虚弱症状者，多选党参、黄芪、山药；伴有小腹疼痛者加入白芍、甘草；伴有大便秘结可用火麻仁、炒决明子、肉苁蓉等。一般早孕流产多发生于孕 12 周前，故多系统保胎至孕 12 周，或是超过既往流产孕周的 2 周时间。

3　身心同治

辅助生育时，成功移植妊娠的多属于珍贵儿，孕妇及家属多伴有紧张情绪。对于此类患者，褚玉霞在调理和保胎的同时，一方面采取心理疏导，另一方面在药物应用时加用镇静安神药物。褚玉霞认为酌情加入镇静之品，一则可缓解患者紧张情绪，二则因“胞脉者属心而络于胞中”，“胞络者系于肾”，心肾交济与子宫的藏泻功能密切相关。正如《慎斋遗书》“欲补肾者，须宁心，使心得降，肾始实”，临证时常加用炒枣仁、远志、知母等。

4　病案举例

邓某，36 岁，2009 年 2 月 7 日初诊。主诉：“小腹凉 2 月余，要求试管前调理”。婚后未避孕未孕 2 年余，2008 年 10 月辅助生育失败后出现小腹凉，得暖则舒。月经 26～30d 一行，经期 7～10d，经量多、色淡有血块、经前腹痛明显。Lmp：2009 年 1 月 23 日。持续 10d，时白带清稀，现自觉下肢凉、乏力、纳可眠差、二便正常，舌淡红、苔薄白、脉沉细无力。给予二紫赞育方加减。嘱如无不适，按此方服用 3 个月。

2009 年 5 月 3 日二诊：Lmp：2009 年 4 月 22 日，持续 7d，经量多，色鲜红，小腹冷痛较前减轻，纳眠差，二便正常。今日 B 超示内膜厚约 7mm，卵泡 17mm×18mm，拟定于本月取卵移植，故给予心理疏导。

2009 年 5 月 27 日三诊：于 5 月 10 日在郑大一附院胚胎移植，5 月 15 日测 HCG>500mIU/ml，24 日测尿 HCG 阳性，移植后出现小腹隐痛不适，现阴道出血、量多、色红，纳眠可，大便干。给予自拟双宝煎剂加减：川断 30g，炒杜仲 20g，菟丝子 30g，太子参 15g，白术炭 10g，黄芩炭 12g，苏梗 15g，砂仁 6g，旱莲草 30g，仙鹤草 30g，山萸肉 20g，阿胶 20g，白芍 30g，远志 6g，炙甘草 5g，7 付水煎服，每日 1 付。嘱卧床休息，忌辛辣、禁房事，戊酸雌二醇、地屈孕酮片等西药继服。

四诊（2009 年 6 月 3 日）：服药后腹痛减轻，阴道出血量明显减少，色暗红。现觉口苦、眠差，大便每日 2~3 次。守上方加黑栀子 12g，山药 30g，7 付水煎服，每日 1 付。2009 年 7 月 9 日家属来告知服药 3 剂后阴道出血停止，超声宫内可见孕囊及胎心搏动，发育正常。后随访妊娠顺利，足月顺娩一女婴。

本文发表于《四川中医》2015 年第 33 卷第 2 期

褚玉霞教授治疗子宫内膜异位症痛经经验

郑　娟[1]，王祖龙[2]

（1. 河南中医学院 2012 级硕士研究生，河南 郑州 450002；
2. 河南省中医院，河南 郑州 450002）

子宫内膜异位症（简称内异症）为良性病变，多发生于 25~45 岁妇女。近年来，病的发病率呈不断上升趋势，其主要临床表现为月经量多、经期延长、痛经、不孕等，其中痛经率高达 77.8%。西医治疗以切除子宫为主，术后仍需药物控制其疼痛并以期减缩病灶，故不易被患者接受。隋代·巢元方《诸病源候论》中云：“为血瘕之聚，令人腰痛不可以俯仰，小腹里急苦痛，背膂疼，深达腰腹，下挛阴里，月水不时，乍来乍不来。”此描述与本病的症状表现极为相似。辨证并结合月经周期治疗可减轻和缓解疼痛症状，改善月经紊乱，提高生活质量，彰显了中医药治疗本病独特的优势。褚玉霞教授是河南省著名妇科专家，全国首批中医传承博士后导师，国家级名老中医。褚老从事教学、临床40余载，学验俱丰，对妇科疑难杂症的研究造诣颇深，论治内异症痛经匠心独具，笔者有幸侍诊，受益匪浅，现将褚老治疗内异位症痛经经验撷其要点，陈述于下。

1　血瘀肾虚是本病的基本病机

内异症疼痛多位于下腹部及腰骶部，可放射至阴道、会阴、肛门或大腿，常于月经来潮前1~2日开始，经期第1天最剧，以后逐渐减轻并持续至整个月经期。中医学认为，本病的主要病机为经血不循常道，离经之血蓄积胞宫而成瘀，阻滞胞脉，不通则痛。《妇人大全良方》中论述：“若经道不通，绕脐寒疝痛彻，其脉沉紧，此由寒气客于血室，血凝不行结积，血为气所冲，新血与故血相搏，所以发痛。”本病多有外邪入侵、情志内伤、素体因素或手术损伤等原因，导致机体脏腑功能失调，冲任损伤，气血失和，致部分经血不循常道而逆行，以致“离经”之血瘀积，留结于下腹，阻滞于冲任、胞宫、胞脉、胞络而发病。瘀血阻滞，不通则痛，则见痛经。褚老认为，禀赋不足或房劳多产或宫腔手术损伤肾气，肾阴肾阳不足，血失温煦或内热灼血，均可致瘀。宿瘀内结，凝滞胞宫、胞脉；或肾气不足无力推动血行，则致经血流行不畅而作痛。因此，褚老认为血瘀肾虚是本病基本病机。

2　分期论治，急则治其标，缓则标本兼治

内异症与月经周期密切相关，病症表现有明显的周期性，因而褚老提出应顺应月经周期、肾阴肾阳的转化和气血盈亏规律分期治疗。经期急则治标，应迅速缓解消除疼痛，控制症状；非经期应标本兼顾，消除异位病灶。

2.1　经期

褚老认为内异症痛经因宿瘀内结，阻滞胞宫、胞脉、胞络而致经行腹痛。常于经前几天就开始疼痛，行经两三天后才逐渐缓解，据“不痛则痛”理论，此时应给予活血化瘀，因势利导。内异症“离经之血”致瘀血阻络，《血证论》中指出：“瘀之为病，总是气与血胶结而成，须破血行气以推除之。”故在经行之际，胞宫泻而不藏，据“不通则痛”理论，褚老强调治疗应以化瘀通经、理气止痛为要，促进经血的排出，以便及时有效地缓解疼痛。然子宫内异症引起的痛经，多数却因经血越多，腹痛愈甚，缘此病系宿瘀内结，随化随下，经血虽畅，可瘀仍未清，瘀滞胞宫，疼痛不减。遣方用药中褚老善用自拟潮舒煎加减。药用当归、川芎、赤芍药、丹参、红花、延胡索、乌药、泽兰、川牛膝、香附等，于经前 3~5 天开始服用，连服 7~10 剂。该方系桃红四物汤加减而成，其中桃红四物汤去熟地黄、白芍药易赤芍药，增强养血活血、通经止痛之功，丹参能祛瘀生新而不伤正，《本草纲目》谓其“能破宿血，补新血”，《本草便读》中云：“丹参，功同四物，能祛瘀生新，善疗风而散结，性平和而走血。”泽兰养血活血、化瘀调经；乌药温肾散寒、行气止痛，香附、延胡索理气行滞、活血止痛；川牛膝活血祛瘀通经、引血下行。疼痛剧烈者，酌加全蝎、地龙、土鳖虫以解痉通络止痛；如伴有下腹冷痛者，加肉桂、吴茱萸温经通脉、散寒止痛；如经前乳房胀痛、下腹胀痛者，加柴胡、木香、枳壳等疏肝行气，畅通气机，气行则血行，血行则通而不痛；伴腰骶痛甚者，加川续断、盐杜仲、鸡血藤等补益肝肾、强健筋骨、扶正固本；伴有恶心呕吐，加姜半夏、砂仁降逆止呕；如有包块者，加莪术、三棱、水蛭活血破瘀消癥；月经量多、经期延长者，去川芎、桃仁，加益母草、贯众炭、三七粉、旱莲草、仙鹤草、黄芪、红参等以祛瘀止血、补虚固本。

2.2　非经期

非经期，胞宫藏而不泻，呈现肾之阴长阳生的动态变化，气血渐复至盛，治疗应补肾破瘀，扶正祛邪，把握好正虚邪实、标本缓急，正确处理扶正与祛邪的关系。瘀血壅阻，积聚日久，易与多种病理机制相互影响，互相转化，故在平时治疗上仍需辨证求因治本，随症应变，并以此阶段性各有所侧重的调治。褚老认为血瘀肾虚是内异症引起痛经的基本病机，宿瘀内结，积久不化，留滞月积成癥，按“血实宜决之”治则，经净后宜消癥散结，化瘀治本，给予自拟消癥饮，药用黄芪、桂枝、牡丹皮、皂刺、赤芍药、连翘、茯苓、丹参、香附、延胡索、薏苡仁等为基本方加减化裁，方中桂枝、茯苓、牡丹皮、赤芍药活血化瘀、通络消癥；皂刺、丹参、连翘活血消肿；香附、延胡索理气止痛，取气行则血行之意；黄芪、薏苡仁益气健脾，扶正固本。如为巧克力囊肿或结节明显者，可加生牡蛎、鸡内金、鳖甲破血祛瘀、软坚散结；如小腹坠胀隐痛不适，可加乌药、川楝子等，广木香行气止痛。部分患者经净后仍觉腰骶酸痛，小腹绵绵作痛，且体倦乏力，此多为邪实正虚，褚老认为此时应扶正祛邪，治宜益气补肾、活血散结，常给予自拟紫石英汤，药用紫石英、淫羊藿、巴戟天、黄芪、当归、川芎、熟地黄、白芍药、香附、丹参、砂仁、川牛膝等为基本方加减化裁。紫石英、淫羊藿、巴戟天补肾温阳止痛；黄芪补气以行血，四物汤养血和血，气充血沛，子宫、冲任，复其濡养，自无疼痛之患；砂仁善于调理脾胃气滞，以防补药滋腻；香附、丹参、川牛膝理气活血、祛瘀通滞；亦可加入血竭、土鳖虫以加强祛瘀散结、活血定痛之效。此方正寓前人“养正积自除”之意，而又无祛邪伤正之嫌。

3　中西结合，衷中参西，内外合治

内异症异位病灶不同，痛经的表现形式也各异，因此褚老强调临证时还须中西结合，衷中参西，充分发挥各自优势，综合治疗，以迅速有效地缓解消除疼痛，提高疗效。如痛经剧烈难以忍受时，可中医药与西药吲哚美辛、醋酸甲羟孕酮、黄体酮胶囊等联合应用，以快速止痛，减轻痛苦。因内异症病情复杂，而其引起的痛经亦较为顽固，治疗起效慢，疗程长，褚老常采用内服、外治相结合，并灵活选择剂型、适时合理应用。如汤药内服同时，可酌情用药渣或用大青盐炒热后布包敷于小腹部，也可将消癥饮加减方浓煎至200ml于非经期保留灌肠。

4　病案举例

杨某，女，38岁，已婚，2012年8月7日初诊。主诉：继发性痛经10余年，进行性加重3年余。10年前剖宫产术后始出现经行小腹疼痛，温敷热饮后多能缓解。2009年底人工流产术后出现经前两三天即开始小腹坠胀疼痛不适，临经时痉挛性剧痛，继而持续性掣痛、坠痛，并伴有腰痛、肛门坠胀，严重时伴有面色苍白，出冷汗，手足发凉，恶心，呕吐，腹泻，甚至昏厥，并呈进行性加重，常持续至经行三四天后才逐渐缓解。经期屡服止痛片及中药（具体不详）等药物无明显改善。平素月经量多，色暗红，夹有大血块，LMP 7月15日，临近经期，小腹时有坠胀疼痛不适，腰酸腹部发凉，伴乳房胀痛，$G_3P_1A_2$，1次剖宫产术，2次早孕行人工流产术。妇科检查：宫颈轻度糜烂；宫体后位，如孕8周大小，举痛明显，活动欠佳，于子宫后壁及直肠子宫陷凹扪及触痛性结节；右侧附件可触及包块，活动可，压痛。今日阴超提示：子宫增大，子宫体62mm×63mm×62mm，肌壁回声不均匀，右侧卵巢囊性包块，大小约42mm×36mm，囊壁较厚，有分离，内可见细小点状回声。考虑巧克力囊肿，同时不排除子宫腺肌病。CA125 89.5U/ml。西医诊断：子宫内膜异位症（巧克力囊肿）；子宫腺肌病不排除；继发性痛经。中医诊断：痛经、癥瘕。证属血瘀肾虚型，予以化瘀消癥，佐以补肾益气。以消癥饮加减：生牡蛎30g，鳖甲10g，桂枝6g，牡丹皮15g，赤芍药15g，薏苡仁30g，败酱草30g，茯苓15g，黄芪30g，川续断30g，盐杜仲20g，延胡索15g，香附15g，川牛膝15g。7剂，日1剂，水煎400ml分早晚2次温服。同时给予醋酸甲羟孕酮片10mg，每日1次，连服5d。

二诊（8月12日）：小腹仍有下坠隐痛不适感，乳房胀，劳累后腰酸。纳眠可，二便调。现月经将至，治宜活血化瘀、温经止痛，随给予潮舒煎加减：当归、赤芍药、泽兰、香附、延胡索、川牛膝各15g，川芎15g，丹参30g，红花15g，益母草30g，土鳖虫6g，全虫6g，木香6g，吴茱萸5g。7剂，每日1剂，水煎400ml，分早晚2次温服。

三诊（8月20日）：月经于8月14日来潮，5天净，此次经量较前明显减少，色暗红，有血块，经前经期仅有小腹坠胀疼痛感，能忍受。但经净后小腹仍有空坠隐痛，并伴有腰酸困。胃纳一般，近两日睡眠欠佳，体倦乏力，便溏，日行1~2次，小便频数。治宜补肾活血，通络止痛，予紫石英汤加减：紫石英30g，巴戟天10g，黄芪30g，川续断30g，菟丝子30，炒山药30g，丹参30g，生牡蛎30g（先煎），鳖甲10g，盐杜仲20g，三棱10g，莪术10g，川牛膝15g，香附15g，炙远志6g，炒酸枣仁15g。15剂，日1剂，水煎400ml，分早晚2次温服。同时给予大青盐，嘱患者炒热装布袋热敷于小腹。

随后以此基本方遵循月经周期增损化裁，调治3个月经周期后，痛经基本消除，余症显减。阴超复查提示：子宫大小约56mm×52mm×48mm，肌层回声欠均匀，右侧巧克力囊肿22mm×18mm。

本文发表于《时珍国医国药》2016年第27卷第12期

基于因子分析法的褚玉霞教授治疗女性不孕症用药规律分析

陈建设，李培轮，李晖，孙自学
（河南省中医院，河南 郑州 450002）

褚玉霞教授生于1943年，从事中医妇科工作50余载，现为国家中医药管理局首批中医药传承博士后合作导师、第五批全国老中医药专家学术经验继承工作指导老师、河南省首届名中医。褚玉霞教授临床经验丰富，在治疗女性不孕症方面特色鲜明。作者有幸师从褚老，侍奉左右，对老师经验管窥一斑。近年来，国内学者应用现代统计学方法因子分析法来研究中医证候规律，取得了可靠结果。依据因子分析的统计学原理，本研究将因子分析法用于名老中医经验总结，探讨名老中医经验总结的新方法，取得满意结果，总结如下。

1 临床资料与方法

1.1 研究对象 纳入病例来源于2014年1月至2014年

12 月到河南省中医院妇科门诊就诊、褚玉霞教授诊断为女性不孕症的患者。共采集到 400 例女性不孕症患者的用药信息。

1.2　诊断标准　参照《妇产科学》诊断标准：婚后夫妇同居一年以上，配偶生殖功能正常，未避孕而未受孕或曾孕育未避孕而又一年以上未再受孕者，称为女性不孕症。

1.3　纳入标准　符合女性不孕症诊断标准，包括排卵障碍、输卵管阻塞、免疫、感染及其他因素引起的不孕症。

1.4　制定《药物信息采集表》　《药物信息采集表》主要包括姓名、门诊号、就诊时间、诊断、药物。药物涵盖了褚玉霞教授所用的每一种药物。

1.5　药物信息采集方法　跟随褚玉霞教授坐诊，采集褚玉霞教授治疗女性不孕症的用药信息，填入《药物信息采集表》。对药物使用情况分别赋予分值，即无=0，有=1。

1.6　电子数据采集及整理方法　采用 Epidata 数据库软件建立数据库，将《药物信息采集表》中的信息录入，整个过程采用两人双机独立录入数据，录入完毕后对数据进行核对及逻辑检查，保证数据无误后锁定数据库，将数据导出为 SPSS 数据库格式文件进行用药规律分析。

1.7　统计方法　采用 SPSS13.0 软件对数据资料进行分析，应用因子分析法，因子分析采用主成分分析法，旋转方法采用最大斜交旋转法。

2　结果

2.1　常用药物分析　褚玉霞教授治疗女性不孕症最常用的药物（频率≥50%）有 17 种，包括香附、丹参、牛膝、黄芪、当归、川芎、白芍、熟地、枸杞子、菟丝子、砂仁、仙灵脾、巴戟天、鹿角霜、山萸肉、紫石英、柴胡等药物，涵盖了补气养血、补肾填精、温补肾阳、理气活血等 4 类治法，反映了褚玉霞教授治疗女性不孕症的最常用治法和药物。见表 1。

2.2　药物的因子分析

因子分析以筛选频率≥10%的 38 种药物为变量基础进行分析，个别频率<10%但在临床上针对某种证候有良好治疗效果的药物也纳入分析。按“特征值大于 1”原则，因子分析共

提取20个因子，累计方差贡献率为79.41%，说明能包含所有分析药物中79.41%的主要信息，表示20个因子具有良好的代表性。经褚玉霞教授审核并结合自身经验，认为因子分析提取的20个因子中有15个因子与中医理论、方药规律和自身经验相符合，列出表述，见表2。

表1　常用药物频数表

药物	频数	频率（%）	药物	频数	频率（%）
香　附	379	94.8	菟丝子	262	65.5
丹　参	371	92.8	砂　仁	260	65
牛　膝	368	92	仙灵脾	259	64.8
黄　芪	360	90	巴戟天	259	64.8
当　归	297	74.3	鹿角霜	253	63.3
川　芎	287	71.8	山萸肉	252	63
白　芍	271	67.8	紫石英	248	62
熟　地	265	66.3	柴　胡	215	53.8
枸杞子	264	66			

结合专业知识进行判断，因子1为清热利湿类药物，因子2、7为理气活血类药物。因子3、9为化痰利湿、软坚散结类药，因子4为益气升提止血类药，因子5为温经通络、活血化瘀类药，因子6为温补肾阳类药，因子10、13为泻火解毒类药，因子8、11、14为滋补肾阴类药，因子12为润下类药，因子15为健脾安神类药。因子分析结果显示了褚玉霞教授治疗女性不孕症经常开出的某些类别的常用药物，并用载荷系数的数值显示出某种药物在某一类别药物中的权重。

表 2　因子的主要药物及载荷

因子	药物组成及载荷系数							
因子 1	连翘	0. 943	薏苡仁	0. 933	败酱草	0. 924	车前子	0. 320
	猪苓	0. 200						
因子 2	土元	0. 934	路路通	0. 927	皂刺	0. 926	桂枝	0. 920
	茯苓	0. 910	赤芍	0. 837	乌药	0. 830	元胡	0. 821
	丹皮	0. 820	穿山甲	0. 557				
因子 3	天竺黄	0. 979	枳实	0. 979	胆南星	0. 979	大腹皮	0. 931
	泽泻	0. 886	玉米须	0. 823	陈皮	0. 766	冬瓜皮	0. 758
	半夏	0. 757	甘草	0. 518	浙贝	0. 405	车前子	0. 343
因子 4	白术炭	0. 988	黄芩炭	0. 988	茜草	0. 988	贯众炭	0. 988
	益母草	0. 973	党参	0. 868	升麻	0. 823	旱莲草	0. 602
	甘草	0. 533	红花	0. 342	黄芪	0. 200		
因子 5	肉桂	0. 949	全蝎	0. 938	泽兰	0. 934	红花	0. 884
	鸡血藤	0. 554	乌药	0. 402	元胡	0. 396	赤芍	0. 377
	吴茱萸	0. 289	当归	0. 221	川芎	0. 200		
因子 6	仙灵脾	0. 183	巴戟天	0. 181	鹿角霜	0. 178	山萸肉	0. 175
	紫石英	0. 173	枸杞子	0. 172				
因子 7	香附	0. 659	川牛膝	0. 489	丹参	0. 280	黄芪	0. 241
因子 8	何首乌	0. 873	续断	0. 700				
因子 9	白芥子	0. 867	浙贝	0. 746	牡蛎	0. 265	猪苓	0. 200
因子 10	栀子	0. 514	柴胡	0. 451	黄芩	0. 316		
因子 11	女贞子	0. 630	石斛	0. 609	莲子心	0. 429		
因子 12	肉苁蓉	0. 754	决明子	0. 742				
因子 13	金银花	0. 633	莲子心	0. 506				
因子 14	黄精	0. 799	生地	0. 402	石菖蒲	0. 321	女贞子	0. 304
因子 15	益智仁	0. 729	炙远志	0. 260				

3　讨论

对名老中医的临床经验、学术思想进行总结是中医学传承过程中的重要任务。其常见的总结方法有两种：第一种是随师坐诊，实时记录病案，分门别类，整理验案，与老师访谈，老师言传身教；第二种是收集老师的科研成果、著作、学术论文、讲稿等资料进行分析总结。本研究探索名老中医的临床经验及学术思想总结新方法，采用因子分析的方法进行了有益尝试，国内鲜见同类研究。

本研究频数频率分析结果显示，褚玉霞教授治疗女性不孕症最常用补气养血、补肾填精、温补肾阳、理气活血法，包括了 17 种最常用药物（频率≥50%），是褚玉霞教授治疗女性不孕症的最常用治法和药物。

因子分析中将不可直接测量的、潜在的指标群称为因子或隐变量，因子分析是为了找出潜在指标群中可以直接测量的、具有一定相关性的多个指标与指标群的关系。因子分析的原理是根据指标与潜在指标群的相关性大小，将相关性较高指标归纳为一个因子（指标群），结合专业的意义，将每一个因子表示为本研究的一类具有某种功效的药物。因子分析用载荷系数的大小表示某种药物与某个因子（即某类药物）的关系，表示在临床应用某类药物时某种药物的权重。一个因子代表处方用药时开出的一组常用药物，依据证候、病机的兼夹，一张处方可以同时开出几组药物。因子分析更深入、细致地分析了药物关系。

因是临床经验总结，因子分析的结果需经专家结合本人经验认可。本研究因子分析结果中 15 个因子与褚玉霞教授临床实际相符，分别属于清热利湿、理气活血、化痰利湿、软坚散结、益气升提止血、温经通络、温补肾阳、泻火解毒、滋补肾阴、润下、健脾安神等类药物，代表褚玉霞教授治疗女性不孕症的常用药物类别。每种类别包括多种药物，代表褚玉霞教授应用某类药物时的常用药物，并以载荷系数表示应用权重。经与褚玉霞教授共同探讨、分析，认为研究结果符合实际用药经验。本研究应用现代统计学方法中的因子分析法对褚玉霞教授治疗女性不孕症的用药规律进行了分析，总结出其临床经验，探索了总结名老中医临床经验及学术思想的新方法。本研究结果符合中医理论和临床实际情况，研究结果客观、真实、可靠，可为临床治疗女性不孕症提供客观依据和指导。

本文发表于《中医研究》2016 年第 29 卷第 5 期

褚玉霞教授治疗输卵管阻塞性不孕症经验

孙 红，李 晖，王祖龙

（河南省中医院，河南 郑州 450002）

输卵管性不孕约占女性不孕的 1/3，其中输卵管炎性病变导致的输卵管阻塞或通而不畅是造成不孕的主要原因。寻找行之有效的治疗输卵管炎性阻塞的方法是当今生殖医学和妇科学研究的热点和难点之一。褚玉霞教授系全国中医药传承博士后导师，全国老中医药专家学术经验指导老师，擅长治疗妇科经带胎产及各种疑难杂症，尤其专于不孕不育症、流产保胎、生殖内分泌疾病、妇科血症及炎症防治的研究。褚教授诊治输卵管性不孕经验丰富，疗效显著。笔者有幸随师侍诊，获益匪浅。现将褚教授对治疗输卵管阻塞性不孕症经验介绍如下。

1　湿瘀互结，虚实夹杂，冲任阻滞

输卵管性不孕多由输卵管炎症所致，炎症使管壁增厚，管腔内炎性渗出积水，或发生管壁粘连而阻塞，完全阻塞前因管壁蠕动减弱、管壁内纤毛功能减退而影响输卵管的正常功能，输卵管与周围组织的粘连也使其功能受到影响而导致不孕。中医学无输卵管炎性阻塞之病名，根据其临床特点，可归为“癥瘕”“妇人腹痛”“带下病”“无子”“断绪”等范畴。该病临床主要表现为不孕、下腹隐痛结块、带下量多、腰骶酸困、经行或劳累时加重、经行腹痛、月经不调、常精神不振、身困乏力等，也有患者无明显不适感。褚教授认为：本病多由于经期、产后胞脉空虚、摄生不慎或性生活不洁等感受湿浊热毒，或脏腑功能失调，湿热内生，蕴结下焦，气机不畅，瘀血阻滞，湿热瘀血互结冲任、胞宫，胞脉闭阻不通所致。该病缠绵难愈，病程较长，久病伤正，正虚邪恋，形成湿、热、瘀、虚长期并存的病理基础；病多热证，但久病多虚，加之过用寒凉之品损伤阳气，也常兼见寒证，但以虚寒为主；临证时虽有湿热瘀结、气滞血瘀、寒湿凝滞、气虚血瘀等证之分，但虚、瘀贯穿于每一证型。《针灸甲乙经》曰："女子绝子，衃血在内不下。"《石室秘录》云："任督之间，倘有癥瘕之证，则精不能施，因外有所障也。"指出瘀血内阻是输卵管阻塞性不孕的病理核心。褚教授认为：该病病机关键为湿、热、瘀、虚为患，导致冲任瘀滞，胞脉不通，不能摄精成孕；病机特点为本虚标实，重在虚、瘀，虚实错杂。

2　清热利湿，祛瘀通络，益气助孕

《医宗金鉴·妇科心法要诀》曰："因宿血积于胞中，新血不能成孕，或因胞寒胞热，不能摄精成孕，或因体盛多痰，脂膜壅塞胞中而不孕。皆当细审其因，按证调治，自能有子也。"纵观本病的发生发展过程，是以湿、热、瘀、虚的演变为主，最终表现为虚、瘀夹杂的本虚标实之证。因此，根据扶正祛邪的原则，褚教授提出了清热利湿、祛瘀通络、益气扶正的治疗大法，以疏通冲任、畅胞助孕。临床常选治疗盆腔炎的经验方消癥饮加减，药物组成：薏苡仁、茯苓、败酱草、连翘、桃仁、丹参、赤芍、桂枝、黄芪、川牛膝、路路通、皂角刺、穿山甲等。该方是褚教授根据仲景的桂枝茯苓丸和薏苡附子败酱散2方精心化裁而来，方中黄芪益气扶正，既可助行瘀滞，又防攻破之药物久用伤正；薏苡仁、茯苓健脾益气，利水渗湿，补消兼备，既可绝生湿之源，又可去已成之湿；败酱草、连翘清热解毒，化湿排脓；丹参、桃仁、赤芍养血活血，凉血解毒，化瘀散结；桂枝辛甘而温，温通血脉以行瘀滞，在大量寒凉药中加之以防寒凉过甚、冰伏脉络；路路通、皂角刺以通为用，行气通络；穿山甲味咸，性微寒，入肝经血分，性善走窜，能行血分，可通上达下，搜剔经络，破瘀散结，张锡纯谓其"走窜之性，无微不至，故能宣通脏腑，贯彻经络，透达关窍，凡血凝血聚为病，皆能开之"；川牛膝补肾活血，引药下行，直达病所。诸药相合，攻不伤正，补不留瘀，使热清湿化，瘀消结散，胞脉畅通，精卵相合，珠胎乃结。本方也常用于癥瘕之疾。褚教授强调：临证时应根据兼症灵活变通。如输卵管积水者，加生牡蛎、车前子、泽泻、猪苓；经前乳房胀痛、急躁易怒者，加牡丹皮、栀子、柴胡、香附；下腹刺痛、舌暗有瘀点或瘀斑、脉沉涩瘀滞较甚者，加三棱、莪术、水蛭；小腹冷痛、喜暖、偏寒湿者，去败酱草、连翘，加乌药、小茴香、制附子、淫羊藿；倦怠乏力、大便溏薄者，加党参、白术、山药；腰酸困疼痛者，加川续断、杜仲、桑寄生等。

3　中西合璧，病证结合，综合施治

因本病病程长，病势缠绵，长期的慢性炎症侵袭、刺激，造成组织水肿、增生、纤维化，形成不同程度的粘连或炎性包块等，单一的治疗效果欠佳，故褚教授主张内服与外治、中医与西医结合治疗，多途径给药。褚教授在采用消癥饮加减治疗的同时，常根据病情配合非经期中药保留灌肠，拟清热解毒、活血破瘀、散结通络之灌肠方，药物组成：三棱、莪术、皂角刺、败酱草、连翘、红花、土鳖虫、赤芍、乳香、没药。保留灌肠可使药物通过直肠黏膜直接渗透吸收，能很快发挥作用，达到疏通粘连之效。此外，药渣或大青盐合吴茱萸炒热敷下腹、局部微波理疗、双侧子宫穴封闭治疗等多种方法及途径可灵活组合。输卵管性不孕的诊断不仅要靠中医学的望、闻、问、切，还必须借助现代医学的相关检查及治疗，如输卵管通液术、子宫输卵管造影、宫腔镜、腹腔镜等，以了解输卵管的通畅程度、梗阻部位、积水轻重等，病证结合，制定个体化方案，使患者得到有效治疗。对于输卵管部分梗阻者，可配合输卵管通液术；输卵管完全阻塞者，可配合宫腔镜插管或 X 线下介入治疗；输卵管积水、粘连上举者，单纯中药难以奏效，应先行腹腔镜手术，再配合中药，以防再度粘连，改善输卵管功能，提高受孕率。

4　病案举例

患者，女，32 岁，2013 年 11 月 26 日初诊。主诉：未避孕不孕 1a 余。患者平素时有下腹隐痛，经间期多发，月经4~5/28~30，末次月经：11 月 17 日，经量中等，痛经（±），经前乳房胀痛，孕4产1人工流产3次，末次人工流产为2012年5月，术后3个月未避孕但不孕至今。曾经B超监测排卵正常，男方精液分析正常。现症：时有下腹隐痛，纳食、睡眠可，二便正常，舌淡暗，苔黄腻，脉沉弦。妇科检查示：宫颈糜烂样改变Ⅱ度，双侧附件压痛，余未及异常。子宫输卵管造影检查示：双侧输卵管通而不畅，慢性盆腔炎，伴盆腔粘连。西医诊断：不孕症；盆腔炎性疾病。中医诊断：不孕症，辨证为湿热瘀结。治以清热祛湿、化瘀通络为主，佐以益气扶正。非经期给予消癥饮加减口服，处方：黄芪、薏苡仁、败酱草各30g，茯苓、赤芍、路路通、皂角刺、川牛膝各15g，连翘、穿山甲各10g，柴胡12g，桃仁、桂枝各6g。20剂。每日1剂，水煎服。剩余药渣与大青盐炒热敷下腹。同时配合中药保留灌肠，处方：三棱、莪术、败酱草各30g，皂角刺、连翘、红花、赤芍各15g，土鳖虫、乳香、没药各10g。10剂。每日1剂，浓煎药汁至100~150ml，保留灌肠。经期，治宜疏肝理气，活血通经，方予血府逐瘀汤加减，处方：生地黄、赤芍、红花、香附、乌药、川牛膝各15g，川芎、枳壳各10g，柴胡12g，桃仁、桂枝各6g。5剂。每日1剂，水煎服。同时停用灌肠及外敷。

2013年12月24日二诊：患者服药后平素小腹疼痛、经前乳胀消失，末次月经12月16日，行经5d，量中等，时便溏，舌淡暗，苔薄、微黄，脉沉细。行输卵管通液术，术时推进液体25ml，有阻力，患者感觉下腹痛，反流2ml。术后给予头孢西丁钠注射液、奥硝唑注射液联合静脉滴注3d。初诊时非经期口服中药方减桃仁，加炒山药30g，炒白术15g，补骨脂15g。每日1剂，水煎服。同时配合外敷及保留灌肠治疗。经期口服中药方同初诊。

2014年1月24日三诊：患者无明显不适，舌淡暗，苔薄白，脉沉细，月经1月15日，输卵管通液术提示通畅。采用二诊治疗方案继续治疗2周，嘱患者服药后不再避孕。随访1a，患者末次月经2014年2月12日，并于2014年11月20日顺产一男活婴。

参考文献

[1] 程明伦. 程明伦讲《黄帝内经》. 郑州：河南人民出版社，2008.

[2] 程士德. 内经 [M]. 2 版. 北京：人民卫生出版社，2011.

[3] 马继兴. 神农本草经辑注 [M]. 北京：人民卫生出版社，2013.

[4] 张树生. 神农本草经理论与实践 [M]. 北京：人民卫生出版社，2009.

[5] 黄煌. 中医十大类方 [M]. 南京：江苏科学技术出版社，2010.

[6] 李金伟，张玉磊，李红磊. 浅议《金匮要略》"血不利则为水" [J]. 国医论坛，2006，21 (1)：15-16.

[7] 褚玉霞.《金匮要略》妊娠病篇学术思想浅析 [J]. 河南中医，2009，29 (2)：111-112.

[8] 褚玉霞. 先兆流产与习惯性流产诊治经验 [J]. 河南中医，2013，33 (1)：90-91.

[9] 郭兰春，李艳青. 褚玉霞辨治妊娠病学术思想探析 [J]. 辽宁中医杂志，2009，36 (7)：1081-1082.

[10] 孙红. 褚玉霞运用经方治疗妇科病经验举隅 [J]. 辽宁中医杂志，2012，39 (2)：346-347.

[11] 冯俊丽，付晓君，付澎丽. 褚玉霞教授治疗产后抑郁经验 [J]. 中医研究，2017，30 (5)：50-51.

[12] 张琦. 金匮要略讲义 [M]. 上海：上海世纪出版股份有限公司、上海科学技术出版社，2016.

[13] 林培政，谷晓红. 温病学 [M]. 北京：中国中医药出版社，2016.